Verina Wild

Arzneimittelforschung an schwangeren Frauen

Dilemma, Kontroversen und ethische Diskussion

Campus Verlag
Frankfurt/New York

Bibliografische Information der Deutschen Nationalbibliothek
Die Deutsche Nationalbibliothek verzeichnet diese Publikation in der Deutschen Nationalbibliografie; detaillierte bibliografische Daten sind im Internet unter http://dnb.d-nb.de abrufbar.
ISBN 978-3-593-39053-6

Satz: Campus Verlag, Frankfurt am Main
Gedruckt auf Papier aus zertifizierten Rohstoffen (FSC/PEFC).
Printed in Germany

Besuchen Sie uns im Internet: www.campus.de

Inhalt

Geleitwort 9

Danksagung 11

Einleitung 13

Teil 1: Therapie und Forschung in der Schwangerschaft 33

1.1. Die Teratologie als wissenschaftliche Disziplin 35

1.2. Thalidomid 37

1.2.1. Der Paradigmenwechsel durch Thalidomid 37

1.2.2. Das therapeutische Dilemma seit Thalidomid 43

1.3. Mutter-Kind-Beziehung und Status des Fetus: Neue Perspektiven 51

1.4. Frauen als Probandinnen in Arzneimittelstudien 58

1.5. Schwangere Frauen als Probandinnen in Arzneimittelstudien . . . 62

1.5.1. Die Debatte um den Einschluss schwangerer Frauen in Arzneimittelforschung 64

1.5.2. Neuerungen in Gesetz und Richtlinien und ihre Umsetzung in die Praxis 67

1.5.3. Situation in Deutschland und der Schweiz 72

1.5.4. Stimmen praktizierender Gynäkologinnen und Gynäkologen in Deutschland und der Schweiz 76

1.6. Zwischenfazit 80

Teil 2: Übersicht und Analyse der Leitlinien zur Forschung an schwangeren Frauen . . . 85

2.1. Council for International Organizations of Medical Sciences (CIOMS) – Genève, 2002 . . . 86

2.2. Europarat – Strasbourg, 2005 . . . 89

2.3. Department of Health and Human Services – USA, 2005 . . . 92

2.4. Deutsches Bundesgesundheitsministerium – Bonn, 1987 . . . 95

2.5. Schweizerische Akademie der Medizinischen Wissenschaften (SAMW) – Basel, 2009 . . . 98

2.6. Schweizer Bundesamt für Gesundheit – Schweiz, 2009 . . . 100

2.7. Zwischenfazit . . . 104

Teil 3: Interviews mit schwangeren oder frisch entbundenen Frauen . . 107

3.1. Strukturierte Analyse zentraler Themen der Interviewstudie . . . 108

3.2. Priorität des Kindes . . . 110

3.3. Krankheit und Therapie in der Schwangerschaft: Ideal und Wirklichkeit . . . 112

3.3.1. Das »Ideal«: Die Behandlung schwangerer Frauen ist durchaus möglich und dabei zufriedenstellend . . . 112

3.3.2. Die »Wirklichkeit«: Die medikamentöse Versorgung schwangerer Frauen ist defizitär . . . 117

3.4. Das Verhältnis zum ungeborenen Kind . . . 126

3.5. Entscheidungsfähigkeit schwangerer Frauen . . . 130

3.5.1. Entscheidungsfähigkeit unverändert . . . 131

3.5.2. Einflussfaktoren von Entscheidungen . . . 132

3.5.3. Entscheidungsfähigkeit verändert . . . 135

3.5.4. Zusammenfassung zu Entscheidungsfähigkeit in der Schwangerschaft . . . 138

3.6. Teilnahme an Arzneimittelforschung – pro und contra . . . 139

3.6.1. Grundsätzliche Einstellung zu Studien *außerhalb der Schwangerschaft* 140
3.6.2. Grundsätzliche Einstellung zu Studien *in der Schwangerschaft* 141
3.6.3. Ist eine Teilnahme an fiktiven Studienszenarien vorstellbar? 144

3.7. Allgemeine Konditionen für eine Teilnahme an einer Studie . . . 152

3.7.1. Rolle des Arztes 153
3.7.2. Bedenkzeit und Informationsmöglichkeiten 153

3.8. Tabellarische Übersicht zu Studien in der Schwangerschaft 155

3.9. Zwischenfazit 158

Teil 4: Ist Arzneimittelforschung an schwangeren Frauen gerechtfertigt und wenn ja, unter welchen Bedingungen? Ethische Diskussion 165

4.1. Einleitung 165

4.2. Differenzierung der Studientypen nach Einschätzung des Risikopotenzials 170

4.3. Unproblematische Studientypen 176

4.4. Risikoreichere Studientypen als Anlass zur ethischen Diskussion 179

4.4.1. Interventionelle klinische Studien mit neuen Interventionen 179
4.4.2. Interventionelle klinische Studien mit neuen Interventionen bei bestehenden therapeutischen Alternativen 182
4.4.3. »Gruppen- und Fremdnützigkeit« als problematische Kriterien 183

4.5. Medizinethische Kernkonflikte der risikoreicheren Studientypen 187

4.5.1. Entscheidungszuständigkeit 188
4.5.2. Vulnerabilität 193

4.6. Ein neues Verständnis von Vulnerabilität zur ethischen Bewertung von medizinischer Forschung in der Schwangerschaft? 198

Die Thesen in Kürze 209

English Summary 211

Anhang 215

Tabellen- und Leitlinienverzeichnis 231

Literatur 233

Sachregister 253

Geleitwort

Der Einschluss schwangerer Frauen in klinische Studien ist ein doppelt heikles Thema: Zum einen geht es um die Frage, inwiefern man eine auf den ersten Blick offensichtlich vulnerable Gruppe in Forschungsvorhaben einbeziehen darf. Zum anderen ist auch die Frage zu verhandeln, welchem Risiko die Schwangere ihren Embryo oder Fetus aussetzen darf.

Beide Probleme werden in der öffentlichen Debatte häufig mit heftigen emotionalen Reaktionen bedacht. Es scheint per se »amoralisch« zu sein, sich für etwas anderes auszusprechen als für ein striktes Verbot der Forschung an bzw. mit schwangeren Frauen. Haben wir aus dem Nürnberger Ärzteprozess, haben wir aus dem Contergan-Skandal denn nichts gelernt?

Wie es scheint, hat uns die Betroffenheit angesichts des verursachten Leids zwar nachhaltig moralisch sensibilisiert, doch haben wir mitunter die falschen Schlüsse gezogen. Es geht nicht darum, missbräuchlicher Forschung an unfreiwilligen, uninformierten Versuchspersonen das Wort zu reden. Und es geht auch nicht darum, leichtfertig neue Medikamente mal eben an Schwangeren zu erproben. Doch gerade im Fall Contergan war eher ein *Mangel* an Forschung das Problem.

Bisweilen halten sich ethische Fehlschlüsse allerdings auch deshalb so hartnäckig, weil sie bequem sind. Forschung an schwangeren Frauen verspricht aller Wahrscheinlichkeit nach keinen Nobelpreis, der Absatzmarkt ist relativ beschränkt und die Gefahr von Unannehmlichkeiten nicht unerheblich.

Der Reflex, der schwangere Frauen grundsätzlich aus der klinischen Forschung ausschließen will, führt jedoch geradewegs in ein ethisches Dilemma: Wir schaden schwangeren Frauen, indem wir sie vor der Teilnahme an klinischen Studien schützen. Es ist offensichtlich, dass die Entwicklung moderner Therapiestandards für Schwangere ohne Forschung unmöglich ist. Damit werden Schwangere aber mit einem begrenzten Arsenal an mehr oder weniger altbewährten Medikamenten versorgt – was in manchen Fällen hinreichen mag, in anderen – zum Beispiel bei neu auftretenden Erkrankungen – aber eben nicht.

Doch vielleicht ist das Schützen vor der Teilnahme an jedweder Forschung gar nicht moralisch geboten? Vielleicht lassen sich, mit einem differenzierten Blick auf die verschiedenen Studientypen, Voraussetzungen definieren, unter denen eine Teilnahme Schwangerer an klinischer Forschung durchaus moralisch zu vertreten ist? Wo genau verläuft die Grenze zwischen angemessener Protektion und unzureichend begründetem und kontraproduktivem Protektionismus? Diesen Fragen wendet sich das vorliegende Buch zu.

Das Thema gibt Anlass, über unsere gesellschaftliche Wahrnehmung von schwangeren Frauen nachzudenken: Kann es sein, dass wir uns noch zu sehr vom Bild einer »heiligen Kuh« leiten lassen – schützenswert, aber als moralische Akteurin nicht für voll zu nehmen? Wie können wir hinwirken auf ein Umfeld, das schwangere Frauen darin unterstützt, gut informierte und wohlüberlegte, autonome Entscheidung treffen zu können – der wohl beste Garant für das Wohl der individuellen Frauen und ihrer künftigen Kinder.

Es war für mich eine besondere Freude und ein Privileg, die Auseinandersetzung von Frau Dr. Verina Wild mit diesen Fragen über das letzte Jahrzehnt begleiten zu dürfen, in welchem sie sich in beeindruckender Weise von der jungen Studierenden mit Interesse an der moralischen Dimension der Medizin über die mit dem Preis der Akademie für Ethik in der Medizin ausgezeichnete Nachwuchswissenschaftlerin hin zur versierten Medizinethikerin und Mutter entwickelt hat.

Nikola Biller-Andorno, Zürich, Oktober 2009

Danksagung

Das vorliegende Buch ist eine überarbeitete Fassung meiner medizinethischen Dissertation an der Georg-August-Universtität Göttingen und der Universität Zürich aus dem Jahre 2007. Ich danke allen, die mich auf dem Weg zur Promotion begleitet haben. Dem Institut für Ethik und Geschichte der Medizin der Universität Göttingen und seinen MitarbeiterInnen, namentlich Claudia Wiesemann, habe ich es zu verdanken, dass ich während meines Medizinstudiums so kompetent und freundlich an die Medizinethik herangeführt worden bin.

Ich möchte mich bei den Frauen bedanken, die sich bereit erklärten, mir in der sehr persönlichen Phase der Schwangerschaft und in den Tagen der Entbindung ihre Gedanken und Erlebnisse mitzuteilen. Den Frauen und ihren Kindern wünsche ich alles Gute. Auch den Ärztinnen und Ärzten, die mir die Interviews ermöglichten und selber bereitwillig Auskunft über ihre medizinischen Erfahrungen gaben, möchte ich danken. Allen anderen Expertinnen und Experten, die mich an ihren Fachkenntnissen teilhaben ließen, gilt ebenso mein Dank.

Der Abschluss der Arbeit und die Drucklegung sind dankenswerterweise vom Universitären Forschungsschwerpunkt Ethik der Universität Zürich (UFSP) gefördert worden.

Nikola Biller-Andorno, Agomoni Ganguli-Mitra, Tanja Krones, Annette Rid und Jan-Christoph Heilinger haben mit ihren scharfsinnigen Kommentaren entscheidend zur Verbesserung meiner Arbeit beigetragen, wofür ich ihnen sehr dankbar bin. Meiner Mutter möchte ich für ihre unermüdliche Korrekturarbeit danken. Mein Dank geht außerdem an Petra Zimlich vom Campus Verlag und an den Reihenherausgeber Andreas Frewer, die mich beim Abschluss der Arbeiten am Manuskript kompetent und geduldig unterstützt haben. Anna Lanz und Moritz Mirschel gebührt mein herzlicher Dank für großartige Hilfe bei der Endredaktion der Arbeit. Daniel Margulies hat die englischen Teile Korrektur gelesen. Thanks for that, Daniel! Insbesondere die letzte Phase der Überarbeitung wäre ohne die BabysitterInnen Elke & Wolfgang, Hanna, Eva & Nikos, Isabel und Moritz nicht möglich gewesen. Herzlichen Dank an euch!

Ganz besonders aber danke ich meiner Doktormutter Nikola Biller-Andorno. Sie hat mich mit ihrer professionellen und freundschaftlichen Art motiviert und bestärkt, dieses Buch zu schreiben und darüber hinaus eine Fülle an bereichernden Erfahrungen in der Medizinethik zu sammeln.

Mein herzlichster Dank geht an Dich, Jan, für alles.

Verina Wild, Berlin, im Dezember 2009

Einleitung

Krankheit, Therapie und Forschung in der Schwangerschaft

Ein Krankheitsfall in der Schwangerschaft[1] oder die Behandlung eines therapiebedürftigen Fetus[2] sind von besonderer Brisanz. Bei einer anstehenden Medikamenteneinnahme wächst die Sorge um das ungeborene Kind. Werdende Mütter sowie behandelnde Ärztinnen und Ärzte[3] stehen vor einem Dilemma: Potenzielle Schädigungen des ungeborenen Kindes müssen gegen die Behandlungsbedürftigkeit aufgewogen werden. Lapidare Hinweise der Packungsbeilagen leisten angesichts dieses Dilemmas ebenso wenig Hilfestellung wie die Suche nach etwaigen weiterführenden Arzneimittelinformationen oder Metastudien. Meist heißt es so oder ähnlich: »Zum Arzneimittelgebrauch in der Schwangerschaft liegen keine ausreichenden klinischen Studien vor. Das Medikament darf nur nach sorgfältiger Risiko-Nutzen-Abwägung eingesetzt werden.«

Die Behandlung von Krankheit ist in der Schwangerschaft häufig unumgänglich. Dennoch sind beispielsweise in den USA bisher nur zwölf Medikamente für den Gebrauch in der Schwangerschaft zugelassen (Lyerly u.a. 2008). Repräsentativ für das Problem der Behandlung in der Schwangerschaft ist das Beispiel des H1N1-Virus (»Schweinegrippe«) aus dem Jahre 2009. So sind schwangere Frauen bei einer Ansteckung mit der neuartigen Gippevirusmutation besonders gefährdet, lebensgefährlich zu erkranken, und die sofortige antivirale Medikation wird empfohlen (Jamieson u.a.

1 Schwangerschaft ist der »Zustand der Frau von der Konzeption bis zum Eintritt der Geburt« (Pschyrembel 2002: 1514).

2 Die Leibesfrucht wird ab dem 61. Gestationstag bis zur Geburt »Fetus« genannt. Vorher wird sie als »Embryo« definiert. Im weiteren Verlauf der Arbeit wird von Fetus gesprochen, womit gleichzeitig auch immer der Embryo gemeint ist. Zur besseren Lesbarkeit wird davon abgesehen, den Embryo immer eigens zu erwähnen.

3 Ebenfalls aus Gründen der Lesbarkeit wird im Folgenden meist nur die maskuline Form bei Berufsbezeichnungen etc. benutzt.

2009:457). Trotz dieser Empfehlung werden schwangere Frauen zurückhaltender und somit schlechter mit den notwendigen Medikamenten versorgt, was maßgeblich daran liegt, dass es bisher keine Studienergebnisse zur Anwendung der antiviralen Therapie in der Schwangerschaft gibt (Lyerly u.a. 2009).

Tag für Tag gilt es also, bei Erkrankungen in der Schwangerschaft trotz der geringen Studienzahl – und daher fehlender Evidenz – verantwortungsvolle und weitreichende Entscheidungen zu treffen, die der Mutter und dem ungeborenen Kind zum größtmöglichen Nutzen dienen sollen. Einerseits kann eine Entscheidung *gegen* Medikamente ein Risiko für die Gesundheit und das Leben der Frau darstellen, andererseits kann die Entscheidung *dafür* eine Schädigung für das Kind bedeuten. Aus verständlicher Sorge um den Fetus wird in gegenseitigem Einverständnis zwischen Arzt und Patientin daher häufig für Zurückhaltung bei einer Arzneimitteleinnahme plädiert.

Der Mangel an Daten liegt unter anderem in dem häufig kategorisch formulierten *Ausschluss schwangerer Frauen von der Teilnahme an klinischen Studien* begründet: »Schwangere Personen dürfen in Studien normalerweise überhaupt nicht einbezogen werden.« (Kopetz 2002:9). Die Selbstverständlichkeit, mit der schwangere Frauen aus klinischen Studien ausgeschlossen werden, zeigt ein weiteres Zitat aus einer pharmakologischen Forschungsarbeit: »Dass sich eine klinische Prüfung an schwangeren Frauen aus ethischen Gründen verbietet, versteht sich von selbst.« (Imhof 2005:5). Auch in der Öffentlichkeit wird Forschung an schwangeren Frauen unhinterfragt als »unethisch« deklariert. Dies zeigen journalistische Bemerkungen im Zusammenhang mit dem Beispiel der Schweinegrippe: »Die Impfstoffe sind bislang nur an wenigen Kleinkindern unter drei Jahren getestet worden – und gar nicht an schwangeren Frauen. Klinische Tests an Schwangeren gelten als unethisch.« (Winkelheide 2009). An anderer Stelle heißt es: »Jedoch sind Schwangere, wie bei allen klinischen Arzneimittelstudien, aus dieser Testphase ausgeschlossen.« (Langemak 2009:1). Das Paul-Ehrlich-Institut schreibt auf seiner Homepage: »Klinische Studien im Rahmen der Musterzulassung von H5N1 Impfstoffen an Schwangeren sind aus ethischen Gründen nicht durchgeführt worden« (Paul-Ehrlich-Institut 2009).

Die ethischen Gründe des Ausschlusses schwangerer Frauen aus Arzneimittelstudien werden nicht weiter definiert, doch liegt es nahe, die tragischen Erfahrungen mit Contergan® in den späten 1950er Jahren als einen wichtigen Anlass für die Entwicklung des heute noch geltenden besonderen Schutz- und Schonraumes für schwangere Frauen zu bezeichnen. Allein in

Deutschland wurden damals Tausende von Kindern, deren Mütter in der Schwangerschaft das seit 1957 in Apotheken frei verkäufliche Schlaf- und Beruhigungsmittel Contergan® eingenommen hatten, mit Missbildungen, insbesondere der Extremitäten, geboren.[4] Nicht nur schwangere Frauen wurden seitdem von der Teilnahme an klinischen Studien ausgeschlossen, auch Frauen im gebärfähigen Alter wurden seltener als Probandinnen rekrutiert, um Risiken bei einer unbekannten Schwangerschaft vorzubeugen.

Bei der klinischen Arbeit und im Gespräch mit schwangeren Frauen ist jedoch offensichtlich, dass dieses restriktive Modell eine Fülle von Schwierigkeiten birgt. Kaum eine Frau machte während der Schwangerschaft nicht die Erfahrung von Hilflosigkeit angesichts von Krankheit oder Medikamenteneinnahme. In orientierenden Gesprächen zu Beginn dieser Studie berichtete eine Frau von der problematischen Wahl, vor die sie von Ärzten angesichts der Diagnose einer Leukämie gestellt wurde: Schwangerschaftsabbruch und sofortiger Beginn der lebensnotwendigen Krebstherapie oder aber Beginn der Behandlung ohne Wissen um die Schädlichkeit der Medikamente für den Fetus. Die schwangere Frau entschied sich für eine dritte, ihr gar nicht vorgeschlagene Möglichkeit, nämlich für die Fortsetzung der Schwangerschaft ohne therapeutische Maßnahmen – trotz der Gefahr für ihr eigenes Leben. Sie überlebte die Schwangerschaft, und die Therapie konnte nach der Geburt eines gesunden Kindes begonnen werden.

Eine andere Frau berichtete, dass sie während der Schwangerschaft mit der Diagnose eines möglicherweise lebensbedrohlichen Herzklappenfehlers konfrontiert wurde. Für eine angemessene Risikoeinschätzung, ob die Schwangerschaft und die Geburt ausgetragen werden könnten, wäre eine Kontrastmitteluntersuchung erforderlich gewesen. Doch auch zum Einsatz von Kontrastmitteln in der Schwangerschaft heißt es lediglich, Risiko und Nutzen müssten gegeneinander abgewogen werden. So ist beispielsweise in den *Guidelines for Diagnostic Imaging During Pregnancy* der ACOG (*American College of Obstetricians and Gynecologists*) zu lesen:

»*The use of radioactive isotopes of iodine is contraindicated for therapeutic use during pregnancy. Other radiopaque and paramagnetic contrast agents have not been studied in humans, but animal studies suggest that these agents are unlikely to cause harm to the developing human fetus. Although imaging techniques requiring these agents may be*

4 Die Einnahme von Contergan® war in der Schwangerschaft vor allem deshalb so verbreitet, da sich das Medikament zufällig als potentes Mittel gegen Schwangerschaftsübelkeit erwiesen hatte. Zum Hergang dieser Ereignisse und zu den Konsequenzen, wie etwa Ausschluss von Frauen aus klinischen Studien, siehe Kapitel 1.2.

diagnostically beneficial, these techniques should be used during pregnancy only if potential benefits justify potential risks to the fetus.« (ACOG 2004a: 647).

Als der werdenden Mutter versichert wurde, es handele sich bei dem Herzklappenfehler sicher nicht um eine erblich bedingte Herzerkrankung, der Fetus sei also mit größter Wahrscheinlichkeit nicht auch betroffen, entschloss auch sie sich für die Fortsetzung der Schwangerschaft ohne weitere diagnostische Maßnahmen. Wie hoch das Risiko für die Frau selbst war, aufgrund der zunehmenden körperlichen Belastungen der Schwangerschaft oder bei der Geburt Komplikationen zu erleiden, konnte also nicht diagnostisch festgestellt werden. Die Entscheidung für das »kleinere Übel« war in beiden eben geschilderten Fällen mit einem Risiko für das eigene Leben verbunden. Außerhalb der Schwangerschaft liegen in solchen Fällen häufig durch Studien belegte Daten vor. Die Frauen hätten keine Bauchentscheidung »auf Leben und Tod« treffen müssen, sondern es hätte ihnen zumindest eine angemessene Entscheidungsgrundlage zur Verfügung gestanden.

Die Frage nach Forschung am Menschen ist seit Jahrzehnten Gegenstand medizinethischer Diskussionen. In diesem Zusammenhang spielt der Schutz der Probanden eine zentrale Rolle: Es wird dabei versucht, insbesondere den Schutz von sogenannten »vulnerablen Gruppen« sicherzustellen. Gemeint sind damit Menschen, die aufgrund von eingeschränkter Einwilligungsfähigkeit – etwa durch psychische Krankheit, Koma oder im Kindesalter – nicht in der Lage sind, eine autonome und wohl begründete Entscheidung zu treffen. Auch Abhängigkeitsverhältnisse gelten als mögliche Ursache von Vulnerabilität, beispielsweise bei armen Menschen, die sich für eine finanzielle Entschädigung für allzu riskante Forschungszwecke zur Verfügung stellen würden. Bei der Entwicklung forschungsethischer Leitlinien für vulnerable Gruppen besteht die schwierige Aufgabe, die richtige Balance zwischen dem erwarteten Nutzen durch die Einbeziehung von Probanden in klinische Studien und dem wohlmeinenden Schutz vulnerabler Individuen vor riskanten Forschungsprojekten zu finden.

Vor allem die Forschung an psychiatrisch Erkrankten (Bormuth/Wiesing 2004; Pincus u.a. 1999) und an Kindern (Field/Berman 2004; Lenk u.a. 2004; Henschel u.a. 2009, Wiesemann/Dahl 2003) stand in den letzten Jahren zur Diskussion. So lag 2006 der Anteil an nicht zugelassenen, aber dennoch eingesetzten Medikamenten in der Pädiatrie bei über 50 Prozent. Ärzte standen somit vor einem Dilemma: Einerseits konnten sie für die Verordnung nicht indizierter Medikamente haftbar gemacht werden. Andererseits konnten die Ärzte wegen unterlassener Hilfeleistung verklagt werden, wenn sie aufgrund fehlender Zulassung ein Arzneimittel nicht verordneten. Um dieses Dilemma zu lösen, sollen nun laut einer Verordnung der EU-Gesundheitsminister vom März 2006 neue Arzneimittel gezielt für Kinder entwickelt werden, und bereits zugelassene Medikamente sollen verstärkt auf ihre Wirkung auf den kindlichen Organismus hin untersucht werden (Europarat 2006).

Das Resultat einer Metastudie zu Medikamenten in der Schwangerschaft ergab ähnlich brisante Ergebnisse über die Wissenslücken im Behandlungsrepertoire. Die US Food and Drug Administration (FDA)[5] kategorisiert Medikamente unter A, B, C, D und X in fünf Risikoklassen. Kategorie A: Adäquate, kontrollierte Studien beweisen Risikofreiheit; Kategorie B: Bisher kein Beweis für Risiko für den Fetus, aber kontrollierte Studien fehlen; Kategorie C: Angabe über Risiko ist nicht möglich. Gabe des Medikamentes nur, wenn potenzieller Nutzen das potenzielle Risiko für den Fetus überwiegt; Kategorie D: Beweis für Risiko für den Fetus, aber mütterlicher Nutzen kann das Risiko möglicherweise aufwiegen; Kategorie X: Kontraindikation während der Schwangerschaft: Risiko überwiegt eindeutig den möglichen Nutzen. Mehr als die Hälfte der über 150.000 schwangeren Frauen, deren Daten in der Studie ausgewertet wurden, erhielten ein Medikament aus den FDA-Kategorien C,D,X mit unbekanntem oder sicherem fetalem Risiko. Mit 37,8 Prozent war dabei die Kategorie C am stärksten vertreten. Medikamente dieser Klasse charakterisiert das Fehlen jeglicher studienbelegter Daten. Nur 2,4 Prozent der Frauen erhielten ein Medikament aus der Klasse A, also ein durch Studien belegtes, für den Fetus weitestgehend sicheres Medikament (Andrade u.a. 2004).

In einer französischen Studie wurde auf das Dilemma der tatsächlichen Häufigkeit der Medikamentenverschreibung einerseits und der Unsicherheit bei der Medikation andererseits hingewiesen. So erhielten 99 Prozent des untersuchten Kollektivs von 1.000 Frauen mindestens ein Rezept während der Schwangerschaft; im Durchschnitt wurden knapp 14 Medikamente pro Schwangerschaft verschrieben. Bei 80 Prozent dieser verschriebenen Medikamente standen keine durch Vorstudien an Tieren oder menschlichen Versuchspersonen gewonnenen Informationen zur Sicherheit der Einnahme in der Schwangerschaft zur Verfügung (Lacroix u.a. 2000).

5 Die FDA ist eine Abteilung des US-amerikanischen Gesundheitministeriums (DHHS). Ihre Aufgabe ist es unter anderem, für die Sicherheit und Effektivität von Medikamenten zu sorgen sowie die akkurate Information darüber in der Öffentlichkeit sicherzustellen.

Aufgrund des geschilderten Dilemmas, dass eine Medikamenteneinnahme in der Schwangerschaft vielfach nicht auf gesicherten Daten basiert, weil schwangere Frauen häufig aus Arzneimittelstudien ausgeschlossen werden, stellt sich aus medizinethischer Sicht die Frage nach *der Rechtfertigung für einen Einschluss schwangerer Frauen in Arzneimittelstudien beziehungsweise für einen Ausschluss aus solchen Studien (erste Forschungsfrage).*

Ein Beispiel zeigt, dass es trotz des beschriebenen Dilemmas durchaus Forschung gibt, für die schwangere Frauen als Studienteilnehmerinnen rekrutiert werden, die Bedingungen dafür sind jedoch ungeklärt. Im September 2003 veröffentlichte eine schwedische Forschergruppe ihre Ergebnisse einer prospektiven Beobachtungsstudie an 36 schwangeren, hypertensiven Frauen im Vergleich zu zwölf gesunden schwangeren Frauen. Allen Frauen wurden Nierenbiopsien entnommen. Das Biopsat wurde mikroskopisch untersucht und mit Serum-Cystatin C – einem Blutwert, der eine Aussage über die Nierenfunktionsleistung zulässt – korreliert. Als Resultat wurde die Bedeutung von Serum-Cystatin C als Marker bei der Diagnostik von Präeklampsie erkannt, einer bis zur vitalen Gefährdung führenden Komplikation während der Schwangerschaft. Die Autoren wiesen darauf hin, dass den teilnehmenden Frauen alle Risiken, einschließlich renalem Hämatom sowie Hämaturie, ausführlich erläutert wurden. Die hinzugezogene Ethikkommission bewilligte die Studie, die »gemäß den Vorgaben der Deklaration von Helsinki konzipiert war« (Strevens u.a. 2003a; Strevens u.a. 2003b). Vehemente Kritik an der Durchführung der Studie ließ jedoch nicht lange auf sich warten. Im darauf folgenden Februar kommentierte Thornton, der Herausgeber der Zeitschrift *British Journal of Obstetrics and Gynaecology*, in der die Studie publiziert wurde, fünf der dazu veröffentlichten Kommentare, die die ethische Rechtfertigung der Studie anzweifelten (Akbari 2004; Gallery u.a. 2004; Poli de Figueiredo u.a. 2004; de Swiet/Lightstone 2004; Lindheimer/Mahowald 2004). Thorntons Auffassung nach war die Kritik durchaus berechtigt. Die Ethikkommission habe möglicherweise schlicht vergessen, dass es sich bei den Probandinnen um eine vulnerable Gruppe handele. Es wäre nicht das erste Mal, dass eine solche Kommission eine »unethische Entscheidung« (Thornton 2004: 195) getroffen habe, wie er im *Editor's Note* anmerkt. Die britischen Gynäkologen Lupton und Williams schlossen sich in einer Aufarbeitung des Falls dieser Auffassung an. Sie argumentierten, die Studie an den beteiligten schwangeren Frauen – einer vulnerablen Gruppe – verstoße gegen die Grundsätze der Deklaration von Helsinki, indem der

Fetus einem mehr als minimalen Risiko[6] ausgesetzt sei, was bei nicht-therapeutischer Forschung an Nicht-Einwilligungsfähigen unzulässig sei (Lupton/Williams 2004). In der kontroversen Diskussion ging es also nicht hauptsächlich um die grundsätzliche Frage nach dem Einschluss, sondern vielmehr um *die konkreten Bedingungen, unter denen medizinische Forschung an schwangeren Frauen durchgeführt werden sollte (zweite Forschungsfrage).*

Struktur und Ergebnisse der Arbeit

Die vorliegende Arbeit behandelt die ethischen Fragen, ob Arzneimittelforschung an schwangeren Frauen gerechtfertigt ist, und wenn ja, unter welchen Bedingungen.

In der *Einleitung* wird das Problem der unzureichenden medizinischen Versorgung schwangerer Frauen diagnostiziert und erklärt. Zudem wird der relevante biomedizin- und forschungsethische Hintergrund dargelegt. Ich erläutere die Konzepte Nicht-Einwilligungsfähigkeit und minimales Risiko und untersuche die Regelungen des Humanexperimentes, auch mit Blick auf die Konsequenzen forschungsethischer Skandale. Außerdem stelle ich ausgewählte Ansätze biomedizinethischer Methodik dar.

Im *ersten* Teil der Arbeit werden die ethischen Forschungsfragen im historischen Kontext verortet. Der Schwerpunkt liegt dabei auf den Veränderungen von Therapie und Forschung in der Schwangerschaft im 20. Jahrhundert. Ausgehend von den Contergan®-assoziierten Ereignissen Ende der 1950er Jahre ist es üblich geworden, schwangere Frauen mit dem »nicht-einwilligungsfähigen« Fetus aus »ethischen« Gründen als sogenannte vulnerable Gruppe aus medizinischer Forschung auszuschließen. In einem Exkurs wird die feto-maternale Beziehung näher betrachtet, die bei der Diskussion der behandelten Problematik eine elementare Rolle spielt. Dabei wird die Individualisierung des Fetus und Dualisierung von werdender Mutter und ungeborenem Kind hinterfragt. Anschließend wird der bisherige Verlauf der medizinethischen Debatte zur Arzneimittelforschung an schwangeren Frauen nachvollzogen. Vor allem in den USA lässt sich zunehmend eine befürwortende Haltung gegenüber der Teilnahme von schwangeren Frauen an be-

6 Im Verlauf der Arbeit wird mehrfach der zentrale Begriff des »minimalen Risikos« genannt. Über die genaue Definition besteht in forschungsethischen Diskussionen derzeit keine Einigung (s. S. 22).

stimmten klinischen Studien erkennen. Die Debatte im deutschsprachigen Raum, die im Vergleich ebenfalls dargestellt wird, steht dahingegen bisher noch am Beginn und wird häufig tabuisierend unterbunden.

Im *zweiten* Teil der Arbeit werden ausgewählte Leitlinien und Gesetze zu Arzneimittelforschung an schwangeren Frauen vergleichend dargestellt und auf Gemeinsamkeiten und Diskrepanzen hin untersucht. Gegenstand der Analyse sind: 1) *International Ethical Guidelines for Biomedical Research Involving Human Subjects.* Council for International Organizations of Medical Sciences (CIOMS), 2002, 2) *Additional Protocol to the Convention on Human Rights and Biomedicine, concerning Biomedical Research.* Europarat, 2005, 3) US-amerikanisches Gesetz *Code of Federal Regulations* (CFR), Paragraph 46.204 von 2005, 4) Leitlinien des Deutschen Gesundheitsministeriums von 1987, 5) Leitlinien der Schweizerischen Akademie der Medizinischen Wissenschaften (SAMW) von 2009, sowie 6) Entwurf zum Humanforschungsgesetz des Schweizer Bundesamtes für Gesundheit von 2009. Es zeigt sich, dass die Leitlinien in entscheidenden Nuancen voneinander abweichen, insbesondere hinsichtlich der Entscheidungszuständigkeit und der Beurteilung von gruppen- und fremdnützigen Studien.

Der *dritte* Teil analysiert in einer Interviewstudie mit 30 schwangeren und frisch entbundenen Frauen die Position der Frauen. Die Studie fokussiert auf die individuellen Erfahrungen mit Krankheit und Therapie in der Schwangerschaft und stellt subjektive Bewertungen der Beziehung von Mutter und Fetus dar. Die Interviews thematisieren außerdem problematische Entscheidungssituationen während der Schwangerschaft und erfassen die Meinung der Frauen zu Arzneimittelstudien inner- und außerhalb der Schwangerschaft. Die Einzelinterviews wurden anhand eines halbstrukturierten Leitfadens geführt, auf Tonband aufgezeichnet, transkribiert und analysiert. Hierdurch wird die literatur- und theoriebasierte Methode der vorliegenden Arbeit um die individuelle Perspektive betroffener Personen angereichert.

Im *vierten* Teil, der medizinethischen Diskussion, wird zunächst zwischen ethisch unproblematischen und ethisch problematischen Studientypen unterschieden, die zur Verbesserung der medizinischen Versorgung schwangerer Frauen beitragen sollen. Es sind einige ethisch unproblematische Szenarien denkbar – etwa Beobachtungsstudien oder »therapeutische« Studien, die für die Schwangerschaft gebräuchliche Medikamente systematisch untersuchen. Schon die Intensivierung solcher Studien würde eine deutliche Verbesserung der Versorgung schwangerer Frauen herbeiführen. Für die ethisch problematischeren Studientypen lassen sich zwei Kernkonflikte identifizieren: die umstrittene Frage nach der Entscheidungszuständigkeit über den Fetus und das problematische Verständnis schwangerer Frauen als vulnerabel. Ich argumentiere dafür, Frau und Fetus nicht als zwei voneinander unabhängige Individuen anzusehen, sondern auf der Grundlage ihrer schon anatomisch erklärbaren »doppelten Einheit« prinzipiell der Frau die Entscheidungszuständigkeit zuzusprechen. Weiter argumentiere ich, dass eine generelle Klassifikation schwangerer Frauen und ihrer ungeborenen Kinder als vulnerabel allein auf der Grundlage von vermeintlicher Nicht-Einwilligungsfähigkeit oder von erhöhtem Potenzial für Missbrauch nicht tragfähig ist. Daher sind auch einige höher riskante Studien zu rechtfertigen (zum Beispiel wenn eine neue Intervention in der Schwangerschaft erprobt wird, obwohl es bereits ein etabliertes Therapeutikum gibt), wenn sie auf die Verbesserung der medizinischen Versorgung schwangerer Frauen abzielen und wenn *Good Clinical Practice* und ethische Standards etwa der Helsinki Deklaration eingehalten werden. Dennoch muss – unter Beibehaltung des Respekts für die Autonomie der Frau – das besondere Risiko für potenzielle fetale Schädigungen bedacht werden. Das bedeutet, dass Studien, die mehr als minimales Risiko beinhalten und die nicht auf die Verbesserung der medizinischen Versorgung schwangerer Frauen abzielen, aufgrund des unnötigen Risikos für die »doppelte Einheit« nicht gerechtfertigt sind.

Bislang hat eine umfassende Erhebung der Argumente und eine Synthese der teilweise isoliert stattfindenden oder unzureichend verknüpften Diskussionen über den Einschluss schwangerer Frauen in Arzneimittelstudien nicht stattgefunden. Auch eine gezielte Befragung der schwangeren Frauen selbst stand noch aus. Eine spezifisch medizinethische Debatte ist im deutschsprachigen Raum bisher noch am Beginn. Vorliegende Arbeit füllt diese Forschungslücken in der Absicht, einen differenzierten und konstruktiven Beitrag zur Arzneimittelforschung an schwangeren Frauen zu leisten. Es ist das erklärte Ziel dieser Arbeit, ein verständliches und übersichtliches Bezugsdokument zu erstellen, das die relevante Literatur aufbereitet, medizinethische Leitlinien darstellt, empirische Ergebnisse präsentiert und in der medizinethischen Diskussion eine Differenzierung der unproblematischen Aspekte von den eigentlichen Kernkonflikten vornimmt. Damit soll sowohl der wissenschaftlichen Forschung als auch den verschiedenen Interessengruppen eine Grundlage für weiterführende Diskussionen zur Verfügung gestellt werden, die letztlich dazu führt, dass die medizinische Versorgung schwangerer Frauen nachhaltig verbessert wird.

Biomedizinethischer und forschungsethischer Hintergrund

Diese Arbeit fokussiert auf die Frage nach einem Einschluss schwangerer Frauen in Arzneimittelstudien. Allerdings bettet sich diese spezielle Frage in den Gesamtkontext biomedizinethischer, beziehungsweise forschungsethischer Diskurse ein (vgl. unter anderem Frewer/Neumann 2001; Emanuel u.a. 2003; Childress u.a. 2005; Emanuel u.a. 2008)[7]. Die folgenden Erläuterungen umreißen kurz den relevanten Kontext der biomedizinischen Ethik und nennen die wichtigsten Leitlinien. Da der Fetus häufig implizit als ein so genannter »nicht-einwilligungsfähiger Forschungsteilnehmer« definiert wird, legt das Kapitel einen besonderen Schwerpunkt auf die etablierte Debatte um Forschung an nicht-einwilligungsfähigen Forschungsteilnehmern. In diesem Zusammenhang erörtere ich den Begriff des minimalen Risikos. Darauf folgt ein knapper Überblick über gängige biomedizinethische Methoden. Damit stehen Grundbegriffe der biomedizinischen Ethik sowie der Forschungsethik für die Diskussion im weiteren Verlauf der Arbeit zur Verfügung.

Regelung des Humanexperimentes, Nicht-Einwilligungsfähigkeit und minimales Risiko

Im 18. Jahrhundert wurde die eigene Beobachtung »zur entscheidenden Instanz in wissenschaftlichen Fragen« (Winau 1996: 17). Damit setzte sich die experimentelle Forschung in der Medizin nach und nach durch. Das 19. Jahrhundert war gekennzeichnet durch Fortschritte in verschiedenen Gebieten der Medizin, etwa in der Bakteriologie, Pathologie und Genetik. Diese Entwicklungen zogen einen weiter wachsenden Forschungsenthusiasmus unter Medizinern nach sich. Mit der Zunahme von Studien an Probanden stellte sich jedoch schon bald die Frage, wer als Studienteilnehmer in Frage käme und unter welchen Bedingungen Forschung am Menschen stattfinden solle. Insbesondere eine Studie aus dem Jahre 1892 des Dermatologen Neisser zur Erforschung der Syphilisimpfung, bei der Prostituierte mit dem Erre-

7 Eine trennscharfe Abgrenzung von Medizin- und Forschungsethik als Teilbereiche der biomedizinischen Ethik ist nicht möglich, allerdings lassen sich thematische Schwerpunkte erkennen. Medizinethik befasst sich eher mit Aspekten im Umgang mit Patienten und Gesundheitsinstitutionen, die Forschungsethik eher mit dem Umgang mit Probanden, wissenschaftlicher Integrität, Studiendesigns und Forschungsmaterial.

ger infiziert wurden, gab Anlass für eine kritische Debatte (ebd.: 21). Das Preussische Kulturministerium erließ daraufhin im Jahre 1900 eine Anweisung, in der Bedingungen für medizinische Eingriffe festgelegt wurden. Hier wurde insbesondere die dokumentierte Einwilligung der betreffenden Personen gefordert (ebd.: 22). Doch dieser Erlass hatte wenig Einfluss auf die Praxis. Den Höhepunkt menschenverachtender Forschung bildeten die Humanexperimente im Nationalsozialismus von 1941 bis 1945 (Forsbach 2006). An Gefangenen in Konzentrationslagern wurden Tests zu Giftwirkung, Impffolgen, zu den Auswirkungen von Hitze, Kälte, Senfgas und anderen Einflüssen durchgeführt. Die Probanden starben häufig an den Versuchen oder waren lebenslang durch die Folgen gezeichnet. Von Dezember 1946 bis August 1947 fand daraufhin ein Prozess gegen 19 Ärzte und eine Ärztin vor dem amerikanischen Militärgerichtshof wegen Verbrechen gegen die Menschlichkeit statt (Annas/Grodin 1992; Mitscherlich/Mielke 1978). In diesem sogenannten »Nürnberger Ärzteprozess« wurde den Angeklagten zur Last gelegt, Tausende von Gefangenen für brutale Experimente missbraucht zu haben.[8] Im Rahmen des Prozesses und der Verurteilung formulierten die Richter den »*Nuremberg Code of Medical Ethics*«, den Nürnberger Kodex (Schmidt/Frewer 2007: 75–92). Der Kern des Nürnberger Kodex ist im Artikel 1 verankert: »Die freiwillige Zustimmung der Probanden ist unbedingt erforderlich.«

Wegen der geschilderten Menschenversuche während des Nationalsozialismus und wegen des offensichtlichen Bedarfs an forschungsethischen Standards wurde sehr bald auch die Notwendigkeit einer international gültigen Richtlinie diskutiert. Diese Einsicht wurde durch die Aufdeckung weiterer Forschungsskandale gefestigt. In verschiedenen Diskussionsrunden und Positionspapieren, zu denen auch Henry K. Beecher (s.u.) beitrug, wurden die wichtigsten Aspekte einer solchen Richtlinie erarbeitet. Die Verabschiedung der ersten Version einer internationalen Richtlinie fand 1964 in Helsinki durch den Weltärztebund (World Medical Association, WMA) statt. Bei der Durchführung von Forschungsprojekten und bei deren ethischer Begutachtung sind die *Ethical Principles for Medical Research Involving Human Subjects*, besser bekannt als die »Helsinki Deklaration«, weltweit bis heute das zentrale Bezugsdokument. Im Gegensatz zu dem ad hoc entwickelten Nürnberger Kodex ist die Deklaration von Helsinki ein detaillierteres Dokument, das sich seit der Erstverabschiedung in laufender Revision und Anpassung befindet. Die liberalere Helsinki Deklaration unterscheidet sich vom Nürnberger

8 Eine ausführliche Darstellung des Prozesses findet sich in Oppitz 1999.

Kodex in wesentlichen Punkten. Insbesondere bei der Forschung an Nicht-Einwilligungsfähigen wurde das strenge Verbot aus dem Nürnberger Kodex gelockert. So wurde in der WMA die Frage diskutiert, ob die informierte Zustimmung tatsächlich unter allen Umständen einzuholen sei. Forschung an Kindern, Demenzkranken oder psychiatrisch Erkrankten wäre nach solchen Vorgaben nämlich schlechthin unmöglich. Aus diesem Grunde sieht die Helsinki Deklaration für den Fall der Nicht-Einwilligungsfähigkeit vor, dass Forschung an Menschen, die selbst ihre Einwilligung nicht geben können, unter bestimmten Bedingungen erlaubt ist (Schaupp 1994). Die weniger liberale Haltung des Nürnberger Kodex' ist vor dem Hintergrund des damaligen historischen Kontextes zu verstehen. Forschungsskandale existieren zwar heute noch, doch – wie Maio sagt – : »durch die weltweite engmaschige Etablierung von Ethikkommissionen, nach Erarbeitung differenzierter Verfahrensregeln und durch die veränderten und verfeinerten modernen Forschungsmethoden ist die Konnotation von Forschung und Gefahr nicht mehr so naheliegend« (Maio 2000a: 66). Die Deklaration von Helsinki wird bis heute kontinuierlich diskutiert. Es sind bisland acht offizielle Revisionen veröffentlicht worden. In der aktuellen Fassung der 59. Generalversammlung in Seoul 2008 heißt es zur Forschung an Nicht-Einwilligungsfähigen in Paragraph 27:

»*For a potential research subject who is incompetent, the physician must seek informed consent from the legally authorized representative. These individuals must not be included in a research study that has no likelihood of benefit for them unless it is intended to promote the health of the population represented by the potential subject, the research cannot instead be performed with competent persons, and the research entails only minimal risk and minimal burden.*« (WMA 2008).

Somit ist zum Beispiel Forschung an Neugeborenen möglich, jedoch nur unter Einhaltung bestimmter Bedingungen. Es muss sich um eine so genannte »therapeutische Studie« handeln, also eine Studie, die dem gesundheitlichen Wohle der Studienpopulation dient. Des Weiteren muss das Prinzip der Subsidiarität eingehalten werden. Das bedeutet, dass die angestrebten Erkenntnisse ausschließlich unter Einschluss dieser spezifischen Studienpopulation gewonnen werden können. Zudem darf die Studie nur durchgeführt werden, wenn für die Studienpopulation bei einer Teilnahme minimales Risiko besteht. Das Kriterium des »minimalen Risikos« nimmt damit einen zentralen Stellenwert bei der Beurteilung der Zulässigkeit von Forschung an Nicht-Einwilligungsfähigen ein. Eine angemessene Definition des »vertretbaren minimalen Risikos« ist jedoch bis heute nicht gefunden (Maio

2001: 183; Kahn u.a. 1998). So waren sich Anfang der 1980er Jahre befragte Ärzte nicht einig, ob beispielsweise eine Venenpunktion bei kleinen Kindern in den Rahmen des minimalen Risikos fällt oder nicht (Janofsky/Starfield 1981). In einer Studie aus dem Jahre 2004 beurteilten zwar 81 Prozent befragter IRB's (*Institutional Review Boards*) die Venenpunktion als minimales Risiko, jedoch herrschte keine Übereinstimmung in der Bewertung eines Elektromyogramms sowie eines Allergietests auf der Haut (Shah u.a. 2004).

Verschiedene Interpretationsmöglichkeiten werden diskutiert, die jeweils unterschiedliche Definitionsspielräume und -probleme bereithalten (vgl. u.a. Maio 2000b; Kopelman 2004):

- *Minimales Risiko als das alltäglich erfahrbare Risiko.* Beispiel: Im Paragraph 46.303 (d) des US-amerikanischen *Code of Federal Regulations* gilt folgende Definition: »*Minimal risk is the probability and magnitude of physical or psychological harm that is normally encountered in the daily lives, [or in the routine medical, dental, or psychological examination of healthy persons]*« (DHHS 2005).[9]
- *Minimales Risiko ist das Risiko, das nicht größer ist als jenes in medizinischen Routineuntersuchungen.* Beispiel: Die CIOMS beschreibt in ihrer jüngsten Version der *International Ethical Guidelines for Biomedical Research Involving Human Subjects* von 2002 das minimale Risiko als »*no more likely and not greater than that attached to routine medical or psychological examination*« (CIOMS 2002).
- *Das Risiko ist mit dem »besten Interesse« der nicht-einwilligungsfähigen Person abzuwägen.* Beispiel: In der offiziellen Definition des australischen Gesundheits- und Forschungsrates (*National Health and Medical Research Council of the Australian Government*) heißt es, eine Ethikkommission dürfe keine Forschung an Nicht-Einwilligungsfähigen zulassen, welche in Widerspruch zum besten Interesse der Person stünde, die intellektuell oder mental eingeschränkt sei (»*A Human Research Ethics Committee (HREC) must not approve, and consent cannot be given for, research which is contrary to the best interests of the person with the intellectual or mental impairment*«) (NHMRC 2007).
- *Minimales Risiko ist je nach Belastung für den Teilnehmenden und nach Abwägung im Einzelfall einzuschätzen.* Diese mögliche Interpretation, die im Zusatzprotokoll zur Menschenrechtskonvention zu finden ist, liefert

9 Unter Verweis auf die Morbidität bei Autofahrten und bei Sportaktivitäten, die besonders bei 15- bis 19-Jährigen nicht unerheblich ist, wird die Definition des alltäglichen Risikos als minimales Risiko in Frage gestellt (Wendler u.a. 2005).

der Europarat. Forschung, die mit einem minimalen Risiko einhergeht, dürfe demnach nur mit einer sehr geringfügigen und vorübergehenden Belastung des Teilnehmenden verbunden sein. Eine Abwägung im Einzelfall sei stets erforderlich. Angefügt ist eine Beispielliste für Prozeduren, die minimales Risiko implizieren (Europarat 2005).[10] Ähnlich wird es im Deutschen Arzneimittelgesetz formuliert, wo es heißt, nur sehr geringfügige und vorübergehende Beeinträchtigung der Gesundheit dürften erwartet werden.

Das Konzept des minimalen Risikos spielt eine entscheidende Rolle bei der Forschung am Menschen. Dies ist insbesondere dann der Fall, wenn erhöhter Schutz für die ProbandInnen gefordert wird, zum Beispiel bei dem Einschluss Nicht-Einwilligungsfähiger. Auch wenn die definitorische Diskussion des minimalen Risikos in dieser Arbeit nicht weiter geführt werden kann, sollte mit dieser Problematisierung des Begriffs zumindest kurz auf die zugrunde liegenden Debatten und Entwicklungen hingewiesen werden, da im abschließenden Diskussionskapitel die Risikodebatte eine zentrale Stellung einnimmt.

Im weiteren Verlauf der Arbeit verstehe ich den Begriff des minimalen Risikos im Sinne der Definition der CIOMS. Auch wenn auch die Definition der CIOMS Schwierigkeiten in der Interpretation birgt, so halte ich sie dennoch für relativ überzeugend und praktikabel in der Anwendung im konkreten Einzelfall.

---

10 Unter die Kategorie des minimalen Risikos fallen laut Europarat: 1) Erheben von Daten durch Befragen, Beobachten, Messen und Wiegen; 2) Gewinnen von Körperflüssigkeiten ohne eine invasive Intervention, zum Beispiel Entnahme von Speichel- oder Urinproben oder Abstrichen; 3) Entnehmen einer kleinen Gewebeprobe, wenn für eine medizinische Intervention schon eine Gewebeprobe entnommen wird; 4) Entnehmen einer Blutprobe aus einer peripheren Vene oder Entnehmen einer Blutprobe aus Kapillargefäßen; 5) Entnehmen einer kleinen zusätzlichen Blutmenge bei einer Blutentnahme, die anderweitig aus präventiven, diagnostischen oder therapeutischen Gründen notwendig ist; 6) geringfügiges Erweitern nicht invasiver Diagnosemaßnahmen durch Einsatz technischer Geräte, wie etwa Ultraschalluntersuchungen, Abnahme eines Elektrokardiogramms in Ruhe, Anfertigen einer einzigen Röntgenaufnahme, Durchführung einer einzigen Computertomographie oder einer einzigen Magnetresonanztomographie ohne Kontrastmittel.

Konsequenzen aus forschungsethischen Skandalen

Das Vorhandensein der forschungsethischen Leitlinien war jedoch kein Garant für Schutz von Probanden vor Missbrauch. Henry K. Beecher verdeutlichte diesen Umstand mit seinen viel zitierten Schilderungen von ethisch fragwürdigen Studien (Beecher 1966). Er kritisierte 22 Humanexperimente, die zwar zur Gewinnung medizinischer Erkenntnisse angelegt waren, jedoch den grundsätzlichen ärztlichen Prinzipien, dem Patienten nicht zu schaden und seine Autonomie zu respektieren, weitgehend widersprachen. Weitere Skandalexperimente bewegten Öffentlichkeit, Politik und Wissenschaft und erforderten die Verstärkung medizinethischer Diskurse und Standards. An prominenter Stelle zu nennen ist das Tuskegee-Syphilis-Projekt (1932–1972). Bei dem vom staatlichen US Service für Public Health finanzierten Projekt wurden 400 afroamerikanische Gefangene zur Erforschung der Syphilis über viele Jahre beobachtet, ohne sie über die Krankheit und die Risiken aufzuklären und ohne ihnen die damals zur Verfügung stehende Penicillintherapie zukommen zu lassen (Freedman 1995). Auch aufgrund anderer Forschungsskandale, doch vor allem als Reaktion auf das Tuskegee Syphilis Projekt, wurde die *National Commission for the Protection of Human Subjects of Biomedical and Behavioral Research* von 1974 bis 1978 vom US-amerikanischen Gesundheitsministerium ins Leben gerufen. Aufgabe der Kommission sollte es sein, eine systematische Schrift zu den grundlegenden ethischen Prinzipien zu erstellen, die als Basis für forschungsethische Richtlinien anzuwenden seien. Das Ergebnis ihrer vierjährigen, weithin bekannt gewordenen Arbeit wurde im *Belmont Report* veröffentlicht (DHEW 1979). In dem Bericht wird auf die Verankerung der Prinzipien, die ärztliches Handeln leiten, in der eigenen kulturellen Tradition hingewiesen.[11]

Die drei grundlegenden ethischen Prinzipien im *Belmont Report* lauteten:

- *Respect for Persons* (Respekt vor der Autonomie): Menschen sollen nach eingehender Information autonom und frei entscheiden dürfen. Wenn eine autonome und freie Entscheidung nicht möglich ist, müssen Schutzmechanismen greifen.

11 An dieser Stelle soll dieser Punkt hervorgehoben werden: Die breit angelegten Diskussionen um die biomedizinische Forschungsethik fanden vor allem im US-amerikanischen Raum und in geringerem Umfang auch in Europa statt. Auch die hier vorgestellten ethischen Prinzipien sind daher diesem westlichen Kulturraum zuzuordnen. Eine »internationale Forschungsethik« steht heute noch vor vielen unbeantworteten Fragen.

- *Beneficience* (Wohltun): Die Personen sollen nicht nur als autonome Individuen respektiert werden, sondern es muss sichergestellt sein, dass alle Handlungen im Rahmen der Studie im Sinne ihres Wohls ausgeführt werden.
- *Justice* (Gerechtigkeit): Vorteilhafte und gute Handlungen sollen allen zugute kommen, umgekehrt dürfen etwaige Lasten nicht nur von einer Gruppe getragen werden, sondern müssen gerecht verteilt werden.

Mit diesen Prinzipien fassten die Autoren des *Belmont Report* klassische Prinzipien der Ethik zusammen und brachten sie mit medizinischer Forschung in Verbindung. Weiter beinhaltete der Report Vorschläge für die praktische Einrichtung und Durchführung von Forschungsprojekten, zum Beispiel die obligatorische Bewilligung durch eine Ethikkommission. Anfang der 1980er Jahre wurden die Vorschläge der Kommission in US-amerikanisches Recht umgesetzt (Teil 45 des Code of Federal Regulations, Abschnitt 46).

Die biomedizinische Ethik hat sich seit den 1960er Jahren im westlichen Kulturkreis etabliert und weiter entwickelt. Zum einen stellte sich aufgrund der rasanten technischen Entwicklung in der Medizin bezüglich Diagnose-, Therapie-, und Forschungsmöglichkeiten ein Bedarf an ethischer Reflexion ein. Auch die wachsende Pluralität in der Gesellschaft, unter anderem gekennzeichnet durch Menschenrechtsbewegungen, feministische Gruppierungen, Mobilität und Individualismus gab Anlass zu einer Ausweitung der westlichen biomedizinischen Ethik. Zum anderen ist der Verlust der unangefochtenen Autorität der Ärzte allein durch ihre Profession zu nennen, der verstärkt mit der Aufdeckung der verschiedenen Skandale einherging. Heute hat sich die biomedizinische Ethik sowohl als wissenschaftliche Disziplin als auch als Bestandteil des Curriculums medizinischer Ausbildung etabliert.

Methodische Ansätze in der biomedizinischen Ethik

Die biomedizinische Ethik hat einen doppelten Anspruch, sowohl ethische Grundsatzfragen zu diskutieren, als auch in die Praxis zu wirken. Damit steht die Disziplin bisweilen in einem Spannungsfeld zwischen Theorie und Praxis. In der biomedizinethischen Methodik wird daher häufig versucht, sowohl theoretische als auch praktische oder empirische Aspekte in die Evaluation und Beurteilung eines Problems einzubeziehen.

Die biomedizinische Ethik lässt sich nicht auf einen einzigen klassischen Theorieansatz – wie etwa einen pflichtenorientierten deontologischen (zum

Beispiel nach Kant) oder einen zielorientierten teleologischen (zum Beispiel utilitaristischen) – zurückführen. Im Verlauf der letzten Jahrzehnte hat es sich vielmehr durchgesetzt, Herangehensweisen und Prinzipien verschiedener »klassischer« Ethiktheorien im Rahmen der biomedizinischen Ethik miteinander zu verbinden. Ein Beispiel ist es, Ansätze aus der *Ethics of Care* und der *Ethics of Justice* zu integrieren, um medizinethische Probleme zu beurteilen (Biller-Andorno 2001).

Im Hinblick auf die konkrete *Umsetzbarkeit* von medizinethischer Theorie in die Praxis hat es sich als hilfreich erwiesen, die Inhalte von Ethiktheorien in der Form anwendbarer Prinzipien darzustellen. Als prominenteste Vertreter der – nicht unumstrittenen – sogenannten »Prinzipienethik« sind die US-amerikanischen Philosophen Beauchamp und Childress zu nennen. Ihr Ziel ist es, vier grundlegende Prinzipien als Basis für problematische Einzelfallentscheidungen aufzustellen. In ihrem nun in der sechsten Überarbeitung vorliegenden Buch *Principles of Biomedical Ethics* (erstmalig 1979) nehmen sie eine detaillierte Ausführung der vier Prinzipien des *Nicht-Schadens*, des *Wohltuns*, der *Gerechtigkeit* und des Respekts der *Autonomie* vor (Beauchamp/Childress 2009). Sie stellen heraus, dass die von ihnen eingeführten vier »*prima facie*-Prinzipien« keine eigenständige moralische Theorie im engeren Sinne verkörpern, sondern vielmehr den Rahmen für die biomedizinische Ethik zur Identifikation und Reflektion moralischer Probleme bereitstellten. Eine Anwendung im praktischen Falle mit seinen nuancenreichen Charakteristika bedürfe der sorgfältigen Abwägung der Prinzipien, basiere also nicht auf der Analyse und dem Vergleich verschiedener Kasuistiken. Die Prinzipienethik hat sich im westlichen Kontext als eine gängige Methode zur Strukturierung eines biomedizinethischen Problems und seiner Diskussion durchgesetzt.

Der »Principlism« oder das »Georgetown Mantra«[12], wie die Prinzipienethik auch provokativ genannt wird, wird von einigen scharf kritisiert. So werden die vier Prinzipien aufgrund fehlender Systematik und schlechter Anwendbarkeit als eine unzureichende Hilfestellung in der Lösung moralischer Dilemmata angesehen. Jedes Prinzip für sich fasst nach Ansicht der Bioethiker Clouser und Gert eine eigene weit entwickelte und universelle Ethik zusammen, eine Vermischung dagegen wirke dieser Kraft des einzelnen Prinzips entgegen (Clouser/Gert 1990). Clouser und Gert kritisieren die Willkürlichkeit, mittels derer die Prinzipien angewendet werden: »*The four*

---

12 Zum Zeitpunkt des Erscheinens der ersten Auflage der *Principles of Biomedical Ethics* war Tom Beauchamp an der Georgetown Universität in Washington D.C. beschäftigt.

main principles are reduced to four principles from which agents are told to pick and choose as they see and fit, as if one could sometimes be Kantian and sometimes Utilitarian and sometimes something else, without worrying whether the theory one is using is adequate or not.« (ebd.: 223). Der britische Philosoph Toulmin spricht zudem kritisch von einer »Tyrannei der Prinzipien«. Er prangert die Befolgung als unfehlbar erscheinender Dogmen in Form von weit verbreiteten Regeln, Gesetzen und Prinzipien an und erinnert an die Kasuistik, die seiner Meinung nach der Komplexität einer Situation gerechter werden könne und zu angemesseneren Lösungen führe (Toulmin 1981). Der deutsche Philosoph Düwell spricht gar davon, dass das Konzept der Prinzipienethik geradezu eine Behinderung eines ethischen Dialogs darstelle. »Der Verweis auf vermeintlich konsensfähige Prinzipien und die Ausblendung metaethischer Reflexionen verhindern, dass moralische Dissense adäquat interpretiert werden können.« (Düwell 2008: 42).[13]

Weitere Kritikpunkte an der Prinzipienethik sind die Ausblendung der persönlichen Beziehungen, des sozialen und situativen Kontextes und der (sozio-)kulturellen Diversität. Vor allem die *Care Ethics* und die *Relational Ethics* kritisieren die unzureichende Berücksichtigung der für den Einzelfall relevanten Beziehungen und des jeweiligen Kontextes. Außerdem habe sich – entgegen der Behauptung von Beauchamp und Childress, es gäbe keine Hierarchie der Prinzipien – in der Anwendung der Prinzipienethik häufig eine Priorisierung der Autonomie als leitendes Prinzip herausgestellt. Der »Ehrenplatz« der Autonomie führe jedoch dazu, jegliche persönliche Entscheidung zu tolerieren, wobei die Gefahr bestünde, das Hinterfragen einer Entscheidung nach ihrem grundsätzlichen moralischen Wert zu vernachlässigen (Callahan, 2003; Tong 2002).

Trotz der Kritik an der Prinzipienethik von Beauchamp und Childress wird weithin – auch von zahlreichen Kritikern – das klare Konzept mit einfacher Anwendung anerkannt, anhand dessen eine Analyse biomedizinethischer Dilemmata möglich ist.

In der Diskussion der Arzneimittelforschung an schwangeren Frauen, die vornehmlich in den USA geführt wird, findet die Argumentation für oder gegen einen Einschluss von schwangeren Frauen häufig unter Bezug auf die »vier Prinzipien« statt. So wird für die Autonomie der Frau plädiert, beziehungsweise es wird die Nicht-Einwilligungsfähigkeit des Fetus diskutiert. Es

13 Eine ausführliche deutschsprachige Analyse der Prinzipienethik hinsichtlich ihrer theoretischen Ansprüche und ihres Nutzens für die biomedizinische Ethik wird von Rauprich und Steger vorgenommen (Rauprich/Steger 2005).

wird an eine gerechte Verteilung von Nutzen und Lasten von medizinischen Studien erinnert. Das Prinzip des Nicht-Schadens durch zu vermeidende potenzielle Teratogenität für den Fetus sprach lange Zeit für den Ausschluss schwangerer Frauen. Heute wird jedoch auch das Prinzip des Nicht-Schadens im Blick auf die Frau betont, welches durch eine unzureichende medikamentöse Versorgung eingeschränkt ist. Zudem versprechen sich Befürworter des Einschlusses einen *benefit*, also Nutzen, für erkrankte schwangere Frauen, wenn ausreichende Studiendaten zur Verfügung stehen.

Es ist nahe liegend, sich in der Diskussion um Forschung an schwangeren Frauen auf die vier Prinzipien zu berufen und anhand der Prinzipien ethische Argumente zu entwickeln. Es spricht grundsätzlich nichts dagegen, sich in unserem Kulturkreis auf das Recht auf Selbstbestimmung zu berufen, oder dafür zu plädieren, dass Studienteilnehmerinnen kein Schaden zugefügt wird. In der Abschlussdiskussion der vorliegenden Arbeit orientieren sich die Argumente daher ebenfalls an dem Standard der Prinzipienethik. Dennoch reicht es meines Erachtens nicht, die vier Prinzipien der Reihe nach »abzuarbeiten« und auf dieser Grundlage eine abschließende ethische Beurteilung zu fällen. Ein solches Vorgehen würde dem komplexen Gegenstand der Untersuchung nicht gerecht werden und wichtige Schritte zum Grundverständnis der Gesamtsituation überspringen. Gerade in Deutschland, wo die Diskussion bisher noch nicht geführt wurde, ist es daher zunächst notwendig, ein fundiertes Grundverständnis für die Problematik zu erlangen, indem der Fokus breiter gesetzt wird als lediglich auf die schematische Diskussion von vier Prinzipien. Daher werden alle Arbeitsschritte, die für den Kontext der Problematik relevant sind – die historische Aufarbeitung zu Medikamenten und Forschung in der Schwangerschaft, die Analyse der bisherigen Leitlinien zu Arzneimittelforschung an schwangeren Frauen sowie nicht zuletzt die Interviewergebnisse –, mitreflektiert, um das umfassende Verständnis für die Problematik zu verbessern und auf diese Weise eine angemessene Balance zwischen Theorie und Praxis zu gewährleisten. Anstatt dann in eine Abwägung der Prinzipien überzugehen, werden die spezifisch für die Situation der Forschung an schwangeren Frauen relevanten ethischen Kernkonflikte identifiziert und – auch unter Berufung auf die »vier Prinzipien« – diskutiert.

Teil 1: Therapie und Forschung in der Schwangerschaft

Wird eine Frau in der Schwangerschaft krank und braucht ein Medikament, ist die Auswahl an Therapiealternativen beschränkt. Es besteht die Sorge, den Fetus mit den Medikamenten zu schädigen. Systematische Studien, die zu einer Zulassung von Medikamenten in der Schwangerschaft führen, gibt es kaum. Sogar bei der ärztlichen Verschreibung eines notwendigen Medikamentes und der Versicherung, es handele sich um ein Medikament, mit dem gute Erfahrungen gemacht wurden, ist eine unbesorgte Therapieeinleitung nicht gewährleistet. Spätestens nachdem die Frau sich das Medikament aus der Apotheke besorgt hat und in die Packungsbeilage schaut, steht sie vor dem Problem, ob sie das Medikament tatsächlich nehmen soll oder nicht. In vielen Fällen wird in der Packungsbeilage explizit von einer Einnahme in der Schwangerschaft gänzlich abgeraten. Der Hinweis darauf, dass das Medikament nur nach sorgfältiger Risiko-Nutzen-Abwägung eingenommen werden soll, der sich häufig in Packungsbeilagen findet, ist wenig hilfreich oder motivierend, das Medikament tatsächlich einzunehmen. Die werdende Mutter muss sich entscheiden, ob sie die Hinweise in der Packungsbeilage ignoriert und trotzdem das Medikament einnimmt oder ob sie die Hinweise ernst nimmt und sich womöglich gegen die – eigentlich notwendige – Medikamenteneinnahme entscheidet.

Wie ist diese schwierige Behandlungssituation zustande gekommen? Warum wird sie seit vielen Jahren scheinbar als »naturgegebene Tatsache« akzeptiert? Inwieweit können die Ereignisse im Zusammenhang mit Thalidomid (Contergan®) dafür verantwortlich gemacht werden? Wo steht die Frage nach einem Einschluss schwangerer Frauen in klinische Studien heute?

Um diesen Fragen auf den Grund zu gehen, zeichnet das folgende Kapitel in einer kurzen Übersicht den Umgang mit Medikamenten in der Schwangerschaft vom vergangenen Jahrhundert bis heute nach.[14] Es wird dabei deutlich, dass die Problematik der Medikamenteneinnahme in der Schwangerschaft selbstverständlich keine »naturgegebene Tatsache« ist, sondern das Ergebnis eines historischen, soziokulturellen Prozesses. In der Darstellung wird deutlich, wie sich die Medikamenteneinnahme in der Schwangerschaft – und damit auch das Verhältnis zum Fetus – über die Jahrzehnte so grundlegend gewandelt hat, dass von einem »Paradigmenwechsel« gesprochen werden kann. Die Ereignisse im Zusammenhang mit Contergan® (Thalidomid) nehmen dabei eine besondere Stellung ein, hatten sie doch einen regelrechten Bewusstseinswandel zur kollektiven Anerkennung einer relevanten Verbindung zwischen äußeren Einflüssen und fetaler Entwicklung zur Folge[15]. *Vor* diesem Ereignis stellte der (fehlgebildete) Fetus aus medizinischer Sicht eher ein interessantes Forschungssubjekt der Teratologie dar, in der die Beschreibung und Katalogisierung der bizarren oder »monsterhaften« Fehlbildungen tierischer und menschlicher Geschöpfe betrieben wurde.

Seit dem Paradigmenwechsel nach den Erfahrungen mit Contergan® wird der Fetus als ein vulnerables und schützenswertes Wesen angesehen, das von schädigenden Einflüssen *von außen* bewahrt werden soll; von der

14 Für die Literaturrecherche wurde in MEDLINE, DRZE / BELIT und DIMDI mit folgenden Begriffen gesucht: pregnancy, pregnant / Schwangerschaft, schwanger, Schwangere; research / clinical trials / Forschung / Studien; ethics / bioethics / medicoethics / Ethik / Bioethik / Medizinethik; drugs, therapy, medication / Medikament(e), Therapie; inclusion / Einschluss. Die Suchstrategie wurde mehrfach mittels Synonymsuche, Trunkierung und MeSH-Suche erweitert. Zudem erfolgte die Suche in Google, AltaVista, Datenbanken einzelner Verlage, Zeitschriften und Bibliotheken inclusive Datenbanken und Bibliothek der WHO, Cochrane Collaboration, Datenbank und Bibliothek der AEM und der Universität Göttingen. Teilweise wurde Kontakt mit den Autoren und anderen Experten aufgenommen, um weitere Hinweise zu erhalten.
Wie die kontinuierliche Suche gezeigt hat, gibt es in Deutschland und der Schweiz wenig Material zu den medizinethischen Aspekten der Arzneimittelforschung an schwangeren Frauen. Die Literatur aus dem US-amerikanischen Raum nahm dagegen im weiteren Verlauf der Forschungsarbeit an Umfang weiter zu. Diese Arbeit füllt also eine Lücke in der deutschsprachigen Medizinethik.

15 Vorrangig in Europa kamen in den Jahren 1958–1961 Tausende von Kindern mit einer bemerkenswerten Häufung von bestimmten Fehlbildungen, zum Beispiel an den Extremitäten, zur Welt. Nur zögerlich wurde der Zusammenhang mit der Einnahme von Contergan®, einem Beruhigungsmittel, das zugleich gegen Schwangerschaftsübelkeit wirkte, von Seiten des Arzneimittelherstellers anerkannt. Der genaue Hergang der Ereignisse wird in den folgenden Kapiteln geschildert.

schwangeren Frau wird seitdem *erwartet*, alles zu tun, um ihrerseits den Fetus vor solchen Einflüssen zu schützen.

Mit den folgenden Darstellungen sollen die Hintergründe des heutigen Tabus angesichts eines Einschlusses schwangerer Frauen in Arzneimittelforschung plausibel gemacht werden. Erst wenn das Verständnis dafür vorhanden ist, ist eine zielführende Diskussion im Sinne einer Verbesserung der Arzneimittelversorgung schwangerer Frauen gewährleistet.

1.1. Die Teratologie als wissenschaftliche Disziplin

Es ist heutzutage eine etablierte Erkenntnis, dass das Verhalten der schwangeren Frau und die Umweltbedingungen, in denen die schwangere Frau sich befindet, in Zusammenhang mit der Entwicklung des Fetus stehen. Diese Erkenntnis ist jedoch noch relativ jung. Zwar gab es schon vor Thalidomid etliche Hinweise auf eine potenzielle Teratogenität von Arzneimitteln (vgl. Kirk 1999: 129–134), doch erst mit dem »Contergan-Fall« ist ein kollektives gesellschaftliches Bewusstsein für die Schädlichkeit von Arzneimitteln für das ungeborene Kind entstanden. Der Prozess, der dazu geführt hat, fetale Fehlbildungen überhaupt mit äußeren Einflüssen während der Schwangerschaft in Verbindung zu setzen, lässt sich auf dem Feld der Teratologie nachverfolgen. Die dargestellten Entwicklungen und die Geschehnisse um Contergan® spielen eine entscheidende Rolle in Bezug auf den heutigen Umgang mit Medikamenten während der Schwangerschaft und auf Arzneimittelforschung an schwangeren Frauen. Ein kurzer historischer Rückblick ist daher hilfreich, um diese Aspekte zu kontextualisieren.

Im 19. Jahrhundert war die Teratologie ein wissenschaftlich anerkanntes und bedeutendes Forschungsgebiet. Erkenntnisse über die Morphologie, Embryologie und Taxonomie abnormer menschlicher und tierischer Entwicklung wurden in einschlägigen Werken etwa von Taruffi (Taruffi 1881–1894), Ballantyne (Ballantyne 1904) oder Schwalbe (Schwalbe 1906) publiziert. Kurz nach diesem Höhepunkt der Aufmerksamkeit für die Teratologie folgte ein bemerkenswerter Einschnitt: Bahnbrechende Fortschritte auf Gebieten wie Bakteriologie, Anästhesie und Genetik führten dazu, dass das Interesse an der Teratologie schwand. Die Expansion der Bakteriologie förderte zunehmend Erkenntnisse über Krankheitsursachen zu Tage und eröffnete zahlreiche neue Möglichkeiten für Diagnosen und Therapien. Auch die

»Wiederentdeckung« der Mendelschen Gesetze in Zusammenhang mit der Chromosomentheorie trug entscheidend zu dieser Entwicklung bei, da Genetiker daraufhin verkündeten, jegliche Form symmetrischer Fehlbildung sei erblich bedingt. Bakteriologie und Genetik wurden so zu den einschlägigen Wissenschaften im Hinblick auf die Ätiologie angeborener Fehlbildungen. Die Teratologie erhielt nur noch einen untergeordneten Stellenwert im Kanon der wissenschaftlichen Disziplinen. Versuche eines US-amerikanischen Mediziners, die Teratologie in das medizinische Curriculum und als Forschungszweig in die Universität einzuführen, schlugen noch drei Jahre vor Thalidomid fehl (Brent 1979).

Zu Beginn des 20. Jahrhunderts war die Teratologie eher als eine untergeordnete, deskriptive Hilfswissenschaft zu verstehen, in der vorrangig Schilderungen anatomischer Besonderheiten vorgenommen wurden. Kausale Verbindungen zwischen äußeren Einflüssen und fetalen Missbildungen spielten innerhalb der Teratologie zu dieser Zeit kaum eine Rolle (Warkany 1979). Nur vereinzelt wurde der Zusammenhang zwischen äußeren Einflüssen – wie Ernährung, Strahlenbehandlung, Einnahme von Substanzen oder Exposition von Krankheitserregern – und dem potenziell schädigenden Einfluss auf die fetale Entwicklung erkannt. Wegweisend war etwa die Röntgenexpositionsstudie an Ratten, die als erste Studie Zeit und Stärke von Strahlung mit der Art des resultierenden Defektes korrelierte (Job u.a. 1935 zitiert nach Wilson 1979). Von relativ großer Bedeutung waren einige Entdeckungen der 1940er Jahre, die eindeutig nachwiesen, dass eine Exposition mit Krankheitserregern (Rubellavirus und Toxoplasma gondii) während der Schwangerschaft potenziell zu Schädigungen beim Fetus führen können (Warkany 1979). Aus den Expositionsstudien wurden jedoch keine Konsequenzen für das Verhalten der Mütter oder gar für die Arzneimittelgabe in der Schwangerschaft gezogen.

Die Frage nach einer möglichen Teratogenität chemischer und physikalischer Einflüsse wurde erst in den 1950er Jahren breiter diskutiert. Doch auch zu diesem Zeitpunkt wurde der Zusammenhang zwischen der Arzneimitteleinnahme und der Entwicklung des menschlichen Fetus vernachlässigt. Vor allem aber wurde der *Notwendigkeit*, diesen Zusammenhang zu erforschen, keine größere Bedeutung zugemessen. Die einzige obligatorische Versuchsvorgabe in den USA vor 1960 zur Einschätzung der Teratogenität von Medikamenten war der so genannte »litter-test« (litter: engl.: Wurf (zool.)). Darin heißt es, eine sechswöchige Medikamentenstudie an Tieren sei Pflicht, weiterhin seien zwei nachfolgende Generationen zu beobachten.

Das Konzept der Teratogenität von Medikamenten hat sich erst durch Thalidomid und seine Folgen fest im öffentlichen Bewusstsein verankert. Bereits in den 1970er Jahren hatte sich die Disziplin der Teratologie daraufhin so weit etabliert, dass von ihrer zentralen Stellung als »*keystone in preventive medicine*« gesprochen wurde (Kretchmer, 1978: 203).

1.2. Thalidomid

1.2.1. Der Paradigmenwechsel durch Thalidomid

Im Folgenden werden die Geschehnisse im Zuge der Aufdeckung des Gefahrenpotenzials von Thalidomid (damalige Handelsnamen: Contergan® oder Distaval®) auf die fetale Entwicklung dargestellt. Dabei wird gezeigt, dass das neu entstandene Bewusstsein für die Gefährdung durch eine Medikamenteneinnahme während der Schwangerschaft als Paradigmenwechsel bezeichnet werden kann. Die »Thalidomid-Katastrophe«, wie Wilson sie nennt, zeigte der Welt zu Beginn der 1960er Jahre drastisch und unmissverständlich, dass fetale Entwicklung und äußere Einflüsse auf das Engste miteinander zusammenhängen (Wilson 1979).

Im Jahre 1954 entwickelte die westdeutsche Firma Chemie Grünenthal GmbH das Sedativum Contergan®, welches ab 1957 vorrangig in Europa, insgesamt in 46 Ländern, erfolgreich vermarktet und rezeptfrei verkauft wurde. Rechtliche Regelungen, etwa in Form von obligatorischen Arzneimittelstudien, für die Zulassung von Arzneimitteln existierten in Deutschland zu dem Zeitpunkt nicht. Contergan® wurde sowohl bei Schwangeren als auch Nicht-Schwangeren gern als Sedativum eingesetzt, da es im Gegensatz zu anderen Medikamenten weniger riskant in der sedativen Anwendung war. Zum einen war ein Suizid mit dem Sedativum unmöglich, weil auch höhere Dosen nicht tödlich wirkten, und außerdem war eine Abhängigkeit nahezu ausgeschlossen. Ein Nebeneffekt führte zu der besonderen Beliebtheit bei schwangeren Frauen: Die antiemetische Wirkung half gegen Hyperemesis gravidarum, die Schwangerschaftsübelkeit. Die Firma Grünenthal warb Ende der 1950er Jahre in einem Brief an über 40.000 Ärztinnen und Ärzte mit folgendem Hinweis:

»In der Schwangerschaft und Stillzeit ist der weibliche Organismus besonderen Belastungen ausgesetzt. Schlaflosigkeit, innere Unruhe und Abgespanntsein sind immer wiederkehrende Klagen. Die Verordnung eines Sedativums und Hypnoticums, das weder Mutter noch Kind schädigt, ist daher oft erforderlich.« (zitiert nach Meichsner 2007)

Im Dezember 1959 präsentierte der australische Gynäkologe McBride den Fall eines elfmonatigen Mädchens, das ohne obere und untere Extremitäten sowie mit fehlgebildeten Händen und Füßen an Schulter und Hüfte zur Welt kam. Am wahrscheinlichsten sei ein erblicher Defekt, hieß es damals (McBride 1977). Wiedemann, der in zehn Monaten 13 vergleichbare Fälle erlebte, wies ebenfalls auf die bemerkenswerte Häufung hin (Wiedemann 1961). Zwei Jahre nach den ersten Beobachtungen der auffälligen Fehlbildungen stellten Pfeiffer und Kosenow auf einer Konferenz am 18. November 1961 34 Fälle seit 1959 allein am Krankenhaus Münster vor. Da von ihnen durchgeführte Chromosomenanalysen keinen Zusammenhang zeigten, wandten sie sich gegen die herrschende Meinung, ein genetischer Defekt sei die Ursache. Sie vermuteten vielmehr einen Zusammenhang mit einer Einnahme von Contergan® im ersten Trimester (Marquardt 1994; Pfeiffer/Kosenow 1962). Auch McBride wies auf einen möglichen Zusammenhang mit Thalidomid hin und fragte in der Fachzeitschrift *Lancet* nach Beobachtungen anderer Leser. Seinen damaligen Erhebungen zufolge stieg die Fehlbildungsrate von Neugeborenen nach der Einnahme von Distaval® von 1,5 Prozent auf 20 Prozent (McBride 1961). Der Humangenetiker Lenz führte in einem Brief an den *Lancet* die Diskussion über den Zusammenhang mit Thalidomid weiter. Er wies auf eine Konferenz im November 1961 hin, auf der er die von ihm beobachteten 52 Fälle publik gemacht hatte und seitdem 115 Meldungen aus unterschiedlichen europäischen Ländern zugesandt bekommen hatte, die seine Vermutung bestärkten (Lenz u.a. 1962).

Erst nach offenkundiger Beweislage und dem hohen persönlichen Engagement einzelner Ärzte, etwa Lenz[16], wurden von der Firma Grünenthal das Produkt Contergan® und andere thalidomidhaltige Arzneimittel in Deutschland vom Markt genommen. In weiteren Ländern folgten bald ähnliche Regelungen, um dem Medikament die Zulassung zu entziehen. Auch im Nachhinein lässt sich die Zahl der Betroffenen nur schwer beziffern, da keine Meldepflicht bestand. Es wird vermutet, dass allein in Westdeutschland weit über 2.000 Kinder mit Fehlbildungen zur Welt kamen (Marquardt 1994).

16 Ich danke Prof. Dr. W. Holzgreve, Leiter des Universitätsklinikums Freiburg, für seine fachkundigen Kommentare zu diesen Zusammenhängen. Unter anderem erwähnte er, dass aufgrund der Brisanz der Thematik damals sogar Detektive auf Lenz angesetzt worden seien.

Was sich jedoch im Nachhinein rekonstruieren lässt, ist der Widerstand, gegen den die damaligen Wissenschaftler angehen mussten, um davon zu überzeugen, dass Medikamente, die in der Schwangerschaft eigenommen werden, schädlich für den Fetus sein können.

Seit diesen Ereignissen wird in der medizinischen und medizinhistorischen Forschung diskutiert, inwieweit die Auswirkungen von Thalidomid vorhersehbar waren und welche Konsequenzen aus dem Skandal zu ziehen seien. So wird gefragt, ob die Firma Grünenthal nicht durch gründlichere Vorstudien das Gefahrenpotenzial hätte erkennen können, oder ob es ein Versagen auf der rechtlichen Ebene gegeben habe, Arzneimittelzulassung besser zu regeln. Wilson stellt grundsätzlich in Frage, ob es überhaupt *angebracht* sei, für die Tragödie das Fehlen von Forschungsleitlinien oder die damaligen Arzneimittelhersteller zur Verantwortung zu ziehen. Er folgert:

»*A catastrophe of considerable magnitude may sometimes be required to bring human attention and effort effectively to focus on what in retrospect appears to have been an obvious problem* […]. *To say that thalidomide was a ›blessing in disguise‹ is both calloused and simplistic, but to say it and similar catastrophes can always be predicted is unrealistic.*« (Wilson 1979: 210).

Die Frage, ob die Tragödie nicht hätte verhindert werden können, wenn Arzneimittelhersteller zuvor der Bedeutung der Teratologie breitere Aufmerksamkeit geschenkt hätten, ist auch heute noch aktuell. Die Medizinhistorikerin Dally unterstreicht, dass neue Erkenntnisse beispielsweise über das Rubellavirus oder das fetale Alkoholsyndrom zwar existierten, diese aber damals von Ärzten und Wissenschaftlern mehrheitlich ignoriert wurden. Sie weist auf die Isolation der Teratologen hin, deren Informationen für diesen Forschungszweig in Bezug auf menschliche Wesen wenig von Belang waren und ein breiteres Spektrum von praktizierenden Ärzten überhaupt nicht erreichte (Dally 1998). Kirk stellt in einer detaillierten Studie über den »Contergan-Fall« heraus, dass zumindest von der Seite der Arzneimittelhersteller sehr wohl bereits erwartet werden konnte, das teratogene Potenzial von Medikamenten zu prüfen, da es genügend Hinweise unter Fachleuten darauf gab, dass Medikamente teratogen wirken könnten (Kirk 1999).

Auch wenn Fachleute oder Arzneimittelhersteller schon seit einigen Jahren mehr oder weniger vereinzelt von der Schädlichkeit von Substanzen auf den Fetus gewusst haben, so steht fest, dass erst im Zusammenhang mit dem Thalidomidskandal das Wissen um das reale Gefahrenpotenzial von Medikamenten mit massiver Kraft in die Öffentlichkeit gelangte. Zuvor war kein ausreichendes öffentliches Problembewusstsein vorhanden, das besondere

Handlungen oder Regelungen eingefordert hätte. Der Vorsitzende der Arzneimittelkommission der Deutschen Ärzteschaft urteilt rückblickend:

»1961 änderte sich alles: Deutschland und die Welt erkannten in einem heilsamen Schock, dass neue Arzneimittel nicht nur Fortschritt darstellen, sondern, dass sie enorme, häufig zunächst unerkannte Gefahrenpotenziale in sich bergen können. Hinter diese Erkenntnis können wir nie wieder zurück – es war der Sündenfall eines naiv-sorglosen Umgangs mit Arzneimitteln.« (Müller-Oerlinghausen 2005: 33).

Auch Wilson unterteilt die Wahrnehmung des Gefahrenpotenzials von Arzneimitteln regelrecht in ein »Vorher« und »Nachher«, indem er beschreibt, dass die Welt sich auf einmal bewusst wurde, dass der Fetus nicht abgetrennt in einem undurchdringbaren mütterlichen Körper vor Schaden geschützt ist: »*Then came the thalidomide catastrophe – and suddenly the world was aware that the human embryo was not sequestered in an impervious maternal body where it was shielded from all but genetic harm*« (Wilson, 1979: 205).
Das Konzept, während der Schwangerschaft gegenüber allen äußeren Einflüssen vorsichtig sein zu müssen und damit auch eine Medikamenteneinnahme möglichst zu vermeiden, ist also erst seit Contergan® in Wissenschaft und Öffentlichkeit fest verankert. Wie sich das Mutter-Fetus-Verhältnis unter anderem dadurch gestaltete und veränderte, wird später noch genauer erläutert (s. 1.3.). Dass die geschilderten Ereignisse auch heute noch als Wendepunkt hinsichtlich der Aufmerksamkeit bezüglich teratogener Einflüsse auf Feten angesehen werden können, wird an zahllosen Hinweisen und Anspielungen auf Thalidomid deutlich, die seither Berichte über die Medikamentenversorgung schwangerer Frauen begleiten. Mit Recht wird man daher die Veränderungen im medizinischen Verhalten nach dem Thalidomidskandal als einen Paradigmenwechsel bezeichnen können. Der nachfolgend beschriebene Wandel im Arzneimittelrecht ging damit einher.

Der Thalidomidskandal hatte weitreichende Veränderungen in der gesellschaftlichen Wahrnehmung schwangerer Frauen, ihres Verhaltens und des ihnen gebührenden Schutzes zur Folge. Auch auf gesetzlicher Ebene schlug sich der Einfluss der Veränderungen nieder. Bereits seit 1938 regelte der *Food, Drug & Cosmetics Act* der FDA die Sicherheit im Umgang mit Medikamenten. Die 1962 von US-Präsident Kennedy implementierten »Kefauver-Harris Amendments«[17], erweiterten den FDC Act von 1938. Sie gelten als Antwort auf den Thalidomidskandal und auf immer lauter werdende Kritik bezüglich der (Nicht-)Einhaltung ethischer Grundsätze bei medizi-

17 Zu einer ausführlichen Darstellung der Entstehung der Kefauver-Harris Amendments, s. Kirk 1999: 200–203.

nischer Forschung am Menschen (vgl. Beecher 1966). Arzneimittelhersteller waren seit dieser Gesetzeserweiterung in den USA strenger dazu angehalten, die Effizienz und die Sicherheit eines Medikamentes zu prüfen, bevor es dem Markt zugänglich gemacht wurde. Das Gesetz wurde retrospektiv auf alle Medikamente übertragen, die seit dem FDC Act von 1938 in den Handel gekommen waren (FDA 2009a).

In den Jahren 1963 bis 1965 veranstaltete die FDA in den USA eine Reihe informeller Diskussionsrunden zur spezifischen Thematik der Sicherheit von Medikamenten in der Schwangerschaft (Tuchmann-Duplessis 1972), deren Ergebnisse 1966 in die *Guidelines for Reproduction Studies for Safety Evaluation of Drugs for Human Use* einflossen. Seit 1975 klassifiziert die FDA Medikamente in Gruppen (A-E und X) zur Einschätzung ihres unterschiedlichen Risikos bei einer Einnahme in der Schwangerschaft.[18] Diese Form der Klassifikation geriet in den letzten Jahren zunehmend in die Kritik, weil die Kategorisierung mit Buchstaben als wenig aussagekräftig erscheint (vgl. Koren u.a. 1998; Thürmann/Steioff 2001). Daher überarbeitet die FDA derzeit die Kategorisierung, um dann mit beschreibenden Worten anstatt klassifizierenden Buchstaben eine angemessenere Risikoeinschätzung vorzunehmen (AHRQ 2004).

Deutschland dagegen war bis 1961 für Arzneimittelhersteller und -vermarkter ein nahezu gesetzesfreier Raum. Zu diesem Zeitpunkt war die chemische und pharmazeutische Industrie bereits in beträchtlichem Umfang gewachsen. Dringende Appelle von der deutschen Ärztekommission für ein Arzneimittelgesetz hatten wenig Konsequenz. Erst durch die sich anbahnende Contergan-Katastrophe trat dann am 1. August 1961 eine erste Fassung des deutschen Arzneimittelgesetzes (AMG) in Kraft. Eine generelle Rezeptpflicht für alle neuen Medikamente oder die Nachweispflicht einer klinischen Studie vor der Zulassung wurden darin jedoch noch nicht eingeführt (Müller-Oerlinghausen 2005).

Erst im Jahre 1976 wurde das – noch heute in leichter Modifikation gültige – neue AMG verfasst und trat 1978 in Kraft. Voraussetzung für die behördliche *Zulassung* eines Medikamentes ist seitdem die Durchführung einer klinischen Studie in den Phasen I-III[19]. Des Weiteren ist eine detaillierte Packungsbeilage Pflicht, in der unter anderem Anwendungsgebiete, Nebenwirkungen, Kontraindikationen sowie Ergebnisse aus klinischen Studien aufgeführt sein müssen (BMG 2005). Der Paradigmenwechsel im Risikobe-

18 Zur Erläuterung der Kategorien s.S. 17.

19 Zur Erläuterung der Studienphasen siehe Anhang, S. 229.

wusstsein angesichts einer Medikamenteneinnahme hat also allmählich zu einer Anpassung der gesetzlichen Regelungen geführt. Die Firma Grünenthal beschreibt auf ihrer Homepage die Entwicklung wie folgt: Das Arzneimittelgesetz von 1978 wurde auf Grund seiner umfassenden Reform als »die herausragende gesellschaftliche Konsequenz der Contergan-Katastrophe« bezeichnet (Grünenthal 2009).

Aufgrund der Erfahrungen mit Contergan® setzte sich in der medizinischen Praxis eine starke Zurückhaltung bei der Medikamentengabe während der Schwangerschaft durch. Zusätzlich zu den Erkenntnissen durch Thalidomid trug auch die zu Beginn der 1970er Jahre entdeckte Korrelation zwischen der Einnahme von Diethylstilbestrol während der Schwangerschaft und Vagina/Zervix-Adenokarzinom bei den Nachkommen zur Dringlichkeit eines restriktiven Umgangs mit Medikamenten in der Schwangerschaft bei (Herbst/Scully 1970; Herbst u.a. 1971).[20] Allerdings führte die Erkenntnis, dass Arzneimittel für ungeborene Kinder schädlich sein können nicht dazu, dass die Medikamenteneinnahme in der Schwangerschaft systematisch erforscht wurde. Stattdessen sind seit der Einführung der Pflicht, Medikamente vor der Zulassung einer Prüfung zu unterziehen, schwangere Frauen zumeist pauschal aus Medikamentenstudien ausgeschlossen, um den – nichteinwilligungsfähigen – Fetus nicht zu gefährden. Auch fertile Frauen werden häufig ausgeschlossen, um Risiken bei einer unerkannten Schwangerschaft oder für eine während einer Studie eintretenden Schwangerschaft zu minimieren. Teilweise wurde die Forderung, schwangere Frauen möglichst *nicht* in klinische Studien einzubeziehen, auch in Leitlinien und Gesetzen verankert. So waren etwa laut Leitlinie der FDA von 1977 *General Considerations for the Clinical Evaluation of Drugs* schwangere und fertile Frauen aus Phase I-Studien ausgeschlossen (FDA 1977). An Phase II- oder Phase III-Studien sollten fertile Frauen nur nach besonderen Vorstudien teilnehmen dürfen. Bedingung für eine Teilnahme war einerseits ein Schwangerschaftstest, um das nicht-Vorliegen einer Schwangerschaft zu bestätigen und andererseits die sichere Kontrazeption während der Studie. Zeitgleich gewannen forschungsethische Überlegungen an Gewicht (s. S. 22). Forschung an Nicht-Einwilli-

20 Seit den 1940er Jahren war das Präparat bei schwangeren Frauen zur Verhütung von Schwangerschaftskomplikationen eingesetzt worden. Bereits 1953 wurde eine klinische Studie an 2.000 schwangeren Frauen durchgeführt, die die Unwirksamkeit des Medikamentes nachwies, was jedoch eine Weiterverordnung des Arzneimittels nicht verhinderte (Dieckmann u.a. 1953). Dieses Beispiel illustriert zusätzlich die vor Thalidomid herrschende Unwissenheit und Sorglosigkeit im Umgang mit Arzneimitteln in der Schwangerschaft.

gungsfähigen oder an Menschen, die potenzielle Opfer von Missbrauch werden könnten, war teilweise gar nicht oder nur unter restriktiven Bedingungen zulässig. Schwangere Frauen wurden fortan in einer Reihe mit Gefangenen, Kindern oder psychiatrisch Erkrankten genannt, wenn es um Schutzmaßnahmen vor potenziellen Schädigungen durch klinische Studien ging.

Die Ereignisse im Zusammenhang mit der Einnahme des Sedativums Contergan® haben, wie gezeigt wurde, bis heute anhaltende Auswirkungen auf Therapie und Forschung in der Schwangerschaft. Auf tragische, in dieser Tragweite einzigartige Weise wurde damals für die Forschenden wie auch für die breite Öffentlichkeit deutlich, welchen Einfluss Medikamente während der Schwangerschaft auf den Fetus haben können.

1.2.2. Das therapeutische Dilemma seit Thalidomid

Erst seit den Thalidomid-Ereignissen wird die medikamentöse Versorgung von schwangeren Frauen auf breiter fachlicher und öffentlicher Basis als Problem anerkannt. Das bestehende Dilemma ist ein circulus vitiosus: Schwangere und vielfach auch fertile Frauen sind seit Thalidomid aus klinischen Studien weitestgehend ausgeschlossen, so dass es wenig Daten zur Therapie in der Schwangerschaft gibt. Es kommt jedoch häufig zu therapiewürdigen Situationen in der Schwangerschaft. Da Medikamente aber potenziell teratogen sind und es überdies keine Studiendaten dazu gibt, werden sie nur äußerst restriktiv eingesetzt. Die medikamentöse Behandlung in der Schwangerschaft ist daher schwierig. Da es ohne einen Einschluss schwangerer Frauen in klinische Studien keine Daten geben wird, ist ein Durchbrechen dieses Kreislaufes nicht in Sicht.

Aufgrund dieses Dilemmas entwickelte sich eine umfassende Diskussion um die praktische Vorgehensweise bei der Medikamentengabe in der Schwangerschaft. Im Mittelpunkt stand und steht dabei die Sorge um den Fetus.

Der enge Zusammenhang zwischen dem Verhalten der schwangeren Frau und der unmittelbaren Auswirkung auf ihr Ungeborenes war durch die Erkenntnisse nach dem Contergan-Fall plötzlich und nachdrücklich ins öffentliche Bewusstsein gerückt. Ärzteschaft und Verbraucherinnen wurden dazu angehalten, so vorsichtig wie möglich zu entscheiden und zu handeln. Da die neuen Regelungen wie die des AMG die Nennung möglicher Risiken für schwangere Frauen in den Packungsbeilagen verlangten, führten haftungsrechtliche Gründe häufig dazu, von der Medikamenteneinnahme in der Schwangerschaft abzuraten. Die Möglichkeiten, klinische Studien an schwangeren Frauen durchzuführen, waren begrenzt, und die bestehenden Möglichkeiten wurden nicht ausgeschöpft. Fachleute bemühen sich daher, das vorhandene Wissen zu bündeln und in individuellen Behandlungskontexten gewonnene Angaben zur Teratogenität von Medikamenten zu machen, weisen gleichzeitig jedoch auf die qualitative und quantitative Begrenztheit solcher Erkenntnisse hin, da sie meist auf Einzelfallbeobachtungen beruhen. Eine Vielzahl von Publikationen zu diesem Thema ist seitdem erschienen. In der folgenden schlaglichtartigen Zusammenstellung von Meilensteinen in der Arzneimittelversorgung schwangerer Frauen wird die Entwicklung anhand exemplarischer Übersichtsartikel chronologisch aufgeführt. Es wird dabei deutlich, dass sich die Gründe und Auswirkungen des »therapeutischen Dilemmas« der Arzneimittelgabe in der Schwangerschaft über die Zeit entscheidend verändert haben.

Kurz nach den Erfahrungen mit Thalidomid wurde es zum gesetzlich etablierten Standard, Medikamente vor der Zulassung zu prüfen und in Packungsbeilagen auf Risiken und Nebenwirkungen hinzuweisen. Schon bald wurde jedoch das daraus resultierende therapeutische Dilemma in der Schwangerschaft deutlich, so dass die pharmazeutische Industrie den (haftungs-)sichersten Weg vorzog und bei den meisten Medikamenten grundsätzlich von einer Einnahme in der Schwangerschaft abriet. 1969 wurde von dem Münchner Gynäkologen Müller der damalige Stand zur sehr restriktiven Arzneimittelgabe in der Schwangerschaft folgendermaßen beschrieben:

> »Aktuell geworden ist dies Thema insofern, als seit der »Thalidomid-Ära« die pharmazeutische Industrie neue Pharmaka einer intensiven Vorprüfung auch in der Schwangerschaft unterzieht, um schädigende Einwirkungen auf die embryonale und fötale Entwicklung zu erkennen beziehungsweise auszuschließen, bevor das Arzneimittel zur klinischen Prüfung gelangt. Selbst wenn im Tierversuch und der Klinikkontrolle keine schädigenden Auswirkungen auf die Frucht beobachtet worden sind, ist die pharmazeutische Industrie zum großen Teil dazu übergegangen, in dem Packungszettel den Vermerk anzubringen: möglichst nicht im 1. Trimenon der Gravidität oder nur unter strenger ärztlicher Kontrolle.« (Müller 1969: 1687)

Müller folgerte, da der damalige Kenntnisstand zu Arzneimitteltherapien in der Schwangerschaft meist auf beobachteten Zufallsbefunden mit geringer statistischer Signifikanz beruhte, sei eine sorgfältige Aufklärung hinsichtlich Kontrazeption bei der Verschreibung von Medikamenten für Frauen und größte Sorgfalt bei der Medikation Schwangerer sinnvoll. Als mögliche Option bei einer dennoch notwendigen Einnahme von riskanten Pharmaka sei ein Schwangerschaftsabbruch zu erwägen. Da schwangere Frauen jedoch ebenso wie andere Bevölkerungsgruppen erkrankten, war eine Medikamenteneinnahme häufig unumgänglich. Doch anstatt zu fordern, die Medikamente auch in der Schwangerschaft zu prüfen, wurde die häufige Medikation schwangerer Frauen kritisiert und zu weiterer Restriktion gemahnt. So kritisierte etwa Scott, ein Mitglied des irischen *National Drugs Advisory Board*, den geringen Fortschritt im Wissen um die Effekte der Arzneimittel auf den Fetus (Scott 1974). Er bemängelte dabei auch die ausgiebige Medikation schwangerer Frauen – trotz der geringen Kenntnisse über Auswirkung der Arznei auf den Fetus und über die Funktion der Plazenta. Sein Fokus lag dabei auf der Erforschung von Medikamenteneinflüssen auf Fetus und Plazenta. Er betont – fälschlicherweise, wie heute bekannt ist –: »*So far there is no evidence that the pregnant woman handles or metabolizes drugs in any way significantly differently from that of the non-pregnant woman. The present discussion is, therefore, concerned with the placenta and the foetus*« (ebd.: 123). In seinen Ratschlägen zur optimalen Behandlung schwangerer Frauen hob er die Dringlichkeit des weiterhin restriktiven Vorgehens hervor, schwangeren Frauen keine neueren Medikamente zu verabreichen – außer in dringenden Notfällen. Er hielt öffentliche Aufklärung über die potenzielle Gefährlichkeit von Pharmaka für unabdingbar und betonte dabei, dass vor allem Frauen die Gefahr für ihren Fetus verstehen müssten. Der Akzent seiner Ausführungen lag also auf der Kritik einer noch immer zu ausgiebigen Medikation schwangerer Frauen und dem Appell, restriktiv bei einer Verschreibung oder Einnahme vorzugehen und dafür alle Maßnahmen der öffentlichen Aufklärung zu verstärken. Zehn Jahre später wurde noch immer auf ähnliche Weise argumentiert. Abermals wurde das Problem der Vielzahl an Arzneimittelverschreibungen beschrieben, die trotz der geringen Erkenntnisse durch Studien und trotz der Angst der Schwangeren vor jeglicher Medikation verschrieben wurden. Noch immer berufe sich das Wissen um Teratogenität einzelner Substanzen meist auf anekdotische Fallberichte, gute und fundierte Studien seien rar. Die einzig sichere Handlungsoption sei daher nur die größtmögliche Zurückhaltung in der Medikamentengabe und die Verschreibung der geringstmöglichen Dosis (Murphy 1984; Kasilo u.a. 1988).

Im Laufe der Jahre trat ein Wandel im Problembewusstsein ein, da die Veränderungen des weiblichen Metabolismus während der Schwangerschaft immer deutlicher erkannt und gründlicher untersucht wurden. Es stellte sich im Gegensatz zu früheren Annahmen heraus, dass der Organismus einer schwangeren Frau Medikamente anders metabolisiert als nicht-schwangere Frauen. Die Veränderungen des Metabolismus zeigten sich besonders in erhöhten Flüssigkeitsvolumina und veränderten Verteilungsräumen im Körper, in der Aktivierung mütterlicher Enzyme und Hormone, der Veränderung von Serumproteinen sowie einer um 70 bis 100 Prozent erhöhten Durchblutung und Filtrationsleistung der Niere, woraus wiederum eine veränderte Pharmakokinetik und -dynamik resultiert (Estler 1995; Garland 1998; Paulus 1999; Thürmann/Steioff 2001; Schaefer 2006: 11). Noch immer wurde betont, dass zu viele Medikamente verschrieben und eingenommen würden, obwohl doch bekannt sei, dass sie schädlich wirken könnten. Das Problem, dass es häufig in der Schwangerschaft *trotz* fehlender Daten keine andere Wahl gab, als therapiewürdige oder -pflichtige Situationen medikamentös zu behandeln, wurde nicht thematisiert. So unterstrich der deutsche Pharmakologe Estler, die Kinetiken der meisten Arzneimittel seien aus nahe liegenden Gründen in der Schwangerschaft nicht näher untersucht. Er betonte, dass weiterhin die Notwendigkeit einer restriktiven Gabe von Arzneimitteln bestünde und wies auf die andauernde problematische Verschreibungspraxis hin. Studien zur Frage, wie viele Frauen in der Schwangerschaft Medikamente einnehmen, zeigten trotz ungeminderter Mahnung zur Vorsicht eine übermäßige Arzneimitteleinnahme. 75 bis 80 Prozent aller Schwangeren nähmen Medikamente wie Laxantien, weibliche Sexualhormone, Antiemetika und Analgetika ein, auch häufig ohne ärztliche Anweisung und zudem im ersten Trimenon, welches die Phase ist, in der der Embryo besonders vulnerabel ist. So kam Estler zu der Schlussfolgerung, dass bei der Arzneimitteltherapie während der Schwangerschaft folgende Aspekte besonders relevant seien: Vor Verordnung jeder Medikation bei Frauen im gebärfähigen Alter müsse nach einer Frühschwangerschaft gefragt werden, und bei langfristiger Medikation sei die Kontrazeption zu empfehlen. Es müsse vor einer Selbstmedikation gewarnt werden. Falls doch innerhalb strenger Indikationsstellung ein Medikament notwendig sei, solle vorzugsweise auf alt bewährte und in ihrem Risiko bekannte, statt auf neue Medikamente zurückgegriffen werden (Estler 1995).

In den letzten Jahren hat sich die Einschätzung des Problems der Medikation in der Schwangerschaft, nämlich dass Medikamente den Fetus schädigen, es keine klinischen Daten dazu gibt, aber dennoch eine übermässige Arzneimitteleinnahme zu verzeichnen sei, erneut verändert. Im Gegensatz zu den zuvor dringlichen Mahnungen nach einer noch immer unzureichend umgesetzten restriktiven Verschreibungspraxis wurde eben dies als übervorsichtige Zurückhaltung kritisiert. Der Grund dafür, Medikamente mit dem Hinweis zu versehen, in der Schwangerschaft nicht zugelassen zu sein, liege nicht etwa an einer nachgewiesenen Teratogenität, sondern daran, dass die Medikamente nie an schwangeren Frauen getestet wurden. Damit seien juristische Erwägungen zur Vermeidung von Haftungsverpflichtungen zumeist der Grund für die warnenden Formulierungen in den Packungsbeilagen. Viele Frauen verstünden die Hinweise in den Packungsbeilagen jedoch so, dass ein Medikament für den Fetus schädlich sei – obwohl gar keine validen Daten für einen solchen Hinweis vorlägen. Stelle sich im Nachhinein, also, wenn das Medikament bereits eingenommen wurde, eine Schwangerschaft heraus, seien die Frauen verständlicherweise in größter Besorgnis um das Wohl des Fetus, was in manchen Fällen sogar zu einem – prinzipiell vermeidbarem – Schwangerschaftsabbruch führe (Paulus 1999).

Ähnlich argumentierte eine Gruppe kanadischer Wissenschaftler. Sie warnte im Jahre 1998 nicht nur vor dem Risiko der fetalen Missbildungen, sondern zusätzlich vor dem *Risiko der Fehlinformation* und der dadurch verursachten unangemessen verstärkten Besorgnis. Dieses Gefühl der Sorge könne zur Unterlassung notwendiger Therapien oder sogar zu schlecht motivierten Schwangerschaftsabbrüchen führen (Koren u.a. 1998). Die Forscher befragten schwangere Frauen, die eine erwiesenermaßen *nicht-teratogene* Substanz eingenommen hatten, wie hoch sie das Risiko für fetale Missbildungen bei einer Einnahme des Medikamentes einschätzten. Die Frauen vermuteten, dass durch die Einnahme des Medikamentes das Risiko für schwere fetale Missbildungen bei durchschnittlich 25 Prozent läge. Daraufhin wurde ein zweites Kollektiv von Frauen bei einer Medikamenteneinnahme sorgfältig über die Risikobewertung des Medikamentes aufgeklärt. In der anschließenden Befragung wurde das teratogene Risiko weit geringer – und damit realistischer – eingeschätzt und zahlreiche Schwangerschaftsabbrüche wurden auf diese Weise verhindert.

Die Autoren diskutierten in ihren Ausführungen auch die Möglichkeit von Studien an schwangeren Frauen. Sie hoben zwar hervor, dass neu zugelassene Medikamente möglicherweise spezifischer wirken und geringere Nebenwirkungen haben könnten, dennoch sei die Verabreichung von bekannten und durch Kohortenstudien oder Metaanalysen bewährten Medikamenten grundsätzlich vorzuziehen. Bemerkenswerterweise wurde die Möglichkeit nicht erwähnt, die *bewährten* Medikamente in randomisierten, klinischen Studien zu prüfen.

Auch der deutsche Reproduktionstoxikologe Paulus merkte an, der Grund für die Kontraindikationen eines Medikamentes in der Schwangerschaft in Beipackzetteln sei häufig lediglich, eine juristisch sichere Position angesichts fehlender Studien mit statistischer Aussagekraft herzustellen (Paulus 1999: 602). Er beurteilte daher die seit der Thalidomidkatastrophe währende, teilweise berechtigte Vorsicht im Umgang mit Medikamenten in der Schwangerschaft häufig als »irrationale Panik« (ebd.: 602). Eine Indikation zum Schwangerschaftsabbruch gebe es nur in den seltensten Fällen, etwa bei der Einnahme von sicher teratogenen Substanzen wie Vitamin-A-Säure-Derivaten, Kumarinderivaten und Zytostatika (ebd.: 606). Des Weiteren kritisierte er den »therapeutischen Nihilismus« (ebd.: 602), wenn dadurch bei Krankheiten wie Epilepsie, Hypertonie oder Asthma bronchiale eine noch größere fetale Gefährdung resultiere.

In einer groß angelegten Fall-Kontrollstudie von 1980 bis 1996 in Ungarn, die 22.865 Frauen einschloss, deren Kinder angeborene Fehlbildungen hatten, und 38.151 Frauen, die gesunde Kinder zur Welt brachten, wurde versucht, die tatsächlichen Auswirkungen von Medikamenten in der Schwangerschaft zu bestimmen. 70 Prozent aller schwangeren Frauen nahmen Medikamente ein, exklusive der Mineral- und Vitaminzusätze. Im Ergebnis wurde festgestellt, dass nur circa ein Prozent aller angeborenen Fehlbildungen sicher auf die Einnahme von Therapeutika in der Gravidität zurückgeführt werden konnte. Dagegen seien 16 Prozent aller Schwangerschaftsabbrüche in den frühen 1980er Jahren auf die Besorgnis nach Medikamenteneinnahme zurückzuführen – eine Indikation, die die Forscher in den meisten Fällen als unbegründet ansahen. Als weiteres Dilemma beschrieben sie den permanenten psychologischen Stress, dem sich eine schwangere Frau bei einer anstehenden Medikamenteneinnahme ausgesetzt fühle. Auch sie argumentierten gegen eine allzu restriktive Verschreibungspraxis. Den herkömmlichen Ratschlag, im ersten Trimenon auf Medikamente zu verzichten, hielten sie für unrealistisch und gefährlich (Czeizel 1999). Seither werden vermehrt Daten erhoben, die illustrieren, dass die Unterlassung einer Therapie gefährlicher sein kann als die Medikation selber. Ein Beispiel dafür liefert Haramburu, der darauf hinweist, dass ein durch Dosisreduktion verursachter epileptischer Anfall bei einer schwangeren Frauen größeren Schaden hervorrufen könne als die Nebenwirkung des Medikaments (Haramburu u.a. 2000: 1704).[21]

21 Auch in der Öffentlichkeit wird diese Entwicklung thematisiert. So hebt beispielsweise eine Pressemeldung der BBC vom Januar 2006 die Problematik der übertriebenen Vor-

Im Bewusstsein des bestehenden circulus vitiosus des therapeutischen Dilemmas in der Schwangerschaft wurde ein Ausweg in der systematisierten Sammlung von Einzelfallberichten gesucht. Arzneimittelinformationssysteme wie die Reproduktionstoxikologischen Beratungsstellen in Roggenburg, Jena, Berlin und Bielefeld, oder ein telefonischer Auskunftsdienst an der Medizinischen Hochschule Hannover sind Beispiele dafür. Ziel dieser Beratungsstellen ist es, mittels statistischer Datensammlungen Hinweise zur Schädlichkeit von Substanzen zu bündeln und anhand dieser Daten Ärzten bei der Wahl zwischen Medikamenten und bei der Dosisfindung Auskunft zu geben (Lumpe u.a. 1998; Küpper 1998; Paulus 1999; Clementi u.a. 2002). Auf europäischer und internationaler Ebene werden große Datenbanken angelegt, die teratologische Informationen sammeln, etwa *Organisation of Teratogen Information Services* (OTIS), *European Network of Teratogen Information Services* (ENTIS) oder *International Clearinghouse for Birth Defects Monitoring Systems*. Auch werden größer angelegte prospektive Kohortenstudien zur systematischen Erfassung von Arzneimittelwirkungen in der Schwangerschaft durchgeführt. So waren 300 Gynäkologen in München beteiligt, für das »PEGASUS Projekt« Arzneimitteldaten während der Schwangerschaft zu liefern (Irl/Hasford 1997).

Seit Ende der 1990er Jahre ist also ein neues Problembewusstsein angesichts des therapeutischen Dilemmas in der Schwangerschaft zu verzeichnen. Es wird zunehmend vor einer übertriebenen Vorsicht bei der Arzneimittelgabe in der Schwangerschaft gewarnt, und Aufklärung zur Vermeidung von Fehlinterpretationen der Packungsbeilagen geleistet. Zweifelsohne ist das Einrichten von reproduktionstoxikologischen Beratungsstellen ein bedeutender und notwendiger Schritt, der zur Verbesserung der medikamentösen Versorgung schwangerer Frauen beiträgt. Die Schwierigkeiten in der Therapie während der Schwangerschaft bestehen jedoch auch weiterhin. Vielfach werden sie immer noch auf die problematischen Erfahrungen mit Thalidomid zurückgeführt. Auch heute noch legt Thalidomid als dramatisches Mahnbeispiel unbedachter Medikamentengabe vielen notwendigen oder zumindest diskussionswürdigen Handlungsoptionen einen Riegel vor. Die pa-

---

sicht des Medikamentengebrauchs in der Schwangerschaft hervor, was beispielsweise bei Schmerzen, Infektionen, Depression, Epilepsie oder erhöhtem Cholesterinspiegel gefährlicher sein könne als die Einnahme eines notwendigen Medikamentes. Das Problem liege in der Formulierung der Arzneimittelinformationen, die von der Industrie seit Thalidomid besonders vorsichtig gehalten werden. Studien an schwangeren Frauen könnten jedoch aus »offensichtlichen Gründen« nicht durchgeführt werden, wird Richard Ley von der British Pharmaceutical Industry zitiert (Triggle, 2006).

radigmatischen Erfahrungen mit Contergan® sind das Argument, schwangere Frauen »selbstverständlich« von einer Teilnahme an Studien auszuschließen. Die übliche Praxis, schwangere Frauen nicht in Arzneimittelstudien einzubeziehen, wurde zumindest in Deutschland kaum in Frage gestellt, ja sogar mit einem Tabu belegt.

Fünfzig Jahre nach dem »Contergan-Fall« ist bekannt, warum Thalidomid teratogen wirkt. Einer der über hundert Metaboliten des Pharmazeutikums unterbindet in einer bestimmten Phase der Schwangerschaft die Blutzufuhr zu den sich entwickelnden Extremitäten. Die Folge sind Zelltod und Veränderungen in der genetischen Expression (Therapontos u.a. 2009)[22]. Das Risiko für arzneimittelinduzierte Fehlbildungen lässt sich heute relativ gut eingrenzen (Schaefer u.a. 2006: 3). Laut Schaefer et al. wurden seit dem Contergan-Skandal keine Medikamente gefunden, die ähnlich teratogen wirken wie Thalidomid. Außerdem habe sich die Zahl der Fehlbildungsraten nicht erkennbar erhöht, obwohl die Anzahl der neuen Arzneimittel in der Schwangerschaft deutlich zugenommen habe. Angesichts dieser Erfahrungen und der Erkenntnisse aus weiter entwickelter Grundlagenforschung – wie etwa über die Teratogenität von Thalidomid –, ist es fraglich, ob durch wohl überlegte und vorsichtige Arzneimittelforschung an schwangeren Frauen Konsequenzen zu befürchten sind, die mit dem Thalidomidbeispiel vergleichbar wären, oder ob solche Konsequenzen zum Beispiel durch gezielte Grundlagenforschung nicht vielmehr verhindert werden könnten.

Bevor auf die Entwicklungen auf dem Gebiet der Arzneimittelforschung bei Frauen und bei schwangeren Frauen eingegangen wird, werden zunächst einige Überlegungen über die feto-maternale Beziehung und den Status des Fetus in einem Exkurs angestellt.

22 Wegen des antiangiogenetischen Effekts sind Thalidomid und strukturverwandte Arzneimittel heute unter strengen Vorsichtsmaßnahmen für die Therapie von bestimmten Krebsformen wieder zugelassen (Rajkumar u.a. 2007; Reeder u.a. 2009).

1.3. Mutter-Kind-Beziehung und Status des Fetus: Neue Perspektiven

Die Erkenntnis, die aus den Erfahrungen mit Contergan® gezogen wurde – dass eine Medikamenteneinnahme die Entwicklung des Ungeborenen schädigen kann – war der Anlass für das gesellschaftlich und medizinisch auf breiter Basis anerkannte neue »Gebot«, den Fetus als schützenswertes Individuum vor jedwedem äußeren Übel zu bewahren.

Damit lässt sich ein Paradigmenwechsel erkennen, der drei Konsequenzen mit sich bringt: zum ersten die bahnbrechenden Veränderungen im Bereich der Arzneimittelversorgung schwangerer Frauen[23], zum zweiten den neu entstandenen Imperativ, den Fetus (zum Beispiel vor schädigenden äußeren Einflüssen) zu schützen, und zum dritten die Betrachtung des Fetus als eigenständiges Individuum.

Diese drei Konsequenzen sind auf das Engste miteinander verknüpft. Der Thalidomidskandal stellt einen »Höhepunkt« dieses Paradigmenwechsels dar, der jedoch von weiteren Entwicklungen flankiert wird. Dabei spielt insbesondere die »Individualisierung des Fetus« eine bedeutende Rolle. Den Fetus als ein eigenständiges Individuum zu verstehen, ist ein neuer Gedanke, der – neben den Konsequenzen aus dem Conterganskandal – eine Reihe von Gründen hat. So ist insbesondere die technische und medizinische Entwicklung zu nennen. Zu Beginn des 20. Jahrhunderts waren die Mütter- und die Kindersterblichkeitsrate bei der Geburt wesentlich höher als heute, und die Medikalisierung und Technisierung der Geburtshilfe war längst nicht so weit fortgeschritten wie heute. Die Zeit der Schwangerschaft war damals eine Zeit des von Intuition geleiteten Wartens und Hoffens. Es gab keine Möglichkeit, in den Mutterleib hineinzublicken, um sich eine Vorstellung von der Entwicklung der Leibesfrucht zu machen und keine Wege, in die Entwicklung des Fetus einzugreifen. Das »Blutstocken« war der erste Hinweis auf eine Schwangerschaft, doch erst die Leibesregungen des Ungeborenen im Bauch der Frau kündigten das Erwarten eines Kindes sicher an.

Der Verlauf einer Schwangerschaft heutzutage unterscheidet sich aufgrund der neuen medizinischen und technischen Diagnose- und Interventionsmöglichkeiten – und aufgrund von Veränderungen des Frauenbildes. Das Mysterium der Schwangerschaft wurde im letzten Jahrhundert insbesondere durch die Visualisierung des intrauterinen Fetus immer weiter »ent-

23 Mit den bahnbrechenden Veränderungen sind die Vermeidung oder Restriktion von Medikation und Ausschluss aus medizinischer Forschung gemeint.

zaubert«. Ganz im Gegensatz zu früheren Zeiten können sich Eltern heute dank Fotographie, Ultraschall und Mikroskopie in ihrer Vorstellung ein genaues Bild von den einzelnen Entwicklungsschritten des Fetus machen. Damit sehen sie den Fetus als ein eigenständiges Individuum, lange bevor das Kind geboren wird. Außerdem kann die Frau sich im Laufe der Schwangerschaft für oder gegen unterschiedliche Testverfahren entscheiden, wie zum Beispiel regelmäßige Ultraschalluntersuchungen, Tripletest, Amnioszentese. Wenn das Kind an einer genetischen Krankheit leidet, besteht die Möglichkeit, diese zu diagnostizieren und gegebenenfalls die Schwangerschaft vorzeitig abzubrechen. Durch die in-vitro-Fertilisation wird es auch solchen Paaren ermöglicht, ihren Kinderwunsch zu erfüllen, die auf natürlichem Wege kein Kind zeugen können. Hiermit kann die Entstehung eines Kindes als Resultat intentionalen Planhandels erscheinen.

Die realgetreue Visualisierung des Fetus wurde in den 1960er Jahren ermöglicht, als Lennart Nilsson mit der Veröffentlichung seiner damals sensationellen Fotografien den Blick auf den Fetus lenkte (Nilsson 1965). Erstmalig gab es eine bildhafte Vorstellung des intrauterinen Lebens. Seit 1979 gehörte dann die Ultraschalluntersuchung zumindest in den Industrieländern zur Routine der Schwangerschaftsvorsorge. Mittlerweile lässt sich per Sonographie ein präzises dreidimensionales Bild des Fetus erstellen. Die Visualisierung ist bis auf die mikroskopische Ebene möglich, zum Beispiel werden zur Klärung der Frage nach dem Zeitpunkt des Beginns menschlichen Lebens mikroskopische Bilder von befruchteten Eizellen analysiert (Kurjak 2003). Aufgrund dieser neuen Entwicklungen untersuchen aktuelle Studien den Zusammenhang zwischen der emotionalen Bindung zwischen Mutter und Fetus und der Genauigkeit der Darstellung des ungeborenen Kindes. So wurde beispielsweise erhoben, ob im Vergleich zu 2-dimensionalen Ultraschallbildern die Bindung zwischen Mutter und Fetus durch 3- oder 4-dimensionale Bilder stärker gefestigt werden kann (Ji u.a. 2005; Righetti u.a. 2005).

Mit den neuen Techniken wurde der Fetus also aus einer neuen Perspektive betrachtet: Der Fetus wurde zu einem eigenständigen Individuum, das scheinbar unabhängig von der Mutter existiert (vgl. Meredith 2005: 2). Eine Einheit ist damit zu einer Dualität geworden, die nicht mehr unbedingt im Zusammenhang verstanden wird (van Dis 2003; Stormer 2003). Mit dieser öffentlichen Erschließung des Uterus wurde der Fetus als ein neuer Patient angesehen. Für die ärztliche Behandlung könne diese Konstellation jedoch, wie Flagler und Baylis ausführen, zu Konflikten führen: »*Thus, some physicians see themselves as having responsibility for 2 »patients« in 1 body. It is extraordinarily difficult for a physician to stand by while a fetus dies or becomes irreparably harmed when an intervention might prevent this result.*« (Flagler u.a. 1997: 1731–32).

Der geschilderte Perspektivenwechsel durch die technisch ermöglichte »öffentliche Erschließung« wurde insbesondere aus feministischer Perspektive nicht kritiklos akzeptiert. So könne es bei der Abkoppelung des Fetus von der Mutter in Vergessenheit geraten, dass dieses Wesen – normalerweise dem Auge verborgen – nur im Mutterleib und mit dem Mutterleib verbunden existieren kann. In kritischer Absicht gegenüber der konzeptuellen Individualisierung des Fetus stellt Wiesemann heraus, Nilsson habe »größten Einfluss darauf gehabt, mit ein paar Kunstgriffen in unseren Köpfen die Vorstellung von einem eigenständigen Individuum zu erzeugen« (Wiesemann 2006:77). Die Bioethikerin weist pointiert darauf hin, dass die Bilder Nilssons gestellt sind (ebd.:78). Mit Hilfe von toten Feten zeige der Fotograf eine vermeintliche und illusorische Eigenständigkeit und Individualität des ungeborenen Kindes. Die Wirklichkeit, nämlich die enge Verbundenheit und leibliche Nähe des lebendigen Fetus mit der Mutter, das Eingeschlossensein in ihrem warmen Inneren sei so keineswegs darstellbar. Dass Nilsson als Wissenschaftsfotograph bezeichnet wird, hält sie für fatal angesichts seiner künstlichen Inszenierungen, die auf Kosten der Wirklichkeit gehen (ebd.: 78–79). Aus der Individualisierung des Fetus und der damit einhergehenden Trennung von Mutter und Fetus folge eine nie zuvor da gewesene Anonymisierung des »mütterlichen Umfeldes«. Der Stellenwert von Intuitionen und subjektiven Empfindungen der Mütter verliere dabei an Gewicht, Testergebnisse würden vorbehaltlos als Wahrheit akzeptiert, als »Produkt« der Schwangerschaft werde ein möglichst fehlerfreies Wesen erwartet (Schindele 1990).

Die Historikerin Duden beschreibt die Entwicklung der fetalen Untersuchung vom Stethoskop über Röntgenstrahlen hin zum Ultraschallgerät folgendermaßen: Der »körperliche Innenraum der Frau [wird] besetzt und einem öffentlichen, nicht geschlechtsgebundenen Blick freigegeben« (Duden 1994). Der Fetus sei heute ein künstliches Produkt, die Schwangere werde dabei zum uterinen Umfeld reduziert. Wo früher die kindliche Leibesbewegung die Schwangerschaft sicher anzeigte, trete heute ein chemischer Test an die Stelle des subjektiven Erlebens. Sicherheit und der Versuch, Leben zu planen und zu verbessern sowie die Angst um Besitz bestimmten das Lebensgefühl der werdenden Mutter und nicht mehr Sinnlichkeit und Freude am Lebendigen der Natur (ebd.: 142).

Auch die Diskussion um die Verwertung von embryonalen Stammzellen als Organ- beziehungsweise Zellspender wird als Ausdruck der Annahme gedeutet, dass der Fetus ein von der Mutter unabhängiges, individualisiertes Wesen sei. Paradoxerweise werde dabei die befruchtete Eizelle auf der einen Seite als Rohstoff bezeichnet, auf der anderen Seite schon »von Beginn an« als selbständiger Patient mit Rechten behandelt, den es unter allen Umständen zu schützen gelte (Schneider 1995).

Ebenfalls auf technische Innovationen wie die Visualisierung des Fetus zurückzuführen ist die wissenschaftliche Untersuchung des »*maternal-fetal-attachment*« (Cannella 2005, Salisbury u.a. 2003). Das erst seit den 1970er Jahren beforschte Phänomen wird durch Änderungen von Verhaltensweisen während der Schwangerschaft – zum Beispiel Streicheln des Bauches, Umstellung auf eine gesündere Ernährung oder Vorbereitung auf die Zeit nach der Geburt – charakterisiert. Auch die individuellen Vorstellungen der Mutter und Zuschreibung von Charaktereigenschaften gegenüber dem Fetus sind Teil des *maternal-fetal-attachment* (Grace 1989; Lerum/LoBiondo-Wood 1989).[24] Beiden Phänomenen gemeinsam – Wahrnehmung des Fetus als »unabhängiges Objekt« und Rohstofflieferant sowie die Wahrnehmung als Gegenüber im *maternal-fetal-attachment* – ist die Betrachtung des Fetus als ein »selbständiges« Wesen.

Der Fetus wurde auch vor den 1970er Jahren als Individuum untersucht. Wie in Kapitel 1.1. beschrieben, nahmen sich die Teratologen bereits im 19. Jahrhundert des Fetus als eines von der Mutter unabhängigen »Forschungsobjektes« an und beschrieben, verglichen und katalogisierten Phänotypen nach der (Tot-)Geburt. Es lassen sich jedoch entscheidende Unterschiede zum heutigen Verständnis erkennen. War früher das Interesse auf die neutrale Beschreibung der Erscheinung des (fehlgebildeten) Fetus *nach* der Geburt gerichtet, werden heute Eigenschaften oder Charakteristika des individuellen Fetus *in utero* oder vor der Implantation *in vitro* diskutiert.

Besonders wenn der Embryo oder die embryonale Stammzelle als Zelllieferant und somit als Hoffnungsträger bei der Krankheitsbekämpfung angesehen wird, entsteht eine Vorstellung vom Fetus als Entität mit einer – äußerst kontrovers diskutierten – eher technischen Funktion. Angesichts der öffentlichen Verfügbarkeit des Embryo beziehungsweise des Fetus ist das

24 Aus früheren Zeiten gibt es kaum wissenschaftliche Untersuchungen dazu, wie sich das Verhältnis von Mutter zu Fetus gestaltete. Vermutet wird, dass die Beziehung vorrangig von der Sorge geprägt war, die Schwangerschaft zu überleben und ein lebensfähiges Kind zur Welt zu bringen (Salisbury u.a. 2003).

Feld eröffnet für ein mögliches Kompetenz- und Zuständigkeitsgerangel verschiedener Interessengruppen, die über den Schutz beziehungsweise die »Freigabe« dieser Entität debattieren. Vor diesem Hintergrund der neuen in vitro Techniken und der embryonalen Stammzellforschung hat sich eine bioethische und philosophische Debatte um den Status des Embryos entwickelt. Die Hauptfrage dabei ist, ob es sich angesichts einer befruchteten Eizelle um einen bloßen Zellhaufen handelt, der für medizinische Forschung nutzbar gemacht werden kann und sollte oder ob es sich hierbei bereits um ein »Würde« tragendes Individuum handelt, das es unter allen Umständen zu schützen gilt. Die vier wichtigsten Argumente gegen die Betrachtung der befruchteten Eizelle als verfügbarer Zellhaufen werden als »SKIP-Argumente« bezeichnet: das Speziesargument, das Kontinuumsargument, das Identitätsargument und das Potenzialitätsargument (Damschen/Schönecker 2003). Auch bezüglich des Fetus in utero/in vivo wird die ethische Frage nach dem Status kontrovers gestellt. Die philosophische und auch juristische Debatte behandelt dabei insbesondere die Frage nach dem Personstatus: Ist der Fetus eine Person, oder zumindest eine »potenzielle Person«, und hat er somit Personenrechte bereits in utero (Mullin 2005; L'Hoste 2004)? Die ungeklärte Frage nach dem Status des Fetus führt in Strafvefahren zu einem pragmatischen Problem. In etlichen Rechtsfällen wurde über eine Strafbarkeit von werdenden Müttern entschieden, wenn sie den Fetus bewusst in Gefahr brachten. Beispielhaft sind Fälle, in denen Drogen konsumierende schwangere Frauen wegen Kindesmisshandlung, illegaler Drogenabgabe an Minderjährige oder Fetusmord/Mord zu Haftstrafen verurteilt wurden (Meyer 1997). Für kontroverse Diskussionen sorgte dann die Frage, ob eine schwangere Frau den gleichen Status wie Eltern geborener Kinder hat, beziehungsweise ob der Fetus den Status eines individuellen Kindes/Person hat und ob die Versorgung über die Nabelschnur mit dem Füttern eines Kindes vergleichbar ist (Harris/Paltrow 2003)?[25]

Die Brisanz der Frage, wie weit der Fetus als eigenständiges Individuum oder als »Person« schutzbedürftig ist und seine Rechte gegen die Rechte der Frau abgewogen werden sollten, zeigt sich vor allem in der Debatte um den Schwangerschaftsabbruch. Als *der* Meilenstein in der Frage nach der Zuständigkeitspflicht des Staates für das Ungeborene ist daher an das Urteil von 1973 im Fall ›*Roe vs. Wade*‹ zu erinnern. In dem historischen und noch im-

25 Zu diesen Fragen ist eine ausführliche Debatte geführt worden. Interessante Beiträge dazu, die unter anderem aus einer Perspektive der *Ethics of Care* argumentieren, liefern etwa Hornstra und Tong (Hornstra 1998; Tong 1999).

mer umstrittenen Urteil wurde erstmalig in den USA »*pro choice*«, also für die autonome Entscheidung der Frau über sich, ihren Körper und ihren Fetus, entschieden und der Schwangerschaftsabbruch als zulässig erklärt (Roe vs. Wade, 410 U.S. 113, 158 (1973)). Grundsätzlich sieht das US-amerikanische Recht also vor, die Entscheidungszuständigkeit über den Fetus allein bei der Frau zu belassen – auch wenn die tatsächliche Umsetzung dieser Regelung noch bemängelt wird (Glantz 2000).

In Hinblick auf die philosophische Debatte um den Status des ungeborenen Kindes im Zusammenhang mit dem Schwangerschaftsabbruch identifiziert L'Hoste zwei extreme Positionen. Zum einen ist dies das Zusprechen des Personen- und Lebensrechtes vom Zeitpunkt der Konzeption an (eine Position, die sie als biologisch-naturphilosophische bezeichnet); zum anderen wird dem Kind erst bei Geburt Personenrecht zugesprochen (sie bezeichnet dies als die utilitaristisch-pragmatische Position, L'Hoste 2004: 108–109). Andere Stimmen weisen darauf hin, dass die Festlegung des Personenstatus lediglich konventionell erfolgen kann, dass also in dieser Frage keine objektive Wahrheit zu finden sei. Callahan und Knight etwa plädieren dafür, den Beginn des Personenstatus an die Geburt zu binden (Callahan/Knight 1992; Callahan/Knight 1993). Sherwin dagegen präsentiert zwei Argumentationslinien, die sich nicht in der Kontroverse zwischen Person oder Nicht-Person erschöpfen. Sie unterscheidet feministische von nicht-feministischen Linien. Erstere setzen die Frau ins Zentrum der Entscheidung, letztere fokussieren auf den moralischen Status des Fetus:

»*The most obvious difference between feminist and non-feminist approaches to abortion can be seen in the relative attention each gives to the interests and experiences of women in its analysis. Feminists consider it self-evident that the pregnant woman is a subject of principal concern in abortion decisions. In most non-feminist accounts, however, not only is she not perceived as central, she is rendered virtually invisible. Non-feminist theorists, whether they support or oppose women's right to choose abortion, focus almost all their attention on the moral status of the developing embryo or the fetus.*« (Sherwin 1998: 375).

Eine Balance zwischen dem Fetus als individuellem Patienten und der Zuständigkeit der schwangeren Frau über seine Belange versuchen Chervenak und McCullough. Sie machen zwar das Konzept des Fetus als individuellem Patienten stark und betonen, dass Forschung und Therapie, die sich seinen Bedürfnissen zuwenden, notwendig sind. Allerdings unterstreichen sie, dass der Fetus einen von der Entscheidung der Mutter *abhängigen* moralischen Status hat. Nur wenn *sie* ihm den Status des Patienten zuspricht, haben Frau und Ärzte die Verantwortung, seine Gesundheit zu schützen oder wenn nötig und möglich wiederherzustellen (Chervenak/Kurjak 1996; Chervenak/McCullough 2007). Dieses Modell gilt jedoch nur, sofern es sich um den *noch nicht* lebensfähigen Fetus handelt. Der *lebensfähige* Fetus ist in jedem Fall als Patient zu betrachten und zu behandeln (Callahan u.a. 2003).

In diesem Kapitel wurde kurz umrissen, welche Veränderungen die technischen Entwicklungen auf die mütterlich-fetale Beziehung hatten und dass eine solche Beziehung erst seit den 1970er Jahren überhaupt in das Interesse von medizinischer und psychologischer Forschung gerückt ist. Es wurde gezeigt, dass dem Fetus heutzutage viel stärker als früher, als noch kein Einblick in den mütterlichen Körper möglich war und als die technische Entwicklung noch nicht weit fortgeschritten war, der Status eines eigenständigen Individuums zugeschrieben wird. Ich habe gezeigt, dass diese Entwicklungen im medizinischen Kontext insbesondere mit dem zuvor beschriebenen Paradigmenwechsel, der durch Contergan® stattgefunden hat, verknüpft sind. Der Fetus ist zu einem schützenswerten Individuum geworden, um das sich die werdende Mutter angesichts schädigender Einflüsse von außen kümmern muss. Darüber hinaus gibt es eine weit über den Einflussbereich der Mutter hinausgehende philosophische und rechtliche Diskussion um die Pflichten und Grenzen der Schutzwürdigkeit des »Individuums Fetus/Embryo«, die sich zum einen aus der Abtreibungsdebatte zum anderen aus der Stammzelldebatte entwickelt hat. In allen Diskussionen um die Individualität des Fetus steht fest, dass er aufgrund seiner Entwicklungsstufe ein Wesen ist, das nicht zu autonomer Selbstbestimmung fähig ist und nicht selber für seine Interessen eintreten kann. Seine Anerkennung als schutzbedürftig und schutzwürdig ist in den Debatten meines Erachtens grundsätzlich unkontrovers und daher als moralisch geboten zu bezeichnen. Dabei stellt sich jedoch die Frage, wer für diesen Schutz und für ihn betreffende Entscheidungen *zuständig* ist. Es macht einen entscheidenden – auch moralischen – Unterschied, ob es die Frau selber ist, die wie über einen eigenen Körperteil entscheidet, oder ob der Fetus unter dem Schutz externer Instanzen stehen soll. Außerdem stellt sich im Anschluss an die feministisch orientierte Kritik die Frage, inwieweit der Fetus überhaupt als *individualisiertes, also von der Mutter losgelöstes Subjekt* bezeichnet werden kann und sollte. Diese Fragen – nach der »Zuständigkeit« über den nicht-selbstbestimmten Fetus und inwieweit er überhaupt als individualisiertes Subjekt zu charakterisieren ist – werden im Rahmen dieser Arbeit sowohl in den Interviews als auch in der medizinethischen Diskussion zum Abschluss wieder aufgegriffen.

1.4. Frauen als Probandinnen in Arzneimittelstudien

Wie bereits dargestellt, hat – trotz weiter bestehenden therapeutischen Dilemmas der Arzneimittelversorgung in der Schwangerschaft – zumindest in Deutschland bisher keine breitere Debatte über einen Einschluss schwangerer Frauen in klinische Studien stattgefunden. Vor allem im US-amerikanischen Sprachraum wird jedoch bereits seit einigen Jahren über das Problem des Ausschlusses schwangerer Frauen aus klinischen Studien, die problematischen Konsequenzen der eingeschränkten Behandlungsmöglichkeiten und über mögliche Lösungen diskutiert.

Die Auslöser für die Debatte um einen Einschluss schwangerer Frauen in klinische Studien sind vielfältig. Ein Ursprung liegt in der Diskussion um den Einschluss von *fertilen Frauen* in Arzneimittelstudien. Als ein Auslöser dieser Diskussion wiederum ist die Emanzipationsbewegung insgesamt zu nennen, die sich für Chancengleichheit der Geschlechter einsetzt. Gleichstellungsorientierte Strategien oder »Gender Mainstreaming« erfahren neuerdings auch auf internationaler politischer Ebene Unterstützung und damit entstehen verbesserte Möglichkeiten ihrer institutionellen Verankerung.[26] In diesem Zusammenhang wurde die Erforschung bestimmter geschlechter- oder frauenspezifischer Belange deutlich stärker berücksichtigt als zuvor und auch die institutionelle Umsetzung gefördert. Damit wuchs die Sensibilität für frauenspezifische medizinische Fragen. Mit ihr verstärkte sich die Vermutung, dass manche Krankheiten im weiblichen Körper einen anderen Verlauf nehmen als im männlichen, und dass die Therapie andere Dosen erfordert oder Arzneien unterschiedliche Nebenwirkungen hervorrufen. Bis zu Beginn der 1990er Jahre waren Frauen jedoch – wie bereits in Kapitel 1.2.1. erwähnt – aus klinischen Studien weitgehend ausgeschlossen. Wenige Jahre später wurde diese Strategie schrittweise überdacht und mit der Zeit zumindest vom theoretischen Anspruch her vollständig aufgegeben. Die geschlechtsspezifische Forschung ist zwar noch immer nicht Standard, und es wird noch Jahre der Forschung und des Engagements dauern, bis umfassende Ergebnisse zur frauenspezifischen Diagnostik und Therapie vorliegen, aber es sind

26 Der Europarat hat 1998 diese gleichstellungspolitische Strategie wie folgt definiert: »Gender Mainstreaming besteht in der (Re-)Organisation, Verbesserung, Entwicklung und Evaluierung politischer Gestaltungsprozesse mit dem Ziel, dass die daran beteiligten Akteurinnen und Akteure die Perspektive der Gleichstellung von Frauen und Männern in allen Bereichen, auf allen Ebenen und in allen Phasen des Prozesses mit einbeziehen.« (Europarat 1998).

bereits viele Schritte im Sinne der Verbesserung von Diagnostik und Therapie bei Frauen unternommen worden.

Bereits 1981 wurde in einer Metastudie die Unterrepräsentation von Frauen in klinischen Arzneimittelstudien evaluiert (Kinney u.a. 1981). Für die Problematik sensibilisiert, erkannte der *Public Health Service* (PHS) des *Department for Health & Human Services* (DHHS, das US-amerikanische Gesundheitsministerium) nach einer Datenerhebung zur Gesundheitsversorgung von Frauen die Notwendigkeit an, Forschung zu Ursachen, Prävention, Diagnose und Therapie von Krankheiten bei Frauen zu verstärken, um auch ihnen den Nutzen aus den gewonnenen Erkenntnissen zuteil werden zu lassen (Merkatz 1994). Im Jahre 1987 wurde im *NIH Guide to Grants and Contracts* ein Strategiepapier publiziert, das den Einschluss von Frauen in klinische Forschung ausdrücklich befürwortete (vgl. ORWH 2006). 1990 wurde in einem Bericht vor dem US-Kongress das ungleiche Verhältnis von Männern und Frauen als Teilnehmer an klinischen Studien vorgetragen, woraufhin der *Women's Health Equity Act* verabschiedet wurde. Das *Office of Research on Women's Health* (ORWH) wurde neu als eigene Abteilung der NIH eingerichtet, um gezielt die Sensibilität für einen gerechten Zugang des weiblichen Geschlechtes zur Teilnahme an klinischen Studien zu erhöhen und somit geschlechterspezifische Anwendungsempfehlungen für die Einnahme von Medikamenten zu ermöglichen (Pinn u.a. 2006).

Auch die US-amerikanische Arzneimittelzulassungsbehörde FDA diskutierte in den 1980er Jahren die Unterrepräsentation von Frauen in klinischen Studien beziehungsweise die unzureichende Erforschung der Wirkung von Medikamenten auf den weiblichen Organismus, der durch unterschiedliche physiologische Vorgänge Pharmaka anders metabolisiert als ein männlicher Organismus. Medikamente können somit unterschiedliche Wirkungen und unerwünschte Nebenwirkungen – also prinzipiell vermeidbaren Schaden – hervorrufen. Seither unternahm die FDA eine breit angelegte Erhebung von Daten über die medizinische Versorgung beziehungsweise Unterversorgung von Frauen (FDA 2009b). Befürworter des Einschlusses von Probandinnen in Studien betonten das Argument des Rechtes auf Zugang zu Forschungsergebnissen. Nur nach Erlangung solcher Erkenntnisse sei es überhaupt möglich, eine optimale Therapie beider Geschlechter durchführen zu können. Ein weiteres Argument war es, unerwünschte und vermeidbare Ereignisse wie die Thalidomidkatastrophe in Zukunft zu verhindern.

Als Meilenstein auf dem Weg zu einer verbesserten, geschlechterspezifischen Medizin gilt die *Guideline for the Study and Evaluation of Gender*

Differences in the Clinical Evaluation of Drugs aus dem Jahre 1993. Mit der Befürwortung des Einschlusses von Frauen auch in frühe Phasen von Arzneimittelstudien wurde damit die Restriktion der FDA von 1977, Frauen aus frühen Phasen von klinischen Studien auszuschließen, offiziell aufgehoben. Die entscheidenden Argumente für den Einschluss von Frauen waren dabei der Respekt für ihre Autonomie und der Respekt für ihre Zuständigkeit und Fähigkeit, eine eigene Entscheidung zu treffen. Verwiesen wurde auf den Belmont Report und damit auf die dort begründeten Prinzipien des Respekts für Personen, des Wohltuns und der Gerechtigkeit. Außerdem wurde auf juristische Entscheidungen verwiesen, in denen Frauen in anderen Zusammenhängen das Recht zugesprochen wurde, eine Entscheidung über Risikoabwägung autonom treffen zu dürfen (Merkatz u.a. 1993).

Das 1992 vom *Institute of Medicine* (IOM) der *National Academy of Sciences* einberufene *Committee on the Ethical and Legal Issues Relating to the Inclusion of Women in Clinical Studies* wies nach zweijähriger Datenerhebung ebenfalls auf das Prinzip der Gerechtigkeit im Sinne von fairer Allokation und Gleichheit (*equity*) bezüglich Last und Nutzen von klinischen Studien, auf Respekt der Autonomie der Person und auf das Prinzip des Wohlwollens hin (Mastroianni u.a. 1994).

Auch der Weltärztinnenbund versucht, in gemeinsamer Anstrengung mit der Weltgesundheitsorganisation (WHO), das *Gender Mainstreaming in Health* umzusetzen, wobei es als zentral angesehen wird, die geschlechtsspezifischen Unterschiede bei Arzneimittelwirkungen zu erforschen (Anheier 2001; WHO 2000). In Deutschland wurde in den letzten Jahren ebenfalls die Forderung nach verstärkter Einbeziehung von Frauen im gebärfähigen Alter als Probandinnen in klinische Studien diskutiert (Breithaupt-Grögler u.a. 1997). Dabei wurde auf die geschlechtsspezifischen Unterschiede bei der Metabolisierung von Medikamenten, in der Schmerzwahrnehmung und bei besonderen Krankheitsbildern (zum Beispiel Herzerkrankungen oder Essstörungen) hingewiesen sowie auf die ungeklärte, aber oft beachtliche Wechselwirkung von Medikamenten mit Kontrazeptiva (Rüdiger 2000; Regitz-Zagrosek/Fuchs 2006).

Per Pressemitteilung verlieh die damalige deutsche Bundesgesundheitsministerin Ulla Schmidt durch einen Appell an die Arzneimittelhersteller im März 2002 der noch unzureichend umgesetzten Forderung Nachdruck, Frauen in die Arzneimittelforschung mit einzubeziehen (Schmidt 2002).

»Das Gesundheitsministerium hat im letzten Jahr im Grundsatzreferat einen eigenständigen Arbeitsbereich zur frauenspezifischen Gesundheitspolitik eingerichtet, womit die Fragestellungen ganz im Sinne des »Gender-Mainstreaming« gebündelt werden. [...] Ich habe die Arzneimittelhersteller gebeten, in die klinischen Prüfungen zur Beantragung der Zulassung neuer Medikamente auch Frauen einzubeziehen. Nur so können die bisherigen fatalen »Nebenwirkungen« von Medikamenten bei Frauen vermieden werden. Neue Arzneimittel werden bisher nur an jungen, gesunden Männern medizinisch erprobt. Frauen sind nur verschwindend gering in die vorgeschriebenen Tests eingebunden, da die Medizin Gefahren für zukünftige Schwangerschaften befürchtet. »Mannerprobte« Medikamente nehmen allerdings wenig Rücksicht auf körperliche Unterschiede wie »Knochen-Fett«-Verhältnis oder Abbauart und -geschwindigkeit durch die Leber. Das führt oft zu fatalen »Nebenwirkungen« bei jenen Frauen, die zum Beispiel Medikamente gegen Blutpfropfen (Thrombose) einnahmen: Hirnblutungen sind deutlich häufiger bei Patientinnen anzutreffen.«

Im Rahmen der Harmonisierung der europäischen Arzneimittelgesetze wurde im Jahre 2004 in der zwölften Novelle des Deutschen Arzneimittelgesetzes ein Passus eingefügt, in dem der zuständigen Ethikkommission bei der Begutachtung einer Studie die Aufgabe übertragen wird, die adäquate Beteiligung von Männern und Frauen zu überprüfen. Zwar ist die praktische Durchführung noch unzureichend geklärt. Dennoch ist die Einführung des neuen Passus ein Fortschritt in der Entwicklung von geschlechterspezifischer Medizin. Die Bundesärztekammer beispielsweise nimmt die Änderung im AMG sehr ernst, und so gibt es mittlerweile etliche Fortbildungen bei den Ärztekammern, die die geschlechtsspezifischen Unterschiede bei Arzneimitteln thematisieren.[27]

So fanden im 20. Jahrhundert mehrere Veränderungen in der Arzneimittelforschung an Frauen statt. Bis zum Thalidomidskandal wurde Forschung in einem nahezu gesetzesfreien Raum betrieben. Es wurden Experimente durchgeführt, die heute ohne Zweifel als gefährlich und ethisch problematisch bezeichnet werden. Nach dem Thalidomidskandal wurden gesetzliche Regelungen zur Arzneimittelforschung eingeführt, gleichzeitig wurden damit Frauen (und schwangere Frauen) von einer Teilnahme als Probandinnen zu ihrem Schutz, beziehungsweise dem Schutz des ungeborenen Kindes ausgeschlossen. Erst durch eine neu entstandene Sensibilität für geschlechterspezifische Medizin – unter anderem gefördert durch die Emanzipations- und *Gender Mainstreaming* Bewegung insgesamt – wurde die Notwendigkeit für einen Einschluss von Frauen in Arzneimittelforschung immer stärker erkannt und mit der Zeit auch von medizinischer und politischer Seite gefor-

27 Für diese Hinweise danke ich Prof. Dr. P. Thürmann, Direktorin des Philipp Klee-Institut für Klinische Pharmakologie, Wuppertal.

dert. Die geschlechterspezifische Medizin ist mittlerweile zu einem etablierten Feld in der medizinischen Forschung und Praxis geworden. Inwieweit die Ergebnisse erster Forschungsprojekte bereits kranken Frauen zugute kommen, ist noch durch laufende und künftige Datenerhebungen zu überprüfen.

1.5. Schwangere Frauen als Probandinnen in Arzneimittelstudien

Der *Ausschluss* schwangerer Frauen aus Arzneimittelstudien wird – im Gegensatz zu den Entwicklungen bei nicht-schwangeren Frauen – auch heute noch auf wesentlich unproblematischere Weise akzeptiert, da das Teratogenitätspotenzial von pharmakologischen Substanzen für den Fetus häufig noch immer nicht sicher einschätzbar ist. Erst in den 1970er Jahren hatte sich aufgrund der Thalidomidereignisse die umfassende Schutzstrategie schwangerer Frauen vor Arzneimitteln und damit auch vor Arzneimittelforschung in Form eines Paradigmenwechsel im öffentlichen Bewusstsein etabliert (s. 1.2.). Historische Studien zeigen jedoch, dass noch zu Beginn des 20. Jahrhunderts deutlich unvorsichtiger mit schwangeren Frauen umgegangen wurde, die Teilnehmerinnen von medizinischer Forschung waren. So zitiert die Soziologin Sabisch den Arzt Albert Moll, der in einem Kompendium der »Ärztlichen Ethik« von 1902 über 600 zum Teil ungeheuerliche Versuche am Menschen beschreibt. Es heißt darin, schwangeren Frauen wurden Gegenstände in das äußere Urogenitalsystem eingeführt, um die Sensibilität der weiblichen Genitalien zu untersuchen. Durch die vielen Fragen und Manipulationen seien die Frauen ängstlich und aufgeregt geworden und hätten einige Male die Antwort verweigert (Sabisch 2007:58–59). Zu nennen ist außerdem beispielsweise der Missbrauch von schwangeren Frauen als sogenannte »Hausschwangere«, die sich als im Nationalsozialismus als Untersuchungsobjekte zur Verfügung stellen mussten (Frewer u.a. 2004). Noch bis in die 1960er Jahre wurden gefährliche Forschungsprojekte an schwangeren Frauen durchgeführt und zwar auch solche, die keinerlei therapeutischen Nutzen für die beteiligten Frauen erwarten ließen (Pappworth 1967). Pappworth berichtet, dass Studienbeschreibungen zufolge ein Kollektiv von fünf Frauen auch in fortgeschrittener Schwangerschaft circa 20 Stunden weder essen noch trinken durfte, um dann unter Spinalanästhesie mit Hilfe eines

Blasenkatheters auf ihre Nierenfunktion hin untersucht zu werden. Er stellt einen weiteren Versuch dar, bei dem 31 Frauen gegen Ende ihrer Schwangerschaft mit dem Oberkörper nach unten liegend mit einem arteriellen Katheter unter Röntgenexposition auf ihr Herzzeitvolumen untersucht wurden. Anderen wurde Kontrastmittel durch die Rückenmuskulatur in die Aorta gespritzt, um die abdominelle Durchblutung zu messen. Diese und weitere Belastungen wurden bis in die späten Phasen der Schwangerschaft und sogar nach Wehenbeginn von den Studienleitern offensichtlich billigend in Kauf genommen. Entsprechende Komplikationen wie vorzeitige Geburt, Fieber, Verletzung des Feten, in einem Falle eine zum Tod der Schwangeren führende meningeale Blutung werden in den Studienprotokollen beschrieben (ebd.: 43–52). Erst die generellen Entwicklungen in der Forschungsethik und die konkreten Erkenntnisse über fatale Nebenwirkungen von Thalidomid und Diethylstibestrol führten, wie bereits dargestellt, zu dem protektiven Ausschluss schwangerer Frauen aus klinischen Studien. Die *General Considerations for the Clinical Evaluation of Drugs* der FDA von 1977 (FDA 1977) dienten als gesetzliche Verankerung dieser Strategie (s. 1.2.1.).

Bereits in den 1970er Jahren erkannten Ärztinnen und Ärzte jedoch die Schwierigkeiten, die auftreten, wenn keine erforschten Medikamente für schwangere Frauen zur Verfügung stehen. Wolle ein Behandelnder dem Anspruch gerecht werden, kranke Schwangere nur mit erprobten und zugelassenen Medikamenten zu versorgen, erfülle kaum ein Medikament diese Kriterien (Sabath u.a. 1978). Im Selbstversuch erkannte eine schwangere schwedische Ärztin, dass ein von ihr eingenommenes Antibiotikum einen geringeren, also suboptimalen Blutspiegel erreichte als im nicht-schwangeren Zustand. Um dem Ziel gerecht zu werden, die Patientinnen verantwortungsvoll zu behandeln, entschloss sie sich, in einer vergleichenden klinischen Studie die bereits weithin gebräuchlichen Antibiotika Erythromycin und Clindamycin an schwangeren Frauen zu testen. Nach Abwägung aller ethischen Schwierigkeiten entschied sich das assoziierte Forschungsteam von zwei Ärzten aus Canada und den USA, nur an Frauen zu forschen, die eine Abtreibung planten und auch das fetale Gewebe nach dem Schwangerschaftsabbruch zu untersuchen. Die drei Ärzte wurden schließlich auf der Basis eines Gesetzes aus Massachusetts von 1814 wegen »Grabschändung« verklagt und erst nach einem vierjährigen Prozess freigesprochen. Sie hielten jedoch an ihrer Einschätzung fest, nur mit validen Daten eine angemessene medikamentöse Versorgung schwangerer Frauen gewährleisten zu können (ebd.). Wie zuvor dargestellt, war und ist teilweise auch heute noch die Diskussion um Forschung an schwangeren Frauen jedoch mit einem Tabu belegt. Allein die Frage nach einer differenzierten Diskussion ruft häufig noch immer empörte Reaktionen hervor (s. 1.5.3.).

1.5.1. Die Debatte um den Einschluss schwangerer Frauen in Arzneimittelforschung

Seit Beginn der 1990er Jahre hatte sich an der weit verbreiteten Zurückhaltung gegenüber einem Einschluss *schwangerer* Frauen in klinische Studien noch wenig geändert. Doch wurde als erster Schritt die weithin akzeptierte Selbstverständlichkeit, schwangere Frauen generell aus klinischer Forschung auszuschließen, zunehmend in Frage gestellt und auf breiterer Basis diskutiert. Die Diskussionen um den Einschluss von *nicht-schwangeren* Frauen in klinische Studien hatten den Boden für diese spezifische Diskussion um schwangere Frauen bereitet. Damit wurde – zumindest im angloamerikanischen Raum – erstmalig der erst seit wenigen Jahrzehnten praktizierte protektionistische Schutz schwangerer Frauen vor Arzneimittelforschung in Frage gestellt.

Mit Hinweis auf zu erwartende Vorteile in der Therapie durch kontrollierte Daten sowie unter Berufung auf die Autonomie der schwangeren Frauen wurde also erstmalig auch der Einschluss *schwangerer* Frauen in klinische Studien gefordert. Es wurde zudem darauf hingewiesen, dass alle sogenannten »vulnerablen« Gruppen, also besonders schutzbedürftige Probandenkollektive, im Sinne einer gerechten Verteilung von Last und Nutzen an klinischen Studien teilnehmen sollten (Weijer u.a. 1997). Nicht der *Einschluss* schwangerer Frauen sei also problematisch und ethisch zu rechtfertigen, sondern vielmehr ihr *Ausschluss* (HIC 1997). Damit wurde die Beweislast in der Diskussion vertauscht. Insbesondere im Falle lebensbedrohender Erkrankungen wie AIDS oder Krebs müssten schwangere Frauen, so die Forderung, wie alle anderen das Recht haben, frei über die Teilnahme auch an risikoreicher Forschung zu entscheiden (Steinbock 1994: 25–26). Diese Einschätzungen erscheinen in Anbetracht der in Kapitel 1.2. dargestellten historischen Entwicklung im Umgang mit Arzneimitteln in der Schwangerschaft geradezu als revolutionär.

Als Folge der Kritik an einer übermäßig protektiven Haltung, die schwangeren Frauen eher zum Nachteil gereicht hatte, wurden ähnliche Entwicklungen wie zuvor bei der Diskussion um den Einschluss von Frauen angestoßen. So wurde zu Beginn der 1990er Jahre von der FDA vorgeschlagen, Defizite und Leistungen der Versorgung Schwangerer systematisch zu erfassen. Ein Einschluss von schwangeren Frauen in klinische Studien sei zumindest zu diskutieren und nicht kategorisch auszuschließen. Schlechte Erfahrungen mit Medikamenten in der Schwangerschaft, zum Beispiel neonatale Nierenprobleme nach der Einnahme von ACE-Hemmern während der Gestation (Guignard/Gouyon 1988; Scott/Purohit 1989; Hulton u.a. 1990), sprächen für eine systematische Untersuchung der Medikamentenwirkungen sowie für eine verbesserte post-expositionelle Datensammlung. Vor allem mit Blick auf die Therapie von AIDS sei ein Einschluss von schwangeren Frauen *auch in frühe Phasen* von Arzneimittelstudien erforderlich. Im Zuge der Überarbeitung der *Guideline for the Study and Evaluation of Gender Differences in the Clinical Evaluation of Drugs* der FDA von 1993, in der der Einschluss von gebärfähigen Frauen auch in frühe Phasen von Arzneimittelstudien explizit gefordert wurde, wurde auch der Einschluss schwangerer Frauen erstmalig für zulässig erklärt. Bedingung für eine Teilnahme waren das Vorhandensein einer lebensbedrohlichen Erkrankung oder eine schwangerschaftsspezifische Erkrankung bei der potenziellen Probandin (Merkatz u.a. 1993). Einzelne Studien, die um diesen Zeitpunkt herum publiziert wurden, unterstrichen, in welchem Umfang schwangere Frauen bis dahin auch aus Studien zu lebensbedrohlichen Erkrankungen ausgeschlossen wurden. So wurde von US-amerikanischen Ärztinnen gezeigt, dass in 36 untersuchten Studien schwangere Frauen ohne triftigen wissenschaftlichen Grund ausgeschlossen wurden, nicht einmal die potenzielle Teratogenität wurde als Ausschlussgrund explizit erwähnt. Die Autorinnen forderten daher mit diesem Argument eine differenziertere Rechtfertigung des Ausschlusses. Zusätzlich betonten sie die Notwendigkeit, im Falle lebensbedrohlicher Erkrankung eine Zulassung zu Studien zu ermöglichen. In ihren Augen spielte der Aspekt der gerechten Verteilung von Studiennutzen hierbei eine entscheidende Rolle. So seien gerade Medikamente zum Beispiel gegen AIDS häufig nur im Rahmen einer Studienteilnahme zu erhalten (Caschetta u.a. 1993).

Im Februar 1994 forderte auch das *Committee on the Ethical and Legal Issues Relating to the Inclusion of Women in Clinical Studies* der IOM in seinem Abschlussbericht explizit, klinische Forschung an schwangeren Frauen in Zukunft durchzuführen. Der Bericht verwies auf die unzureichend erforschten Wirkungen von Pharmaka im schwangeren Organismus und die daraus resultierenden suboptimalen therapeutischen Möglichkeiten. Die Bezeichnung schwangerer Frauen als »vulnerabel« wurde abgelehnt, da damit die unhaltbare These aufgestellt sei, schwangere Frauen seien wegen ihrer Schwangerschaft weniger fähig, autonome Entscheidungen zu treffen oder seien verstärkt potenzieller Ausnutzung ausgesetzt (Mastroianni u.a. 1994; Macklin 1994; Anderson 1994).

Allerdings wurde der liberalere Vorstoß der FDA, Forschung im Falle lebensbedrohlicher und/oder schwangerschaftsspezifischer Erkrankungen zuzulassen, seinerseits als zu restriktiv kritisiert. Das *American College of Obstetricians and Gynecologists* (ACOG) forderte in der *ACOG Committee opinion – Ethical considerations in research involving pregnant women* von 1998 erweiternd, Schwangere auch in Studien zu Erkrankungen einzubeziehen, die *nicht* schwangerschaftsspezifisch seien. Dabei solle das Wohlergehen von schwangerer Frau und ihrem Fetus stets Vorrang vor wissenschaftlichen Interessen haben. Zwar sei die zurückhaltende Vorsicht mit der Begründung, dem Fetus nicht schaden zu wollen, lobenswert, allerdings werde bei zu starker Zurückhaltung das Wissen über Physiologie, Pathophysiologie und Therapie während der Schwangerschaft in allzu begrenztem Umfang gehalten, was das bestehende therapeutische Dilemma nicht zu lösen helfe (ACOG 1999).

Als eine der vielen Reaktionen auf die Diskussionen um den Einschluss schwangerer Frauen wurde auch die Notwendigkeit neuer Leitlinien insgesamt in Frage gestellt. Schließlich sei es doch unzweifelhaft und selbstverständlich *geboten*, schwangere Frauen in klinische Studien einzubeziehen, eine spezifische Regelung sei daher gar nicht erforderlich. Die allgemein anerkannten forschungsethischen Leitlinien genügten vollauf. Auch die Risiko-Nutzen-Abwägung bei nicht-therapeutischer Forschung läge in der Entscheidungszuständigkeit der schwangeren Frauen, die Einschränkung auf ein minimales Risiko sei daher nicht erforderlich (Roche/Grodin 1999). In einer anderen Reaktion auf die neueren Entwicklungen wurde auf fehlende oder unzureichende ethische Argumentation hingewiesen. Insbesondere sei eine mangelnde Berücksichtigung des Prinzips der Gerechtigkeit zu kritisieren. Nicht nur medizinisches Wissen fehle im Hinblick auf schwangere Frauen, insgesamt sei der ungerechtfertigte *protektionistische* Umgang mit Frauen auf gesetzlicher und sozialer Ebene das Hindernis (Sharpe 1999).

Von Seiten der FDA, dem *Center for Drug Evaluation and Research* (CDER) und dem US-amerikanischen Gesundheitsministerium wurden seit Beginn der Debatte eine Reihe von Erhebungen zur Gesundheitsversorgung schwangerer Frauen lanciert, außerdem wurden etliche Konferenzen zu dieser Problematik durchgeführt (DHHS/FDA/NIH 2000; Meadows 2001).

Zur Erforschung von Pharmakokinetik und -dynamik während der Schwangerschaft wurde ein umfassendes Strategiedokument entwickelt (DHHS/FDA/CDER 2004). Erste Schritte in Richtung einer Veränderung der medizinischen Versorgung schwangerer Frauen sind also zu erkennen.

1.5.2. Neuerungen in Gesetz und Richtlinien und ihre Umsetzung in die Praxis

Den entscheidenden Wendepunkt auf gesetzlicher Ebene in der Debatte um den Einschluss schwangerer Frauen in Arzneimittelstudien markiert eine entsprechende US-amerikanische Gesetzesänderung. Seit 2001 ist es nun in den USA gesetzlich nicht mehr verboten, schwangere Frauen als Probandinnen in frühe Phasen klinischer Studien einzubeziehen beziehungsweise gilt es grundsätzlich nicht mehr als möglichst zu verhindernde Ausnahme, sondern es wird positiv formuliert (»*may be involved*«), dass schwangere Frauen an Studien teilnehmen dürfen, wenn bestimmte Voraussetzungen erfüllt sind (DHHS 2005, s. 2.3.). Hierzu zählen insbesondere: ausreichende Vorversuche an Tieren und an nichtschwangeren Individuen, die eine Einschätzung des Risikos für die schwangere Frau und den Fetus erlauben; ein erwarteter direkter therapeutischer Nutzen für die Schwangere oder den Fetus; minimales Risiko für den Fetus, falls kein therapeutischer Nutzen zu erwarten ist; das informierte Einverständnis der Frau; der Verzicht auf finanzielle oder andere Anreize für die Beendigung einer Schwangerschaft.[28]

Im Entwurf für das Zusatzprotokoll zur Konvention für Menschenrechte und Biomedizin vom Juni 2001 veröffentlichte auch das *Steering Committee on Bioethics* (CDBI) des Europarates einen Vorschlag, Forschung an schwangeren und stillenden Frauen unter bestimmten Voraussetzungen zuzulassen (s. 2.2.). Die Bedingungen lauteten: informierte Zustimmung; potenzieller Nutzen für die schwangere Frau oder den Fetus oder zumindest für andere schwangere Frauen beziehungsweise Feten; die Unmöglichkeit, die betreffende Studie an nichtschwangeren Frauen durchzuführen (Subsidiarität); bei Studien mit potenziellem Nutzen für die Teilnehmerin müsse ein angemessenes Nutzen-Risiko-Verhältnis vorliegen beziehungsweise höchstens minimales Risiko im Falle von »gruppennütziger« Forschung. Die Frage nach der Zustimmung des Vaters sei von den Mitgliedsstaaten je nach jeweiligem Gesetz zu entscheiden. Die revidierte, aktuelle Version von 2005 ist deutlich

28 Die wichtigsten Gesetze und Richtlinien werden in Teil 2 detailliert analysiert.

verschlankt und erwähnt ausschließlich die Bedingungen für Studien ohne individuellen Nutzen (Europarat 2005). Für Studien mit individuellem Nutzen werden keine gesonderten Bedingungen mehr genannt.

Im Zuge der Diskussionen um den Einschluss schwangerer Frauen in klinische Studien widmete sich auch das international zusammengesetzte *Council for International Organizations of Medical Sciences* (CIOMS) der Thematik (s. 2.1.). In den entwickelten Leitlinien heißt es, Forschung an schwangeren Frauen sei zulässig, wenn sie der Frau, dem Fetus oder insgesamt der Gruppe der schwangeren Frauen diene. Entscheidungsbefugt über die Einschätzung des Risikos sei allein die Frau, der Partner sei allerdings nach Möglichkeit in den Entscheidungsprozess mit einzubeziehen (CIOMS 2002).

Auch einzelne europäische Länder haben sich explizit mit der Thematik befasst. 1999 wurde beispielsweise von dem norwegischen Ministerium für Gesundheit und Soziales die Anfrage an das *National Committee for Medical Research Ethics in Norway* (NEM) herangetragen, in die offiziellen Leitlinien die Rahmenbedingungen für geschlechtsspezifische Forschung aufzunehmen. Im September 2001 veröffentlichte daraufhin das NEM Leitlinien, die ausdrücklich eine Einbeziehung beider Geschlechter vorsahen. Ein weiterer Zusatz war die Zulassung und Forderung von klinischen Studien an schwangeren Frauen, sofern sie zur Klärung schwangerschaftsspezifischer Fragen beitragen könnten (NEM 2001). In der Erklärung heißt es, Schwangere sollten in schwangerschaftsspezifische Studien einbezogen werden dürfen, solange die Interessen und Wünsche der schwangeren Frauen über denen der Forschung stehen. Im dritten Absatz wird betont, Medikamentenstudien an Schwangeren sollten dann durchgeführt werden, wenn eine schwere Krankheit eine Therapie erfordere, beispielsweise bei Diabetes, Asthma, Epilepsie oder bei psychiatrischen Erkrankungen. Im letzten Absatz werden allgemeine Studienanforderungen festgelegt wie die Notwendigkeit eines therapeutischen Nutzens für Frau oder Fetus; der Ausschluss von Teratogenität durch Nachweis im Tierversuch; die Minimierung des Risikos für den Fetus; die Notwendigkeit, follow-up-Studien im Verlauf der Schwangerschaft und post partum durchzuführen; der Nachweis der Zulassung des zu testenden Medikamentes auf dem europäischen Markt. Im letzten Satz heißt es auch hier, die Entscheidung, an der Studie teilzunehmen, liege allein bei der Frau.

Einige erste Beispiele von klinischen Studien zeigen, welch wichtigen Beitrag die Ergebnisse zur Verbesserung der medikamentösen Versorgung der schwangeren Frauen liefern. Diese Bedeutung hebt beispielsweise eine

Metastudie zu Antidepressiva in der Schwangerschaft hervor. Dafür wurden klinisch kontrollierte Studien an schwangeren Frauen, in denen »gängige« Antidepressiva (Serotoninwiederaufnahmehemmer SSRI und Trizyklische Antidepressiva TZA) während der Schwangerschaft erprobt wurden, mit nichtprospektiven, unkontrollierten Datensammlungen über einen Zeitraum von zehn Jahren verglichen (Wisner u.a. 1999).[29] Als Fazit hieß es, klinisch kontrollierte Studien seien von hohem Wert und böten einen großen Vorteil für Frauen und Ärzte. Die Durchführung von mehr prospektiven, kontrollierten Studien auch für neue Substanzen sei notwendig. In weiteren Beispielen für Placebo-kontrollierte klinische Studien wurde Etoricoxib als ein COX-2-Hemmer getestet (Liu u.a. 2005) oder Metronidazol zur Verhinderung von Frühgeburt (Shennan u.a. 2006). Die medizinethische Debatte über den Einschluss schwangerer Frauen, und die Änderungen in Gesetz und Richtlinien führten also zu ersten Ansätzen, die medikamentöse Versorgung schwangerer Frauen durch studienbelegte Daten zu verbessern.

Trotz dieser Entwicklungen ist bisher eine umfassende Änderung in der Praxis nicht eingetreten. Noch immer werden schwangere Frauen selten als Probandinnen in klinische Studien eingeschlossen, und die therapeutischen Möglichkeiten haben sich nicht entscheidend verbessert. Trotz der medizinethischen Debatte in den 1990er Jahren in den USA und den Entwicklungen in Gesetzen und Richtlinien bleibt sogar für einige die ethische Frage bestehen, ob klinische Studien *überhaupt* zulässig sind, aktuell. So hält der Pharmakologe und Toxikologe Koren weiterhin nur Beobachtungsstudien ohne Randomisierung an schwangeren Frauen ethisch vertretbar: »*Because it is almost always impossible from an ethical stand point to randomize pregnant women to receive medications not known to be safe for the fetus, the collection and follow-up of observational data is the only ethical way to close the knowledge gap between the limited value of animal studies and human pregnancy exposure.*« (Koren 2002).

Vertreterinnen einzelner Fachdisziplinen weisen jedoch fortwährend auf die therapeutischen Defizite in der Schwangerschaft und auf die Notwendigkeit von mehr Forschung an schwangeren Frauen hin. So kritisierten die

29 Vier kontrollierte prospektive Studien wurden gefunden, in denen (a) trizyklische Antidepressiva (TZA), (b) Serotoninwiederaufnahmehemmer (SSRI) und (c) gar keine Therapie miteinander korreliert wurden. Mittels Fallstudien wurde zwar kein signifikanter Einfluss auf angeborene Malformationen erkannt, allerdings zeigten die vier kontrollierten Studien detaillierte Ergebnisse mit zusätzlicher Information: Das SSRI Fluoxetin oder TZAs ergaben keine erhöhte Zahl an Malformationen, aber in beiden Fällen lagen häufiger neonatale Komplikationen vor (Frühgeburtlichkeit, schlechtere Anpassung des Kindes).

Psychiater Frank und Novick etwa, die Therapie psychiatrischer Erkrankungen in der Schwangerschaft habe sich trotz der Anstrengungen der FDA für einen Einschluss schwangerer Frauen in klinische Studien nicht verbessert. Noch immer würden die *Institutional Review Boards* (IRB's) der einzelnen forschenden Institutionen schwangere Frauen weitestgehend aus der klinischen Forschung ausschließen. Gründe dafür sahen sie eher in den ungeklärten Fragen nach Haftung als in einem aus Wohlwollen deklarierten Schutz von Frau und Fetus (Frank u.a. 2003). Aufgrund der Stagnation in dem Umsetzungsprozess, schwangere Frauen vermehrt in klinische Studien einzuschließen, wurde das Thema mancherorts bereits erneut auf die Agenda gesetzt. 2003 wurden in einer interdisziplinären Konferenz der Universität Texas die Kernpunkte der Debatte wieder diskutiert und konkretisiert. Ziel der Tagung war es, Wege aufzuzeigen, wie man der *Umsetzung* des Vorhabens, die medikamentöse Versorgung schwangerer Frauen durch Einschluss in klinische Forschung zu verbessern, näher kommen könnte. Ausgangspunkt waren das noch immer fehlende Wissen über die Wirksamkeit von Arzneimitteln und ihre Pharmakokinetik und -dynamik und somit frappierende Schwierigkeiten in der Therapie schwangerer Frauen, zum Beispiel bei Asthma, Hypertonie, Epilepsie, Depression, HIV, Krebs und Drogenabhängigkeit (Goodrum u.a. 2003).

Auch das *American College of Obstetricians and Gynecologists* (ACOG) griff fünf Jahre nach seinem ersten Appell, Forschung an schwangeren Frauen zu befördern, das Thema wieder auf und unterstrich erneut die Notwendigkeit, schwangere Frauen in klinische Studien einzubeziehen, um bessere Kenntnis bei HIV, schwangerschaftsspezifischen Erkrankungen wie Präeklampsie und Gestationsdiabetes, über Gefahren für den Fetus wie Frühgeburtlichkeit oder Zwerchfellhernien, über physiologische Veränderungen des schwangeren Organismus und über Arzneimittelsicherheit zu erhalten (ACOG 2004b). Von Seiten einiger Hebammen wurden die Notwendigkeit und die Vorzüge randomisierter klinischer Studien sowie die fehlende Aufklärung in der Bevölkerung bezüglich des Nutzens solcher Studien unterstrichen (Fullerton/Sadler 2004). Auf internationaler Ebene wurde beispielsweise Malariaforschung an schwangeren Frauen gefordert sowie deren verbesserte, ethische, nationale und internationale Koordination. Gerade in der Population schwangerer Frauen sei die Konsequenz dieser Erkrankung folgenschwer, die Medikamentensicherheit und Datenlage allerdings äußerst schwach (Kilama 2005).

Im Jahre 2008 bewerteten Bioethikerinnen die Tatsache, dass entscheidende Verbesserungen hinsichtlich eines Einschlusses von *fertilen* Frauen in klinische Studien zu verzeichnen seien, als positiv (Lyerly u.a. 2008). Doch auch sie betonten, dass dieser Prozess für *schwangere* Frauen – trotz der in den 1990er Jahren bereits geführten Debatte – noch ausstehe. Nicht nur an der konkreten Umsetzung mangele es, sondern auch die Diskussion darüber sei vernachlässigt worden. Der Ausschluss schwangerer Frauen aus klinischen Studien gehe noch immer wie selbstverständlich von statten – sogar dann, wenn kein zusätzliches potenzielles Risiko für den Fetus bestehe. Die Autorinnen erinnerten daran, dass es für Krankheiten wie Bluthochdruck, Diabetes, Krebs oder Depression kein zugelassenes Arzneimittel in den USA gebe. Insgesamt seien lediglich zwölf Medikamente zugelassen, die jedoch ausschließlich auf schwangerschaftsspezifische Komplikationen abzielten. Angesichts der kleinen Zahl zugelassener Medikamente für schwangere Frauen sei Schwangerschaft noch immer eine *»off-label condition«* (ebd.: 6), das heißt, es werden vorrangig Medikamente gegeben, die gar keine Zulassung für schwangere Frauen haben. Vor dem Hintergrund der H1N1-Pandemie und den unzureichenden Therapiemöglichkeiten für schwangere Frauen wiederholten die Autorinnen ihren dringenden Appell für eine Beachtung der medizinischen Bedürfnisse von Frauen, die während der Schwangerschaft erkranken (Faden u.a. 2009; Lyerly u.a. 2009).

In einem Experteninterview[30] vermutete ein WHO-Mitarbeiter außerdem, die Ursachen der weiter bestehenden Zurückhaltung bei der Forschung an schwangeren Frauen lägen an praktischen Aspekten wie an Haftungsfragen für die auftraggebende oder durchführende Studieninstanz. Er unterstrich, dass zwar – wenn auch viel zu wenige – Studien mit schwangeren Frauen als Teilnehmerinnen durchgeführt würden, bei denen es jedoch aufgrund von geringen Fallzahlen an signifikanten Ergebnissen mangele. Die allzu geringe Fallzahl wiederum läge unter anderem an dem Publikationsdruck auf die Forscherinnen und Forscher. So würden auch qualitative Mängel in Kauf genommen, um möglichst schnell zu publizierbaren Ergebnissen zu gelangen, was aber letztlich die Arzneimittelversorgung schwangerer Frauen nicht verbessere. Ob eine Studie tatsächlich dem Wohl der Frauen zugute käme, hänge von dem individuellen Engagement der beteiligten Forscher ab. Als seltenes, aber wünschenswertes Beispiel einer qualitativ hoch-

30 Genf, 02/2004: Interview mit Metin Gülmezoğlu (WHO, Department of Reproductive Health and Research und Mitglied des Editorial Team von »Fertility Regulation« der Cochrane Collaboration).

wertigen und aussagekräftigen Studie gab er einen internationalen Vergleich der Magnesium-Sulfat-Gabe im Falle von Präeklampsie an, bei dem 10.000 Frauen in 75 Ländern eingeschlossen wurden. Als Fazit konnte eine valide Therapieempfehlung ausgesprochen werden (The Magpie Trial Collaborative Group 2002). Zwar sei die Durchführung solcher Großprojekte aufwändig und teuer, allerdings sei neben dem unanfechtbar bestehenden Vorteil von validen Therapieempfehlungen auf lange Sicht eine mit Studiendaten gestützte Therapie ökonomischer. Eine Durchführung von klinischen Studien ab der Phase II hielt er durchaus für umsetzbar, sei doch durch entsprechende Vorstudien das Teratogenitätsrisiko beurteilbar. Bei jeglichem Anhalt für eine potenzielle Schädlichkeit für den Fetus wäre die Durchführung einer Studie ohnehin ausgeschlossen. In den betreffenden Studien gehe es dann eher um die Erforschung von Pharmakodynamik und -kinetik, Verträglichkeit, geeignete Dosierung auch im Vergleich zu nicht-schwangeren Frauen und zu Männern oder um den Einfluss des veränderten Metabolismus und Hormonhaushaltes der Frau etc., nicht aber um Aussagen über Teratogenität. Teratogene Vorkommnisse könnten aufgrund der Seltenheit der Vorkommnisse erst in groß angelegten Fall-Kontrollstudien oder Datensammlungen erfasst werden. Seiner Meinung nach ist die Durchführung von klinischen Studien an schwangeren Frauen daher unbedingt zu fördern. Nicht die Restriktion durch oder das Fehlen von Leitlinien sei das Problem, sondern die unangemessenen, qualitativ schlechten Studien und das fehlende Engagement von Forschern oder der pharmazeutischen Unternehmen. Als mögliche Lösung für das Problem schlug er die Aufklärung und Stärkung der schwangeren Frauen vor, um selbstbewusster und kritischer nach einer validen Therapie zu fragen.

1.5.3. Situation in Deutschland und der Schweiz

Bereits 1998 wies Brody in seinem Buch *The Ethics of Biomedical Research: An International Perspective* auf die wichtige Frage hin, wie die Problematik des Einschlusses schwangerer Frauen in Ländern gelöst werde, die sich in anderen Kontexten sehr für den Schutz des Fetus einsetzten: »*Of particular interest will be the policies of countries such as Germany, which have taken strong fetal protection positions on other issues*«. (Brody 1998: 196). In der Tat zeigt sich im Vergleich zu den vorangegangenen Ausführungen etwa in Deutschland ein abweichendes Bild, das durch besondere Zurückhaltung gegenüber einer Liberalisierung von Forschung an schwangeren Frauen geprägt ist.

Zwar wurde im Jahre 2003 in Deutschland auf die Problematik der medikamentösen Versorgung schwangerer Frauen hingewiesen. Auch die Notwendigkeit – im Anschluss an Diskussionen und Veränderungen zu diesem Thema in den USA und auf europäischer Ebene –, den Einschluss von schwangeren Frauen in klinische Studien zu diskutieren und die gegenwärtig entstehenden Normierungen zu prüfen, ist vereinzelt betont worden (Biller-Andorno/Wild 2003a). Es wurde zudem die ethische Frage aufgeworfen, wie die Waage gehalten werden kann zwischen einer angemessenen Protektion und einem Protektionismus, der nicht nur zum Schutz von Frau und Fetus gemeint ist, sondern sein Motiv auch in Desinteresse oder Bequemlichkeit haben könne (Biller-Andorno/Wild 2003b). Führende deutsche Embryonaltoxikologen kommentierten diesen Vorstoß jedoch mit massiver Kritik und urteilten, eine Liberalisierung der derzeitigen Situation sei nicht erforderlich (Schaefer u.a. 2004). Sie vertraten die Ansicht, ein Ausbau von embryonaltoxikologischen Instituten sowie die verbesserte Auswertung und öffentlicher Zugang der gesammelten Daten sei der einzige und zugleich ausreichende Weg zur Optimierung der medikamentösen Versorgung schwangerer Frauen. Hinsichtlich der Autonomie und der Gleichbehandlung schwangerer Frauen hieß es:

»Der Schwangeren darf nicht die Verantwortung für ein Experiment übertragen werden, das sie nicht ausreichend beurteilen kann. Der Verweis auf eine Gleichbehandlung […] bedeutet, die potenziell riskante Erforschung von fraglich nützlichen Arzneimitteln mit einem emanzipatorischen Anspruch zu rechtfertigen.« (ebd.: A166).

Damit wird einerseits eine grundsätzliche Zurückhaltung gegenüber einer differenzierten Diskussion deutlich, die zumindest versucht, die Möglichkeiten für einen Einschluss schwangerer Frauen auszuloten. Andererseits wird ein wichtiger ethischer Aspekt angesprochen. Den schwangeren Frauen wird die Entscheidung über komplexe Zusammenhänge offenbar nicht zugetraut. Warum aber soll sie nicht über komplexe Sachverhalte entscheiden dürfen, so wie es nicht-schwangere Frauen oder Männer dürfen? Dieser zentrale Aspekt wird in der Abschlussdiskussion wieder aufgenommen und diskutiert. Zudem wird mit negativ konnotierten Audrücken wie »potenziell riskant« oder »fraglich nützlich« eine Vorverurteilung jeglicher Form von klinischen Studien an schwangeren Frauen vorgenommen. Es ist daher notwendig, zwischen den einzelnen Studientypen zu differenzieren und – im Hinblick auf eine verbesserte medikamentöse Versorgung schwangerer

Frauen – eine passgenaue Risiko-Nutzen-Bewertung vorzunehmen. Auch dieser Punkt wird in der Abschlussdiskussion aufgegriffen. Im letzten Satz des Zitats wird zusätzlich ein Angriff auf einen »emanzipatorischen Anspruch« geübt. Bemerkenswert ist zudem, dass Gerechtigkeitsargumente, die auf eine *Geschlechtergerechtigkeit* abzielen, zurückgewiesen werden. In diesem Zitat zeigt sich, dass allein der ethische Hinweis auf die Autonomie schwangerer Frauen oder auf den Aspekt der Gerechtigkeit als kritische Anfrage an den bestehenden Ausschluss schwangerer Frauen aus Arzneimittelstudien tabuisierend unterbunden wird. Solche Zurückhaltung gegenüber einer differenzierten Diskussion ist kein Einzelfall. Eine deutsche Bioethikerin urteilte ähnlich in einem Gutachten der Enquête-Kommission »Ethik und Recht der modernen Medizin« zum Thema »Probanden- und Patientenschutz in der medizinischen Forschung« (Bobbert 2004). Dort hieß es – in offenkundiger Unkenntnis der bereits weit geführten medizinischen und ethischen Debatte in den USA – auf dem Gebiet der Forschung an schwangeren Frauen gebe es bislang keine neuen Entwicklungen. Weiter vertrat Bobbert die Ansicht,

> »dass sich allein mit dem Hinweis auf die Autonomie der Schwangeren und dem Hinweis auf ein Wissensdefizit, was die Teratogenität von Arzneimitteln auf den Embryo bzw. Fötus anbetrifft, die Forschung an Schwangeren mit dem Risiko einer Schädigung des Embryos nicht rechtfertigen lässt. Vielmehr darf keine unzulässige Verlagerung der Verantwortung für die Risiko-Nutzen-Abwägung von den Forschenden auf die Versuchsteilnehmerinnen geschehen. Letztere können die Konsequenzen einer experimentellen Therapie im Unterschied zu den Experten nicht hinreichend beurteilen.« (ebd.: 56).

Es käme ihrer Meinung nach als einzige ethisch vertretbare Variante nur der Heilversuch in Frage. Fremdnützige Forschung sei nicht zu rechtfertigen. Ansonsten sei es Angelegenheit der embryonaltoxikologischen Zentren, Daten zu sammeln.

> »Es muss also [...] die Behauptung angezweifelt werden, dass sich ein Wissenszuwachs allein durch kontrollierte klinische Studien, in denen sich Schwangere als Probandinnen neuen Medikamenten oder anderen Behandlungsverfahren aussetzen, erreichen lässt« (ebd.: 57).

In der hier zitierten ethischen Beurteilung wird die Entscheidungszuständigkeit und -fähigkeit der schwangeren Frauen in Frage gestellt. Dies gibt Anlass zur ethischen Diskussion, die im Abschlussteil der Arbeit vorgenommen wird. Zudem wird eine äußerst restriktive Haltung gegenüber Studien eingenommen, die über den Heilversuch oder über statistische Datensammlung von embryonaltoxikologischen Instituten hinausgehen. Die Formulierungen »*allein* durch kontrollierte Studien« oder »neuen Medikamenten ... *aussetzen*« drücken eine abwehrende und negative Bewertung des Einschlusses schwangerer Frauen in klinische Studien aus. Auch hier wird wieder deutlich, dass eine vorurteilsfreie Differenzierung von Studientypen notwendig ist, um überhaupt eine rationale ethische Beurteilung vornehmen zu können.

Jedoch sind es nicht nur ethische Bedenken und tabuisierendes Verhalten, die die Durchführung von Studien an schwangeren Frauen derzeit noch einschränken. Es scheint eine grundsätzliche Uneinigkeit bezüglich der eigentlichen *Relevanz* und der *Handhabung* dieses Themas zu geben. Das Thema der Forschung an schwangeren Frauen ist weder im deutschen Arzneimittelgesetz (AMG) verankert, noch gibt es offizielle Stellungnahmen dazu[31]. Vorstöße in Richtung eines Einschlusses schwangerer Frauen in klinische Studien scheinen – trotz der bereits erfolgten internationalen und europäischen Einigung über Richtlinien über Forschung an schwangeren Frauen – in Deutschland auch an Normierungs- und Haftungsfragen zu scheitern, was in etlichen Gesprächen mit Versicherungsunternehmen Deutschlands und der Schweiz seitens der Versicherungsexperten betont wurde.[32] Laut Quintiles, einem Arzneimittelprüfungsunternehmen, werden in Deutschland keine Arzneimittelprüfungen an schwangeren Frauen vorgenommen, weil die gesetzliche Verankerung im Arzneimittelgesetz fehlt und weil kaum Möglichkeiten bestehen, eine solche Studie zu versichern (Schwarz 2005). Bei einem Expertengespräch der Enquête-Kommission zum Thema »Forschung an besonders verletzlichen Patienten- und Probandengruppen« im Juli 2005 setzte sich der Gynäkologe Dudenhausen für eine liberalere Haltung ein, indem er auf die suboptimale, aber doch häufige Therapie durch *off-label*[33] Gebrauch und die Verwendung älterer und auch teurerer Medikamente hinwies. Beispielhaft beschrieb er Forschungsprojekte, die bereits durchgeführt wurden. Daran zeigte er, dass durch prospektive, klinisch kontrollierte Studien vor allem bei neuen Medikamenten und neuen Therapieansätzen auf Gebieten wie Frühgeburt, Präeklampsie und Implantationsschaden valide Daten erhoben werden könnten (Dudenhausen 2005). Eine

31 Lediglich im deutschen Medizinproduktegesetz (MPG) wird die Erforschung an schwangeren Frauen normiert. In die Kategorie von Medizinprodukten fallen Verbandstoffe, Zahnprothesen, Pessare oder Chemikalien zur Labordiagnostik. Arzneimittel sind dabei ausdrücklich ausgenommen (Bundesministerium der Justiz 1994).

32 Die Gespräche waren Teil der Recherche für die vorliegende Arbeit.

33 Zum »*off-label*« Gebrauch in der Schwangerschaft vgl. etwa Werler u.a. 2005; Black/Hill 2003.

weitere Diskussion dieser Fragen ist in Deutschland jedoch bisher nicht zu erkennen.

Im Gegensatz zur Lage in Deutschland zeichnen sich in der Schweiz erste konkrete Veränderungen ab. Zwar gibt es derzeit noch keine spezifischen Stellungnahmen zum Thema von dem Bundesministerium für Gesundheit (BMG) und im Heilmittelgesetz (HMG). Die Schweizer Gesellschaft für Gynäkologie und Geburtshilfe (SGGG) hat sich jedoch mit der 1996 gegründeten Akademie zur Weiterentwicklung der feto-maternalen Medizin (*Swiss Academy of Feto-Maternal Medicine*, AFMM) folgende Aufgaben gestellt: die Fortschritte der Wissenschaft über Schwangerschaft und Geburt zu fördern sowie Normen auf der Basis wissenschaftlicher neuer Erkenntnisse für die Praxis auszuarbeiten (AFMM 1996). In einer Stellungnahme der Nationalen Ethikkommission vom Januar 2006 werden die besonderen Schutzmaßnahmen bei Forschung an Embryonen oder Feten während der intrauterinen Entwicklung benannt (NEK 2006). Demnach dürfen bei fremdnütziger Forschung keinerlei Risiken für den Fetus bestehen. Doch auch bei therapeutischer Forschung stellten sich komplexe Fragen hinsichtlich der Risiko-Nutzen-Abwägung, über die Mutter und Vater stellvertretend einzuwilligen hätten. Als entscheidende Neuerung soll die Normierung der Arzneimittelforschung an schwangeren Frauen in das für 2010 geplante Humanforschungsgesetz des Schweizer Bundesamtes für Gesundheit aufgenommen werden (s. 2.6.). Gerade angesichts der anstehenden Veränderungen ist es verwunderlich, dass auch in der Schweiz eine breitere ethische und medizinische Diskussion der Möglichkeiten und Grenzen von Forschung an schwangeren Frauen nicht stattfindet. Das Ziel einer solchen Debatte wäre eine wohl überlegte Veränderung in der Praxis im Sinne einer Verbesserung der diagnostischen und therapeutischen Möglichkeiten in der Schwangerschaft.

1.5.4. Stimmen praktizierender Gynäkologinnen und Gynäkologen in Deutschland und der Schweiz

Die ethische und medizinische Debatte um einen verstärkten Einschluss schwangerer Frauen in klinische Studien ist in den deutschsprachigen Ländern bisher in einem zu geringem Maße geführt worden. Es lässt sich daher nahezu keine Aussage darüber treffen, wie die Situation von praktizierenden Gyäkologinnen und Gynäkologen eingeschätzt wird. In explorativen Pilotinterviews habe ich daher sechs Ärzte aus drei unterschiedlichen Settings in der Schweiz und in Deutschland[34] befragt: Universitätsklinika, einem städtischen Krankenhaus sowie einer gynäkologischen Praxis. Themen der Befragung waren: Behandlungsmöglichkeiten in der Schwangerschaft; Schwierigkeiten bei der Behandlung schwangerer Frauen, die von Ärzten und Patientinnen erlebt werden; Notwendigkeit einer Veränderung der derzeitigen Situation; Einschätzung von Häufigkeit, Nutzen und Bedarf von Forschung an schwangeren Frauen; eigene Einschätzung zum Einschluss schwangerer Frauen in klinische Studien. Die Expertengespräche sind als ergänzendes Element zu den übrigen Methoden dieser Arbeit zu werten.

In den exemplarischen Interviews traten frappierende unterschiedliche Einschätzungen der Situation zu Tage.

Einige Ärzte sahen keine besonderen Probleme in der Behandlung schwangerer Frauen und damit auch keinen erhöhten Forschungsbedarf. So gab eine Ärztin aus einer universitären Klinik auf Anhieb an, keine größeren Forschungsdefizite zu sehen. Das Zurückgreifen auf Altbewährtes sei eine gute Methode, denn: »wenn man einmal was Wirksames hat, sucht man nicht mehr«. Man habe sich in der Hypertoniebehandlung auf ein Medikament geeinigt, das zwar außerhalb der Schwangerschaft nicht mehr gegeben werde, aber in der Schwangerschaft bisher gute Resultate zeige. Auf intensives Nachfragen hin listete sie dennoch einige Bereiche auf, in denen sie Wissenslücken sehe: Schmerzbehandlung bei Opiatabhängigen, Lungenreife mit Cortisongabe bei drohender Frühgeburt, Chemotherapie in der Schwangerschaft, Dopplersonographie in der Frühschwangerschaft, Homöopathie und Bachblütentherapie.

Ein Kollege einer anderen Universitätsklinik gab ebenfalls an, die gegenwärtigen Möglichkeiten zur Therapie schwangerer Frauen seien grundsätzlich gut. Auch er verwies darauf, dass meist Medikamente der ersten Generation eingesetzt würden. Erstaunlicherweise gab er an, »eher selten« vor dem Problem zu stehen, ein *nicht erforschtes* Medikament zu verschreiben.[35] Wenn dieser seltene Fall eintrete, läge die Nutzen-Risiko-Abwägung und Entscheidung dann nach vollständiger sachlicher Aufklärung und unter Kenntnis aller Therapiemöglichkeiten bei der Frau. Er berichtete, dass er die Frauen dabei häufig *nicht* im Konflikt erlebe, da ja recht gute Erfahrungen

34 Da die Arbeit in Deutschland und der Schweiz verfasst wurde, ist die Situation in diesen beiden Ländern als beispielhafter Schwerpunkt gewählt worden.

35 Diese Aussage ist angesichts der geringen Zahl an Medikamenten erstaunlich, die überhaupt in der Schwangerschaft zugelassen sind (Lyerly u.a. 2008).

mit Medikamenten vorlägen. Forschungsbedarf sähe er dennoch im Bereich der Tokolyse, Lungenreife, Geburtseinleitung, Chemotherapie und Umwelttoxine.

Ein weiterer Universitätsarzt betonte – abweichend von den beiden geschilderten Voten –, dass viele Handlungen in der Therapie während der Schwangerschaft nicht durch Daten gestützt seien. Als Entscheidungsgrundlage stünden lediglich Einzelfallerfahrungen zur Verfügung. Medikamente würden nur sehr restriktiv und nur bei strenger Indikation gegeben, wobei das Risiko der Gabe »ein bisschen auf die Patientin verlagert wird«. Trotz seiner Wahrnehmung dieses therapeutischen Problems äußerte er, die Ärzte hätten sich mit der Situation arrangiert.

Eine niedergelassene Gynäkologin berichtete ebenfalls davon, dass Ärztinnen sich mit der Situation arrangiert hätten. Sie habe die Schwierigkeiten bei der Behandlung schwangerer Frauen bisher als unveränderbar hingenommen. Jedoch schätze sie die Möglichkeiten zur medikamentösen Behandlung schwangerer Frauen als »sehr schwierig« ein. Mit Nachdruck unterstrich sie in dem Gespräch daher den Forschungsbedarf; vor allem im Bereich der Therapie von Depressionen und bei der Schmerzbehandlung stehe sie immer wieder im Dilemma und wäge dann zusammen mit anderen Fachärzten, zum Beispiel Psychiatern, und in Anbetracht der Behandlungsdringlichkeit ab. Die Ärztin wies auf den Punkt hin, dass sie bei Medikamenteneinnahme viel Unsicherheit und Ängste bei den Frauen erlebe, was bis zur Erwägung eines Schwangerschaftsabbruches führe. Oder, wie sie exemplarisch erzählte, Schwangerschaften könnten einen »fürchterlichen« Verlauf nehmen, wenn beispielsweise die Einnahme eines Antidepressivums unterbrochen würde, weil dann die Depression unkontrollierbare Ausmaße annähme und Frau und Fetus in Gefahr brächte.

Eine Gynäkologin aus einem kleineren städtischen Krankenhaus sah die medikamentöse Behandlung schwangerer Frauen ebenfalls als problematisch an. Es bestünden »nur geringe Möglichkeiten«. Auch sie betonte, die Einnahme von Medikamenten sei zusätzlich für die Frauen mit vielen Ängsten behaftet. Dafür sei ihrer Meinung nach der Conterganskandal ursächlich, der auch bei Ärzten und Ärztinnen noch immer Grund für Besorgnis sei. In ihrem ärztlichen Alltag erlebe sie, dass für die Frauen das Wohlergehen des Fetus oberste Priorität habe und wichtiger sei als der eigene Gesundheitszustand. Die Frauen verzichteten daher lieber auf Medikamente. Vor allem im Bereich der Hypertonie, Epilepsie, Hyperemesis, Schmerztherapie und antibiotischen Behandlung sei ihrer Ansicht nach Forschung wünschenswert.

Insgesamt befürwortete sie deutlich vermehrte Forschung an schwangeren Frauen.

Ein Professor für Gynäkologie, der an einem Universitätsklinikum tätig ist, betonte, dass im Falle von Krankheit in der Schwangerschaft mit einer übertriebenen Vorsicht reagiert werde, die zwar, vor allem historisch gesehen, berechtigt sei, der jedoch eine Datengrundlage fehle. Er führte den »Fall Bendectin®« als ein Beispiel für die übertriebene Vorsicht an. Dieses Medikament wurde ausschließlich für schwangere Frauen gegen Hyperemesis gravidarum entwickelt. Nach der Einnahme kam es zu zwei bis vier Prozent Fehlbildungen bei Neugeborenen, was der normalen Durchschnittsrate entspräche. Einzelne Fallberichte wurden in einschlägigen Zeitschriften wie zum Beispiel *Lancet* dokumentiert. Daraufhin wurden Prozesse gegen die Pharmafirma geführt, und mit Bildern von fehlgebildeten Kindern wurden die Menschen im Gerichtsraum emotional berührt. Obwohl nie bewiesen wurde, dass das Medikament tatsächlich teratogene Eigenschaften habe, wurde Bendectin® vom Markt genommen (vgl. etwa McKeigue u.a. 1994). Der Gynäkologe gab zu bedenken, dass ein Mittel gegen Hyperemesis gravidarum ein teilweise sehr starkes, langandauerndes und auch prägendes Leiden hätte lindern können. Sogar auf die spätere Mutter-Kind-Beziehung könne sich eine leidvolle und anstrengende Periode von Übelkeit und Erbrechen während der Schwangerschaft negativ auswirken. Mit einem Zitat von Widukind Lenz[36]: »Wahrscheinlich ist das am meisten verbreitete Teratogen der Beipackzettel« beschrieb er das Problem, dass Sorgen und Ängste um eine fetale Schädigung vor allem durch die Informationen in der Packungsbeilagen geschürt würden. Mit der Aussage, das Medikament dürfe in der Schwangerschaft nicht eingenommen werden, würden pharmazeutische Unternehmen jedoch vor allem Haftungsfragen umgehen wollen. Daraus wiederum resultierten für die behandelnden Ärzte schwierige Fragen der Haftung, was die sehr vorsichtige, restriktive Einstellung in der Ärzteschaft nach sich ziehe. Er betonte weiter, dass der Conterganskandal weit mehr als frühere Geschehnisse wie etwa die Rötelnembryopathie ein Umdenken in der Gesellschaft und in der Ärzteschaft eingeleitet und tiefgreifende emotionale Folgen nach sich gezogen hätte. Die Auswirkungen des Conterganskandals würden heute noch das Tabu für die Debatte um Arzneimittelforschung an schwangeren Frauen erklären. Insgesamt herrsche große Zurückhaltung auf dem Gebiet der Forschung an schwangeren Frauen.

36 Zu der wichtigen Rolle des Humangenetikers Lenz bei der Aufdeckung des Zusammenhangs einer Conterganeinnahme mit kindlichen Fehlbildungen siehe Kapitel 1.2.

Allein dieses kleine Kollektiv an Befragten zeigt das breite Spektrum an Einschätzungen hinsichtlich der Behandlungsmöglichkeiten schwangerer Frauen und der daraus resultierenden Konsequenzen. Die ersten drei Ärztinnen und Ärzte stehen paradigmatisch für die Haltung, am Status quo keinen Veränderungsbedarf zu sehen. Mit der restriktiven Medikamentengabe habe man sich arrangiert. Zwei Ärzte sahen gar kein Problem in der Behandlung schwangerer Frauen, der dritte wies zumindest auf die fehlenden Studiendaten hin.

Anders stellte sich die Situation in den drei weiteren Gesprächen dar. Die beiden Ärztinnen wiesen auf den wichtigen Aspekt hin, häufig Ängste und Sorgen der schwangeren Frauen zu erleben, wenn es um eine notwendige Einnahme von Medikamenten gehe. Im Wissen, dass eine Medikamenteneinnahme dennoch häufig unumgänglich ist, befürworteten sie entsprechende Forschung mit schwangeren Frauen. Der dritte Arzt bewertete die restriktive Verschreibungspraxis als problematisch. Er fügte an, dass es vor allem Haftungsfragen seien, die zu der restriktiven Praxis führten. In seinen differenzierten Ausführungen schilderte er das therapeutische Dilemma und seine historische Genese – in Übereinstimmung mit meinen eigenen Literaturrecherchen und Analysen – sehr treffend.

1.6. Zwischenfazit

Im ersten Teil der Arbeit – mit dem methodischen Schwerpunkt auf der Literaturrecherche – wurde dargestellt, in welchem historischen Kontext die Zurückhaltung bei der Medikamentengabe in der Schwangerschaft und der häufig praktizierte Ausschluss schwangerer Frauen aus Arzneimittelstudien steht. Dafür wurde die Geschichte von Therapie und Forschung in der Schwangerschaft kurz nachgezeichnet. Bis in die 1960er Jahre fokussierte die teratologische Forschung wenig auf den ursächlichen Zusammenhang zwischen dem mütterlichen Verhalten zum Beispiel bei der Einnahme von Medikamenten und der Entwicklung des Ungeborenen. Erst die Erfahrungen mit Contergan® zeigten Wissenschaft und Öffentlichkeit, in welchem Maße dieser Zusammenhang bestand. In der Folge dieser Ereignisse fanden maßgebliche Änderungen im Bereich des Arzneimittelforschungsrechts statt; eine bedeutende Rolle spielte dabei die US-amerikanische FDA mit ihren Leitlinien und der Einführung der vier Studienphasen. Frauen wurden –

zum Schutz der Feten bei einer unbemerkten Schwangerschaft – aus frühen Phasen klinischer Studien ausgeschlossen. Die Therapiestrategie in der Schwangerschaft änderte sich nach dem Thalidomidskandal so grundlegend, dass von einem Paradigmenwechsel gesprochen werden kann. Um das Risiko einer fetalen Schädigung zu minimieren, erschien als einzige Handlungsoption, möglichst auf Medikamente zu verzichten.

Ein Blick aus soziologisch-historischer Perspektive auf die Mutter-Fetus-Beziehung zeigte eine kritikwürdige konzeptionelle Entkopplung von Frau und Fetus in den letzten Jahrzehnten, die vor allem durch den rasanten Fortschritt in Medizin und Technik und der damit einhergehenden Visualisierung des Fetus begründet wird. Das Erleben der Schwangerschaft veränderte sich von einem individuellen Hoffen und sinnlichen (Er-)warten hin zu einem Prozess, der sich in Abhängigkeit von technischen und statistischen Faktoren wie der optimalen Auflösung eines Ultraschallbildes oder von ärztlichen Prognosen anhand chemischer Tests befindet. Das ungeborene Kind wurde damit zu einem zugleich der öffentlichen Betrachtung zugänglichen, eigenständigen Wesen, das den Ansprüchen unterschiedlicher Interessengruppen ausgesetzt ist.

Die Entwicklung einer *kontrollierten* Arzneimittelzulassung mittels systematisierter medizinischer Forschung ist zweifellos als wesentlicher Fortschritt der Medizin und Pharmazie zu bewerten. Zeitgleich mit der Einführung der Pflicht, Medikamente einem gründlichen Zulassungsprozess zu unterziehen, wurden schwangere Frauen jedoch – aus Sorge um den Fetus – aus diesem Prozess ausgeschlossen. Seit bekannt wurde, dass sich das Verhalten der werdenden Mutter mehr oder weniger direkt auf den Fetus auswirkt, existiert zudem eine starke *öffentliche* Erwartung an die Frau, sich so zu verhalten, dass der Fetus keinem schädigenden Einfluss ausgesetzt wird. Im Sinne dieses protektiven Verhaltens, das sicherlich den meisten Frauen einleuchtete und sich mit ihren eigenen Absichten deckte, versuchten sie ihrerseits den technischen Fortschritt und ärztlichen Rat zu nutzen, um das Beste für die Entwicklung des ungeborenen Kindes zu unternehmen.

Der therapeutische Schutz- und Schonraum zeigte allerdings bald seine problematischen Seiten: Zwar wurden Medikamente nun erforscht und evidenzbasierte Medizin avancierte zum therapeutischen Königsweg, doch standen für schwangere Frauen keine oder zumindest keine gesicherten Ergebnisse zur Verfügung. Der pharmakologische und arzneimittelrechtliche

Fortschritt aus dem sie und ihre Kinder betreffenden »Sündenfall«[37] des Umgangs mit Contergan® kam ihnen selbst nicht zu Gute.

Mittlerweile werden datengestützte Therapieempfehlungen aus groß angelegten Datensammlungen von reproduktionstoxikologischen Beratungsstellen und Teratogenitätsregistern gewonnen. Hinsichtlich der Hinweise zum Teratogenitätspotenzial von Medikamenten leisten diese Datenbanken einen unverzichtbaren Dienst. Dennoch, die Arzneimittelversorgung schwangerer Frauen ist immer noch unzureichend und stellt daher ein akutes und bisher ungelöstes alltägliches Problem dar.

In den letzten Jahren hat sich, vorrangig in den USA, eine Debatte mit dem Ziel entwickelt, den praktizierten Ausschluss von schwangeren Frauen aus klinischen Studien in Frage zu stellen und den Einschluss schwangerer Frauen in Studien zu fordern. Die Debatte steht im Kontext verschiedener vorausgehender Entwicklungen und Ereignisse:

1. Die generelle Diskussion über den Ausschluss vulnerabler Gruppen und den ihnen dadurch entstehenden therapeutischen Nachteil;
2. Die Forderung im Rahmen des Gender-Mainstreaming, auch *Frauen* im gebärfähigen Alter und schwangere Frauen in klinische Studien einzubeziehen;
3. Das andauernde spezifische Problem der Schwierigkeit in der Behandlung schwangerer Frauen.

Die Hauptargumente in der US-amerikanischen Diskussion um einen Einschluss schwangerer Frauen sind die folgenden: Die ungesicherten Therapieschemata bedeuteten ein Risiko, was dem medizinethischen Prinzip des *Nicht-Schadens* widerspreche. Folglich seien statistisch gestützte Daten ein *Nutzen* für die vulnerablen Gruppen beziehungsweise Frauen. Der Ausschluss aus Studien sei somit unvereinbar mit dem Prinzip der *Gerechtigkeit*, das fordere, der gesamten Population die Vorteile von klinischen Studien zukommen zu lassen. Außerdem sei die *Autonomie* der schwangeren Frauen zu respektieren.

Wie gezeigt wurde, trug die Debatte in den USA bereits rechtliche Früchte. Breit angelegte Projekte zu *Frauen*gesundheit wurden lanciert, auch die Frage der Forschung an *schwangeren Frauen* wurde dabei thematisiert und diskutiert. Seit einer Gesetzesneuerung im Jahre 2001 ist Forschung unter bestimmten Bedingungen auch an schwangeren Frauen zulässig. Ähnliche normative Veränderungen sind bei neu entstehenden Leitlinien der CIOMS

37 Siehe Zitat Müller-Oerlinghausen, S. 39.

und des Europarates zu erkennen. In Deutschland wird bislang weit zurückhaltender debattiert. Teilweise wird deutliche Kritik an Versuchen geübt, eine Debatte dazu anzustoßen.

Die Darstellung der Ereignisse um Contergan® und der hier beschriebene weitere Verlauf der Entwicklungen lässt folgenden Schluss zu: Der Schutzraum, der schwangeren Frauen seitdem eingeräumt wird, ist gleichzeitig der Motor für das Tabu, das unter anderem die Diskussion zum Einschluss schwangerer Frauen, zumindest in Deutschland, verhindert. Von Seiten der Medikamentenhersteller müssen auch die schwierigen Haftungsfragen als Sekundärmotiv für die Abwehr einer Diskussion in Betracht gezogen werden.

Angesichts des »kollektiven Schocks« ist es nachvollziehbar, dass sich aus dem Conterganskandal ein Tabu bezüglich einer Studienteilnahme schwangerer Frauen entwickelt hat. Die Angst vor einer Wiederholung ist noch immer präsent. Dass sich das Risiko für arzneimittelinduzierte Fehlbildungen heute relativ gut eingrenzen lässt, hat an dieser Angst wenig geändert. Angesichts des therapeutischen Dilemmas in der Schwangerschaft und dem Respekt der Autonomie der Frau gegenüber und angesichts der Fortschritte in der Einschätzung von Teratogenität, darf das Thema der Arzneimittelforschung an schwangeren Frauen jedoch nicht mit trivialen oder gar unsachlichen Argumenten vorschnell abgetan werden. Stattdessen ist im Sinne einer konstruktiven Bearbeitung der Thematik eine differenzierte Darstellung und Diskussion der ethischen Kernkonflikte auch für den deutschsprachigen Raum dringend erforderlich, wenn die Versorgung schwangerer Frauen allmählich verbessert werden soll.

Teil 2: Übersicht und Analyse der Leitlinien zur Forschung an schwangeren Frauen

In diesem Kapitel wird eine Auswahl internationaler, europäischer und nationaler (US-amerikanischer und deutschsprachiger) Leitlinien oder Gesetze zur Arzneimittelforschung an schwangeren Frauen zusammengetragen und analysiert. Die Recherche wurde in den Archiven internationaler und europäischer Institutionen wie WHO, CIOMS und Europarat durchgeführt. In den Ländern USA, Deutschland und der Schweiz wurden die Gesetzestexte sowie die ärztlichen Richtlinien der Ärzteschaft und/oder der Fachgesellschaften durchsucht.[38]

International:
- WHO (World Health Organization)
- CIOMS (Council for International Organizations of Medical Sciences)

Europa:
- Europarat

USA:
- DHHS (Department of Health and Human Services USA)
- FDA (Food and Drug Administration USA)
- ACOG (American College of Obstetricians and Gynecologists)

Deutschland:
- Bundesrepublik Deutschland: Gesetz über den Verkehr mit Arzneimitteln (Deutsches Arzneimittelgesetz)
- Bundesinstitut für Arzneimittel und Medizinprodukte (BfArM)
- BMG (Bundesgesundheitsministerium Deutschland)
- BÄK (Bundesärztekammer Deutschland)
- DGGG (Deutsche Gesellschaft für Gynäkologie und Geburtshilfe).

---

38 Da die Arbeit in Deutschland und der Schweiz verfasst wurde, ist die Situation in diesen beiden Ländern als beispielhafter, zusätzlicher Schwerpunkt zum internationalen, europäischen und US-amerikanischen Fokus gewählt worden.

Schweiz:

- Schweizerische Eidgenossenschaft: Bundesgesetz über Arzneimittel und Medizinprodukte (Schweizer Heilmittelgesetz, HMG)
- BAG (Bundesamt für Gesundheit Schweiz)
- SAMW (Schweizerische Akademie der Medizinischen Wissenschaften)
- SGGG (Schweizerische Gesellschaft für Gynäkologie und Geburtshilfe)

Es wurden sechs Leitlinien und Gesetzestexte gefunden, in denen die Forschung an schwangeren Frauen behandelt wird. Sie werden im Folgenden dargestellt und analysiert. Die Reihenfolge der Darstellung ist nach geographischen Zonen sortiert:

- International: CIOMS (2.1.)
- Europa: Europarat (2.2.)
- National: USA, Deutschland, Schweiz (2.3. bis 2.6.)[39]

2.1. Council for International Organizations of Medical Sciences (CIOMS) – Genève, 2002

Die Internationalen Ethischen Leitlinien für Biomedizinische Forschung an Menschen, *International Ethical Guidelines for Biomedical Research Involving Human Subjects,* wurden 2002 vom Council for International Organizations of Medical Sciences (CIOMS), einer von WHO und UNESCO gegründeten Organisation, veröffentlicht (CIOMS 2002). Die rechtlich nicht bindenden Leitlinien dienen weltweit als Orientierung bei der Erstellung nationaler Gesetze und Richtlinien. Leitlinie 17 über Forschung an schwangeren Frauen ist ein Auszug aus der dritten Fassung der Leitlinien.

39 In den Leitlinien – wie auch im Abschlusskapitel – werden vielfach die für die Forschungsethik üblichen Begriffe verwendet, etwa »individueller/direkter Nutzen«, »Gruppennutzen« oder »Fremdnützigkeit«. Für eine ethische Beurteilung von Studientypen ist eine solche Differenzierung relevant, allerdings als Konzept und Definition in der Forschungsethik nicht unumstritten (s. 4.4.3.). Terwey unternimmt den Versuch einer neuen Klassifizierung der problematischen Begriffe (Terwey 2007).

Leitlinie 1: Guideline 17 aus »International Ethical Guidelines for Biomedical Research Involving Human Subjects« (Council for International Organizations of Medical Sciences)

CIOMS, Guideline 17:
»Pregnant women as research participants«

Pregnant women should be presumed to be eligible for participation in biomedical research. Investigators and ethical review committees should ensure that prospective subjects who are pregnant are adequately informed about the risks and benefits to themselves, their pregnancies, the fetus and their subsequent offspring, and to their fertility.

Research in this population should be performed only if it is relevant to the particular health needs of a pregnant woman or her fetus, or to the health needs of pregnant women in general, and, when appropriate, if it is supported by reliable evidence from animal experiments, particularly as to risks of teratogenicity and mutagenicity.

Commentary on Guideline 17

The justification of research involving pregnant women is complicated by the fact that it may present risks and potential benefits to two beings – the woman and the fetus – as well as to the person the fetus is destined to become. Though the decision about acceptability of risk should be made by the mother as part of the informed consent process, it is desirable in research directed at the health of the fetus to obtain the father´s opinion also, when possible. Even when evidence concerning risks is unknown or ambiguous, the decision about acceptability of risk to the fetus should be made by the woman as part of the informed consent process.

Especially in communities or societies in which cultural beliefs accord more importance to the fetus than to the woman's life or health, women may feel constrained to participate, or not to participate, in research. Special safeguards should be established to prevent undue inducement to pregnant women to participate in research in which interventions hold out the prospect of direct benefit to the fetus. Where fetal abnormality is not recognized as an indication for abortion, pregnant women should not be recruited for research in which there is a realistic basis for concern that fetal abnormality may occur as a consequence of participation as a subject in research.

Investigators should include in protocols on research on pregnant women a plan for monitoring the outcome of the pregnancy with regard to both the health of the woman and the short-term and long-term health of the child.

Der Verlauf der Leitlinienentwicklung ist interessant und gibt Aufschluss darüber, dass die Entscheidungszuständigkeit der Frau erst in der vorliegenden Fassung von 2002 stärker hervorgehoben wurde. In der ersten Fassung der *Guideline* von 1999 wurde im Kommentar zwar bereits betont, dass ein Ausschluss schwangerer Frauen angesichts des Prinzips der Gerechtigkeit und des Rechts auf Nutzen aus Studien sowie im Hinblick auf das Recht der schwangeren Frau auf Selbstbestimmung prinzipiell nicht zu rechtfertigen sei. Die neue Fassung der *Guideline* 17 (2002) versucht, so die Einleitung zu den Leitlinien, sich an die Veränderungen in der medizinischen Forschung anzupassen. In der *Guideline* 16 (2002) über Forschung an Frauen wird grundsätzlich festgestellt, dass Frauen – ob schwanger oder nicht – die alleinige Entscheidungszuständigkeit über die Teilnahme an einer Studie besitzen: *»In research involving women of reproductive age, whether pregnant or non-pregnant, only the informed consent of the woman herself is required for her participation.«*

In der oben gezeigten *Guideline* 17, die sich explizit der Situation der schwangeren Frauen zuwendet, wird die Reichweite ihrer Entscheidungszuständigkeit spezifiziert. Schwangere Frauen sollen auch dann über die Teilnahme an einer Studie entscheiden können, wenn das Risiko unwägbar ist: *»even when evidence concerning risks is unknown or ambiguous, the decision about acceptability of risk to the fetus should be made by the woman as part of the informed consent process«*. Dabei muss sichergestellt sein, dass die Frauen gut über Risiken und Nutzen für sie selbst, die Schwangerschaft, den Fetus, das geborene Kind und die Fruchtbarkeit informiert sind. Der Vater dagegen erhält nur ein eingeschränktes Maß an Mitspracherecht, da eine rechtliche Erfordernis seiner Einwilligung als nicht nötig erklärt wird. Wie in *Guideline* 16 erklärt wird, würde eine obligatorische Autorisierung des Kindesvaters das Prinzip des Respekts für die Autonomie der schwangeren (oder auch nichtschwangeren) Frau missachten. Ein Dialog mit dem Vater sollte aber, wenn möglich, gefördert werden. Eine Grundbedingung für Forschung an schwangeren Frauen ist, dass die Studie ihr, beziehungsweise dem Fetus, oder der Gruppe der schwangeren Frauen nützt. Somit sind laut der neuen Fassung sowohl *Studien mit individuellem Nutzen für Frau/Fetus* als auch *gruppennützige* Studien erlaubt. Mit der Betonung der alleinigen Entscheidungszuständigkeit der Frau über das Risiko formuliert die CIOMS eine recht liberale Position. Allerdings werden nicht alle Studientypen mit jedweder Risiko-Nutzen-Konstellation zugelassen. So sind *fremdnützige* Studien von vorneherein ausgeschlossen. Eine Einschränkung der Teilnahme besteht laut CIOMS auch dann, wenn eine Studie an einem Ort beziehungsweise in einem Land stattfindet, an dem fetale Missbildungen keine Indikation für einen Schwangerschaftsabbruch darstellen. Im Falle eines dort stattfindenden Studienvorhabens sollen schwangere Frauen von vornherein ausgeschlossen sein. Außerdem dürfen grundsätzlich keine Anreize für Studien mit fetalem Nutzen angeboten werden.[40]

Tabelle 1: Zusammenfassung CIOMS, 2002

Studientyp	*Beurteilung*
Nutzen für die Frau, Nutzen für den Fetus, Gruppennutzen	– Frau entscheidet über Teilnahme, auch wenn Risiko unwägbar ist
Zusatz: Nutzen für den Fetus	– Wenn möglich auch väterliches Einverständnis – Anreize für Studie nicht erlaubt
Fremdnützig	– Nicht erlaubt
Allgemeine Konditionen	– Studienleiter und Ethikkommission sind für adäquate Aufklärung über Risiken verantwortlich – Wenn möglich Vorerkenntnisse aus Tierexperimenten gewinnen, insbesondere zu Teratogenität und Mutagenität – Nachsorge sichern – Studien dort nicht erlaubt, wo fetale Missbildungen keine Indikation für einen Schwangerschaftsabbruch darstellen

2.2. Europarat – Strasbourg, 2005

Der europäische Lenkungsausschuss für Bioethik (*Steering Committee of Bioethics*) des Europarates wurde 1991 nach einem Auftrag des Ministerkomitees des Europarates ins Leben gerufen. Eine erste Fassung des vom Lenkungsausschuss verfassten »Zusatzprotokoll zum Übereinkommen über

40 In Teil 4 der vorliegenden Arbeit wird eine ähnliche Bedingung aufgestellt und genauer begründet.

Menschenrechte und Biomedizin betreffend biomedizinische Forschung« wurde unter der Leitung von Paula Kokkonen (Finnland) mit Beteiligung von Teilnehmern aus Deutschland, Griechenland, Belgien und Irland erstellt. Nach einer fünfjährigen Arbeitspause wurde unter dem Vorsitz von Rosemarie Boothman (Irland) und unter Einbeziehung eines größeren Spektrums von Mitgliedern aus Island, der Ukraine, Deutschland, Österreich, Griechenland, Dänemark, Slowenien und der European Science Foundation die zweite Version erarbeitet. Nach nationalen und europaparlamentarischen Diskussionen und weiterer Überarbeitung einer Version aus dem Jahre 2001 hat der Lenkungsausschuss im Juni 2003 die revidierte Fassung bekannt gegeben. Diese lag dem Ministerkomitee vor, welches nach Beratung mit der Parlamentarischen Versammlung die endgültige Fassung im Januar 2005 verabschiedete. Derzeit liegt es den Mitgliedsländern zur Ratifizierung vor. Fünf Länder haben das Zusatzprotokoll bereits unterzeichnet und ratifiziert, 16 Länder haben unterzeichnet, es aber nicht ratifiziert. Die übrigen 26 Länder haben weder Signatur noch Ratifikation erteilt (Europarat 2009).

Leitlinie 2: Kapitel VI, Artikel 18 aus »Zusatzprotokoll zum Übereinkommen über Menschenrechte und Biomedizin betreffend biomedizinische Forschung« (Europarat)

Steering Committee of Bioethics: Additional Protocol to the Convention on Human Rights and Biomedicine, on Biomedical research: CHAPTER VI, Article 18 »Research during pregnancy or breastfeeding«

CHAPTER VI – Specific situations

Article 18 – Research during pregnancy or breastfeeding
1. Research on a pregnant woman which does not have the potential to produce results of direct benefit to her health, or to that of her embryo, foetus or child after birth, may only be undertaken if the following additional conditions are met:
(a) the research has the aim of contributing to the ultimate attainment of results capable of conferring benefit to other women in relation to reproduction or to other embryos, foetuses or children;
(b) research of comparable effectiveness cannot be carried out on women who are not pregnant;
(c) the research entails only minimal risk and minimal burden.
2. Where research is undertaken on a breastfeeding woman, particular care shall be taken to avoid any adverse impact on the health of the child.

In der Präambel des Zusatzprotokolls wird betont, jede Person habe ein Recht auf Teilnahme an oder Ablehnung von klinischen Studien, dass aber Personen, die im Zusammenhang mit der Forschung vulnerabel sein könnten, besonderen Schutz genießen sollten (Europarat 2005).

Im Kapitel »Specific situations« werden im Abschnitt über die Forschung während der Schwangerschaft lediglich die Studientypen abgehandelt, die *keinen* individuellen Nutzen für die Gesundheit der Frau oder des Embryo/Fetus oder des Kindes nach der Geburt versprechen. Bedingungen für die Forschung an schwangeren Frauen sind demnach:

- Die Forschung zielt auf die Verbesserung der Versorgung von anderen Frauen in Zusammenhang mit der Fortpflanzung oder anderen Embryos, Feten oder Kindern;
- Eine Ersetzung der schwangeren Frauen durch nicht-schwangere Frauen würde nicht die angezielten Ergebnisse hervorbringen (Subsidiaritätsbedingung);
- die Forschung bringt nur minimales Risiko und minimale Belastung mit sich.

Der Europarat beschränkt sich somit auf die Normierung der *gruppennützigen Forschung* an schwangeren Frauen. Über die Entscheidungszuständigkeit wird keine Aussage getroffen. Auch im Kommentar zu den Leitlinien werden keine weiteren Aspekte erwähnt.

Der Artikel 18 ist jedoch nicht unumstritten. Italien lehnt als bisher einziges Land das Zusatzprotokoll explizit ab, weil die italienische Regierung gruppen- oder fremdnützige Forschung an schwangeren Frauen nicht erlaubt (Treaty Office 2005).

Tabelle 2: Zusammenfassung Europarat, 2005

Studientyp	*Beurteilung*
Gruppennutzen	– Gruppe = andere Frauen im Zusammenhang mit Fortpflanzung, andere Embryonen, Feten und Kinder – Subsidiarität – Minimales Risiko und Belastung
Fremdnützig	– Nicht erlaubt

2.3. Department of Health and Human Services – USA, 2005

Im Mai 1974 verkündete das US-amerikanische Gesundheitsministerium *Department of Health, Education and Welfare* (DHEW; heute: *Department of Health and Human Services* DHHS) erstmalig das gesetzliche Inkrafttreten der *NIH's Policies for the Protection of Human Subjects* von 1966. In Paragraph 46.204 *Research involving pregnant women or fetuses* des *Code of Federal Regulations* werden die Bedingungen für Forschung an Schwangeren festgelegt (DHHS 2005). Bis zum Jahre 2001 wurde in diesem Paragraphen der Einschluss von Schwangeren in Studien für *unzulässig* erklärt, es sei denn, er erfolge zum gesundheitlichen Nutzen der Mutter, und das Risiko für den Fetus werde so gering wie möglich gehalten, oder aber – wenn die Studien nicht dem gesundheitlichen Nutzen der Frau dienten – das Risiko für den Fetus sei minimal. In der Neufassung vom 13. November 2001 wurde dagegen der positive Wortlaut gewählt, schwangere Frauen oder Feten *dürfen* in Studien *einbezogen werden (»may be involved«)*, wenn gewisse Konditionen erfüllt sind.

Leitlinie 3: Paragraph 46.204 aus »Code of Federal Regulations« (USA)

CFR Paragraph 46.204 »Research involving pregnant women or fetuses«

Pregnant women or fetuses may be involved in research if all of the following conditions are met:
(a) Where scientifically appropriate, preclinical studies, including studies on pregnant animals, and clinical studies, including studies on nonpregnant women, have been conducted and provide data for assessing potential risks to pregnant women and fetuses;
(b) The risk to the fetus is caused solely by interventions or procedures that hold out the prospect of direct benefit for the woman or the fetus; or, if there is no such prospect of benefit, the risk to the fetus is not greater than minimal and the purpose of the research is the development of important biomedical knowledge which cannot be obtained by any other means;
(c) Any risk is the least possible for achieving the objectives of the research;
(d) If the research holds out the prospect of direct benefit to the pregnant woman, the prospect of a direct benefit both to the pregnant woman and the fetus, or no prospect of benefit for the woman nor the fetus when risk to the fetus is not greater than minimal and the purpose of the research is the development of important biomedical knowledge that cannot be obtained by any other means, her consent is obtained in accord with the informed consent provisions of subpart A of this part;
(e) If the research holds out the prospect of direct benefit solely to the fetus then the consent of the pregnant woman and the father is obtained in accord with the informed consent provisions of subpart A of this part, except that the father's consent need not be obtained if he is unable to consent because of unavailability, incompetence, or temporary incapacity or the pregnancy resulted from rape or incest;
(f) Each individual providing consent under paragraph (d) or (e) of this section is fully informed regarding the reasonably foreseeable impact of the research on the fetus or neonate;
(g) For children as defined in Paragraph 46.402(a) who are pregnant, assent and permission are obtained in accord with the provisions of subpart D of this part;
(h) No inducements, monetary or otherwise, will be offered to terminate a pregnancy;
(i) Individuals engaged in the research will have no part in any decisions as to the timing, method, or procedures used to terminate a pregnancy; and
(j) Individuals engaged in the research will have no part in determining the viability of a neonate.

Bis zum Inkrafttreten der neuesten Version im Juni 2005 wurde vor allem an den Formulierungen bezüglich des Risikos bei therapeutischen oder nichttherapeutischen Studien sowie der Rolle des Vaters bei der Entscheidung gearbeitet. Seit Juni 2005 heißt es schließlich, schwangere Frauen dürfen in Forschung einbezogen werden, wenn gewisse Bedingungen erfüllt sind. Unterschieden wird dabei in Studien mit *Nutzen für 1) Frau, 2) Frau und Fetus* und *3) Fetus*. Im Falle von alleinigem fetalen Nutzen der Studie müssen Frau und Vater zusammen entscheiden, ansonsten liegt die Entscheidung bei der Frau. Die Risikokalkulation erfolgt durch Ergebnisse aus Vorstudien an Tieren und nicht-schwangeren Individuen. Bei der Zulässigkeit von Risiken wird der Fokus nicht wie bei der CIOMS auf die Zuständigkeit der Frau, sondern deutlich auf den Fetus gelenkt. So sind explizit Risiken *für den Fetus* nur dann zulässig, wenn die Intervention der Frau oder dem Fetus nützen soll. Interventionen ohne individuellen Nutzen oder nur mit Gruppennutzen dürfen lediglich minimales Risiko tragen. Damit unterscheidet sich das US-amerikanische Gesetz von der Leitlinie der CIOMS. Letztere verbietet Forschung ohne Nutzen für das teilnehmende Individuum oder für die Gruppe der schwangeren Frauen. Laut US-amerikanischem Gesetz ist auch die fremdnützige Forschung bei minimalem Risiko erlaubt.

Tabelle 3: Zusammenfassung US-amerikanisches Gesetz CFR Paragraph 46.204, 2005

Studientyp	*Beurteilung*
Nutzen für die Frau, Nutzen für den Fetus, Nutzen für Frau und Fetus	– Risiko für Fetus nur dann gerechtfertigt, wenn Intervention für das Wohl der Frau oder den Fetus angelegt ist – Einverständnis der Frau genügt
Zusätzlich: Nutzen für den Fetus	– Einverständnis des Vaters notwendig (wenn möglich)
Gruppennutzen, fremdnützig	– Gruppe = Frauen und Feten – Subsidiarität – Risiko für den Fetus nicht höher als minimal – Wichtige biomedizinische Erkenntnisse erwartet

Allgemeine Konditionen	– Potenzielles Risiko muss durch Vorstudien kalkuliert werden – Grundsätzlich geringstmögliches Risiko anstreben – Vollständige Aufklärung über Auswirkungen auf den Fetus – Keine Anreize zum Schwangerschaftsabbruch anbieten – Keine Entscheidungsbefugnis seitens der Forscher bzgl. Methode/Zeitpunkt der Entbindung/Lebensfähigkeit des Neugeborenen

2.4. Deutsches Bundesgesundheitsministerium – Bonn, 1987

Forschung am Menschen ist in Deutschland gesetzlich im Arzneimittelgesetz in Paragraph 40–42, »Schutz des Menschen bei der klinischen Prüfung«, geregelt (Bundesministerium der Justiz 2005). Die Forschung an schwangeren Frauen wird darin nicht erwähnt. Des Weiteren gilt für Deutschland die »Verordnung über die Anwendung der Guten Klinischen Praxis bei der Durchführung von klinischen Prüfungen mit Arzneimitteln zur Anwendung am Menschen (GCP-Verordnung)« (Bundesministerium der Justiz 2004)[41]. Darin wird Forschung an schwangeren Frauen ebenfalls nicht explizit erwähnt. Zusätzlich stützt sich die Forschung am Menschen auf die 3. Bekanntmachung zur klinischen Prüfung von Arzneimitteln am Menschen

41 Diese Verordnung dient der Umsetzung (1.) der Richtlinie 2001/20/EG des Europäischen Parlaments und des Rates vom 4. April 2001 zur Angleichung der Rechts- und Verwaltungsvorschriften der Mitgliedstaaten über die Anwendung der guten klinischen Praxis bei der Durchführung von klinischen Prüfungen mit Humanarzneimitteln (ABl. EG Nr. L 121 S. 34), (2.) der Richtlinie 2003/94/EG der Kommission vom 8. Oktober 2003 zur Festlegung der Grundsätze und Leitlinien der Guten Herstellungspraxis für Humanarzneimittel und für zur Anwendung beim Menschen bestimmte Prüfpräparate (ABl. EU Nr. L 262 S. 22) und (3.) der Richtlinie 2001/18/EG des Europäischen Parlaments und des Rates vom 12. März 2001 über die absichtliche Freisetzung genetisch veränderter Organismen in die Umwelt und zur Aufhebung der Richtlinie 90/220/EWG des Rates (ABl. EG Nr. L 106 S.1).

(BfArM 2006).[42] Darin werden die erforderlichen Studien zu Reproduktion und Fertilität für Männer, Frauen und schwangere Frauen erläutert. Um Arzneimittelforschung an schwangeren Frauen durchzuführen, sind zuvor, »Studien zur weiblichen Reproduktionstoxikologie« durchzuführen. Zudem »sind zusätzlich Daten zur menschlichen Exposition erforderlich« (ebd.: 58). Sonstige Angaben zu Studien an schwangeren Frauen sind nicht zu finden. Die einzigen spezifischen Angaben zur Durchführung von Studien an schwangeren Frauen sind in den »Grundsätzen für die ordnungsgemäße Durchführung der klinischen Prüfung von Arzneimitteln« zu finden. Sie wurden im Dezember 1987 vom damaligen Bundesminister für Jugend, Familie, Frauen und Gesundheit veröffentlicht. Darin wird in vier Absätzen unter »Durchführung der Prüfung« beschrieben, unter welchen Voraussetzungen eine klinische Prüfung an schwangeren Frauen durchgeführt werden darf (Bundesanzeiger 1987).[43] Die Relevanz dieses Dokumentes ist zweifelhaft. Zunächst einmal haben die Grundsätze keine juristische Verbindlichkeit. Doch auch auf *policy*-Ebene scheinen die Grundsätze – meinen Internet- und Telefonrecherchen unter anderem beim Bundesministerium für Gesundheit zufolge – unbekannt zu sein. Da in meinen Recherchen jedoch auch niemand die Aufhebung oder Ablösung dieser Grundsätze bestätigen konnte, werden sie der Vollständigkeit halber aufgeführt.

42 3. Bekanntmachung zur klinischen Prüfung von Arzneimitteln am Menschen. Gemeinsame Bekanntmachung des Bundesinstituts für Arzneimittel und Medizinprodukte und des Paul-Ehrlich-Instituts zum Antrag auf Genehmigung einer klinischen Prüfung bei der zuständigen Bundesoberbehörde nach Paragraph 40 Abs. 1 Satz 2 Arzneimittelgesetz (AMG) sowie Paragraph 7 der Rechtsverordnung nach Paragraph 42 Abs. 3 AMG (GCP-V), zur Anzeige nachträglicher Änderungen während der Durchführung klinischer Prüfungen nach Paragraph 10 sowie zur Anzeige der Beendigung einer klinischen Prüfung nach Paragraph 13 Abs. 8 und 9 dieser Rechtsverordnung vom 10. August 2006.

43 Der gleiche Wortlaut ist im deutschen Medizinproduktegesetz unter Paragraph 20 zu finden. Statt um Arzneimittel geht es in dem Gesetz jedoch um Medizinprodukte, also etwa um diagnostische Geräte (Bundesministerium der Justiz 1994). Ein fast identischer Wortlaut ist außerdem im österreichischen »Beschluss der Bioethikkommission beim Bundeskanzleramt vom 15. November 2008 – Empfehlungen mit Genderbezug für Ethikkommissionen und klinische Studien« zu finden (Bundeskanzleramt Österreich Bioethikkommission 2008).

Leitlinie 4: Abschnitt 3 der »Grundsätze für die ordnungsgemäße Durchführung der klinischen Prüfung von Arzneimitteln« (Bundesminister für Jugend, Familie, Frauen und Gesundheit, 1987)

Grundsätze für die ordnungsgemäße Durchführung der klinischen Prüfung von Arzneimitteln: 3. »Durchführung der Prüfung«, Bonn, 1987

3.2. Eine klinische Prüfung darf während einer Schwangerschaft oder während einer Stillzeit nur durchgeführt werden wenn
3.2.1. das Arzneimittel dazu bestimmt ist, bei schwangeren oder stillenden Frauen oder bei ungeborenen Kindern Krankheiten zu verhüten, zu erkennen, zu heilen oder zu lindern,
3.2.2. die Anwendung des Arzneimittels nach den Erkenntnissen der medizinischen Wissenschaft angezeigt ist, um bei der schwangeren oder stillenden Frau oder bei einem ungeborenen Kind Krankheiten oder deren Verlauf zu erkennen, Krankheiten zu heilen oder zu lindern oder die schwangere oder stillende Frau oder das ungeborene Kind vor Krankheiten zu schützen,
3.2.3. nach den Erkenntnissen der medizinischen Wissenschaft die Durchführung der klinischen Prüfung für das ungeborene Kind keine unvertretbaren Risiken erwarten läßt und
3.2.4. die klinische Prüfung nach den Erkenntnissen der medizinischen Wissenschaft nur dann ausreichende Prüfergebnisse erwarten läßt, wenn sie an schwangeren oder stillenden Frauen durchgeführt wird.

Die gewählten Formulierungen sind nicht sehr klar und lassen Interpretationsspielraum zu. Wörtlich heißt es in den Grundsätzen, nur die Erforschung eines »angezeigten« Medikamentes sei möglich. Unklar ist dabei, ob dies bedeutet, dass das Medikament per zugelassener Indikation angezeigt sein muss. Diese Bedingung würden nur die wenigsten Präparate erfüllen. Weiter heißt es, das Risiko *für den Fetus* darf nicht unvertretbar sein. Damit wird der Fokus der Risikokalkulation auf den Fetus gelenkt. Es wird jedoch nicht klar, was mit der Formulierung des »nicht unvertretbaren« Risikos genau gemeint ist. Die Rolle des Vaters beziehungsweise die Entscheidungszuständigkeit werden nicht erwähnt. Ob lediglich Studien mit individuellem Nutzen oder auch Studien mit Gruppennutzen erlaubt sind, geht nicht eindeutig aus der Richtlinie hervor. Aus der Formulierung, dass das Medikament bei *der* schwangeren Frau (oder *dem* Kind) angezeigt sein muss, lässt sich jedoch indirekt vermuten, dass wohl nur Studien mit individuellem Nutzen zugelassen sind. Es dürfen nur Arzneimittel erforscht werden, die dazu bestimmt sind, Krankheiten bei schwangeren oder stillenden Frauen oder bei ungeborenen Kindern zu verhüten, zu erkennen, zu heilen oder zu lindern. Damit sind fremdnützige Studien nicht erlaubt.

Tabelle 4: Zusammenfassung Grundsätze Bundesminister für Jugend, Familie, Frauen und Gesundheit, 1987

Studientyp	*Beurteilung*
Fremdnützig (Gruppennutzen)	– Nicht erlaubt
Allgemeine Konditionen	– Risiken für Fetus nicht unvertretbar – Subsidiarität – Zu prüfendes Arzneimittel muss für Schwangere oder Fetus angezeigt sein

2.5. Schweizerische Akademie der Medizinischen Wissenschaften (SAMW) – Basel, 2009

Bis zum Jahre 2009 boten die zweifach revidierten »Medizinisch-ethische[n] Richtlinien für Forschungsuntersuchungen am Menschen« Entscheidungshilfen für forschende Ärzte und Ethikkommissionen in der Schweiz (SAMW 1997). Der Schweizerische Bund erarbeitet jedoch derzeit ein Humanforschungsgesetz. Aus diesem Anlass hat sich die Schweizerische Akademie für Medizinische Wissenschaften (SAMW) erneut intensiv mit Forschung am Menschen beschäftigt und hat daraufhin im Jahre 2009 einen neuen Leitfaden dazu herausgegeben (SAMW 2009a). Die zuvor gültigen Richtlinien wurden zurückgezogen, da sie von der »Rechtsentwicklung überholt worden sind« (SAMW 2009b). Unter 10.2. des neuen Leitfadens werden die Bedingungen für Forschung an schwangeren Frauen genannt.

Leitlinie 5: Kapitel 10.2. aus »Forschung mit Menschen. Ein Leitfaden für die Praxis« (SAMW)

> Forschung mit Menschen. Ein Leitfaden für die Praxis.
> 10.2. Frauen in gebärfähigem Alter und Schwangerschaft
>
> […]
> Bei einer Studie mit schwangeren Frauen besteht ein doppeltes Risiko: Jenes für die Mutter und das für das Kind. Aus diesem Grund müssen solche Studien immer beide Risiken berücksichtigen und dürfen nur durchgeführt werden, wenn das Studienziel mit der Schwangerschaft in direktem Zusammenhang steht bzw. wenn die untersuchten Medikamente in der Schwangerschaft Anwendung finden. Zusätzlich sollten solche Studien erst durchgeführt werden, wenn für Nichtschwangere genügend positive Resultate bezüglich der Verträglichkeit vorliegen. Um zukünftige Risiken soweit wie möglich einzuschränken, sollten schwangere Frauen gefragt werden, ob sie und auch das Kind nach einer Studie weiter beobachtet werden können.
> […]

In der zurückgezogenen Richtlinie der SAMW hieß es noch, dass nur Studien *mit Nutzen für Frau und Fetus in diesem Lebensabschnitt* zulässig waren, was einen entscheidenden, restriktiveren Unterschied zum Beispiel zur Leitlinie des Europarats darstellte, wo es gerade um die Regelung der Forschung ohne direkten Nutzen ging. Außerdem durften Risiken für den Fetus auch bei diesen Studien mit direktem Nutzen nur minimal sein. Im neuen Leitfaden ist die Formulierung weniger eindeutig, wirkt aber insgesamt liberaler als in den zurückgezogenen Richtlinien. Es heißt, das Studienziel müsse mit der Schwangerschaft in direktem Zusammenhang stehen. Dies ist meines Erachtens keine eindeutige Aussage und könnte je nach Interpretation der Formulierung sowohl für Studien mit individuellem als auch mit Gruppennutzen gelten. Weiter heißt es, eine Studie dürfe nur durchgeführt werden, wenn die untersuchten Medikamente in der Schwangerschaft Anwendung finden. Auch diese Formulierung ist nicht eindeutig und lässt Interpretationsspielraum für Studien mit individuellem Nutzen und mit Gruppennutzen, sowie für die Art der zu prüfenden Medikamente. Es wird jedoch deutlich, dass fremdnützige Studien nicht erlaubt sind.

Tabelle 5: Zusammenfassung Leitfaden SAMW, 2009

Studientyp	*Beurteilung*
Fremdnützig	– Nicht erlaubt
Allgemeine Konditionen	– Studie muss Risiken für Frau und Fetus berücksichtigen – Durchführung erst dann, wenn genügend positive Resultate bezüglich der Verträglichkeit vorliegen – Nachbeobachtung anbieten

2.6. Schweizer Bundesamt für Gesundheit – Schweiz, 2009

Auf Bundesebene der Schweiz existiert bisher keine Regelung zu Forschung an schwangeren Frauen. Daher wird derzeit ein Bundesgesetz über die Forschung am Menschen (Humanforschungsgesetz) erarbeitet. Am 21. Oktober 2009 wurde der Entwurf dieses Gesetzes vom Bundesrat an das Parlament überwiesen (Bundesversammlung der Schweizerischen Eidgenossenschaft 2009). Im Parlament soll nun über das Gesetz beraten werden. Das Humanforschungsgesetz (HFG) befasst sich im dritten Kapitel mit Forschung mit besonders verletzbaren Personen. Hierunter fällt im zweiten Abschnitt die »Forschung mit schwangeren Frauen sowie an Embryonen und Föten in vivo«.

Leitlinie 6: Artikel 24–26, 2. Abschnitt aus dem Entwurf für das Humanforschungsgesetz (Schweiz)

Entwurf zum Bundesgesetz über die Forschung am Menschen 2. Abschnitt (Artikel 24-26): »Forschung mit schwangeren Frauen sowie an Embryonen und Föten in vivo«, Schweiz Art. 24 Unzulässige Forschungsprojekte Forschungsprojekte, die eine Änderung von Eigenschaften des Embryos oder des Fötus ohne Bezug zu einer Krankheit zum Ziel haben, sind unzulässig. Art. 25 Forschungsprojekte mit schwangeren Frauen sowie an Embryonen und Föten in vivo

1. Ein Forschungsprojekt mit erwartetem direktem Nutzen für die schwangere Frau oder den Embryo beziehungsweise den Fötus darf nur durchgeführt werden, wenn die voraussehbaren Risiken und Belastungen sowohl für die schwangere Frau als auch für den Embryo beziehungsweise den Fötus in keinem Missverhältnis zum erwarteten Nutzen stehen.
2. Ein Forschungsprojekt ohne direkten Nutzen für die schwangere Frau und für Embryo beziehungsweise den Fötus darf durchgeführt werden, wenn es:
a. nur mit minimalen Risiken und Belastungen für den Embryo beziehungsweise den Fötus verbunden ist; und
b. wesentliche Erkenntnisse erwarten lässt, die schwangeren Frauen oder Embryonen beziehungsweise Föten längerfristig einen Nutzen bringen können.
Art. 26 Forschungsprojekte über Methoden des Schwangerschaftsabbruchs
1. Eine schwangere Frau darf für die Teilnahme an einem Forschungsprojekt über Methoden des Schwangerschaftsabbruchs erst angefragt werden, nachdem sie sich zum Schwangerschaftsabbruch entschlossen hat.
2. Artikel 25 ist nicht anwendbar.

Unterteilt wird hier in Forschung *mit* und *ohne direkten Nutzen*. Bei Studien mit direktem Nutzen für Frau *oder* Fetus dürfen die Risiken für Frau *und* Fetus in keinem Missverhältnis zum Nutzen stehen. Eindeutig ist, dass Forschung mit direktem Nutzen erlaubt ist. Es wird allerdings keine eindeutige Aussage über die Höhe des Risikos gemacht. Das »Missverhältnis zum Nutzen« bietet Spielraum in der Auslegung. Die Formulierung ist insgesamt recht sachlich gehalten – es wird dabei weder die Entscheidungszuständigkeit der Frau betont, noch der Schutz des Fetus in den Vordergrund gestellt.

Eindeutig ist das geplante Gesetz auch bei den weiteren Studientypen. Bei Studien ohne direkten Nutzen darf das Risiko nicht größer als minimal sein. Hier wird allerdings der Fokus auf den Fetus gelenkt, nur für ihn gilt diese Risikobeschränkung. Der erwartbare Nutzen erstreckt sich wieder auf Frau *und* Fetus. Es ist bemerkenswert, dass in der Formulierung zur Risikobelastung nur der Fetus erwähnt wird, bei derjenigen zum Nutzen jedoch wieder beide. Im Abschlusskapitel werde ich die Schwierigkeit der definitorischen Trennung von Frau und Fetus noch diskutieren.

Fremdnützige Studien sind laut dem Gesetzesentwurf nicht erlaubt.

Der Übermittlung des Entwurfes des Bundesrates an das Parlament wurde auch eine erläuternde Botschaft beigegeben (Bundesrat 2009). Darin wird die spezielle Konstellation der Schwangerschaft betont, da sie zur Auseinandersetzung mit der Möglichkeit zwinge, dass die »Interessen von Frau und Fötus kollidieren können« (ebd. S. 71). In der Botschaft heißt es weiter, es ergebe sich »eine Einschränkung der Autonomie der betroffenen Frau, die in ihrem Entscheid nicht nur ihre eigenen, sondern auch die mutmasslichen Interessen ihres Kindes berücksichtigen muss.« (ebd. S. 71). Auch hier wird eine Gegenüberstellung von Frau und Fetus vorgenommen, die ich im Abschlusskapitel in der Diskussion kritisch aufnehmen werde.

Der neue Leitfaden der SAMW (s. 2.5.) und der Entwurf des Humanforschungsgesetzes sind in ihren Aussagen recht ähnlich. Die zurückgezogenen Richtlinien der SAMW waren wesentlich restriktiver. In dem Dokument, das noch 2009 gültig war, war Forschung *ohne* direkten Nutzen von vornherein unzulässig. Forschung mit direktem Nutzen für den Fetus durfte nur minimales Risiko beinhalten. Im Zusammenhang mit der Entwicklung des liberaleren Humanforschungsgesetzes hat sich also auch die SAMW auf eine liberalere Position verständigt.

Tabelle 6: Zusammenfassung Schweizerisches Gesetz BAG, 2009

Studientyp	*Beurteilung*
Nutzen für die Frau Nutzen für den Fetus	– Risiken und Belastungen für Frau und Fetus in keinem Missverhältnis zu Nutzen
Gruppennützig	– Höchstens minimale Risiken und Belastungen für Fetus – Längerfristiger Nutzen für schwangere Frauen oder Embryonen bzw. Feten erwartet
Fremdnützig	– Nicht erlaubt
Allgemeine Konditionen	– Forschung über Methoden des Schwangerschaftsabbruches erst nach Entschluss für Schwangerschaftsabbruch anfragen – Änderungen von Eigenschaften des Fetus/Embryos ohne Bezug zu Krankheit sind nicht erlaubt

Tabelle 7: Übersicht Leitlinien und Gesetze zu Forschung an schwangeren Frauen

	CIOMS (international) 2002	Europarat 2005	DHHS USA 2005	BMG (D) 1987	SAMW (CH) 2009	Schweizerisches HFG 2009
Nutzen für die Frau/Fetus	Frau entscheidet über Teilnahme, auch wenn Risiko unwägbar ist.		Risiko für Fetus nur dann gerechtfertigt, wenn Intervention für das Wohl der Frau oder den Fetus angelegt ist.			Risiken und Belastungen für Frau und Fetus in keinem Missverhältnis zu Nutzen.
Nutzen für den Fetus zusätzlich	Wenn möglich auch väterliches Einverständnis; Anreize für Studie nicht erlaubt.		Einverständnis auch des Vaters notwendig (wenn möglich).			
Gruppennutzen	Gruppe = schwangere Frauen; Frau entscheidet über Teilnahme, auch wenn Risiko unwägbar ist.	Gruppe = andere Frauen im Zusammenhang mit Fortpflanzung, andere Embryonen, Feten und Kinder; Subsidiarität; Minimales Risiko und Belastung.	Gruppe = Frauen und Feten; Subsidiarität; Risiko für den Fetus nicht höher als minimal; Wichtige biomedizinische Erkenntnisse erwartet.	Nicht erlaubt (?).		Gruppe= schwangere Frau und Embryo bzw. Fetus; Höchstens minimale Risiken und Belastungen für Fetus; Längerfristiger Nutzen für schwangere Frauen oder Embryonen bzw. Feten erwartet.
Fremdnützig	Nicht erlaubt.	Nicht erlaubt.	Subsidiarität; Risiko für den Fetus nicht höher als minimal; Wichtige biomedizinische Erkenntnisse erwartet.	Nicht erlaubt.	Nicht erlaubt.	Nicht erlaubt.
Allgemeine Konditionen	Studienleiter und Ethikkommission sind für adäquate Aufklärung über Risiken verantwortlich; Wenn möglich Vorerkenntnisse aus Tierexperimenten gewinnen, insbesondere zu Teratogenität und Mutagenität; Nachsorge sichern; Studien dort nicht erlaubt, wo fetale Missbildungen keine Indikation für einen Schwangerschaftsabbruch darstellen.		Potenzielles Risiko muss durch Vorstudien kalkuliert werden; Grundsätzlich geringstmögliches Risiko anstreben; Vollständige Aufklärung über Auswirkungen auf den Fetus; Keine Anreize zum Schwangerschaftsabbruch anbieten; Keine Entscheidungsbefugnis seitens der Forscher bzgl. Methode/Zeitpunkt der Entbindung/Lebensfähigkeit des Neugeborenen.	Risiken für Fetus nicht unvertretbar; Subsidiarität; Zu prüfendes Arzneimittel muss angezeigt sein für Schwangere oder Fetus.	Studie muss Risiken für Frau und Fetus berücksichtigen; Durchführung erst dann, wenn genügend positive Resultate bezüglich der Verträglichkeit vorliegen; Nachbeobachtung anbieten.	Forschung über Methoden des Schwangerschaftsabbruches erst nach Entschluss für Schwangerschaftsabbruch anfragen; Änderungen von Eigenschaften des Fetus/Embryos ohne Bezug zu Krankheit nicht erlaubt.

2.7. Zwischenfazit

In diesem Kapitel wurden ausgewählte Leitlinien und Gesetze zur Arzneimittelforschung an schwangeren Frauen dargestellt und analyisert. Allen Dokumenten liegen die international anerkannten Richtlinien für *Good Clinical Practice* (EMEA 2002) in der Forschung zugrunde. Bei der Analyse der Leitlinien und Gesetze hat sich herausgestellt, dass folgende Aspekte spezifisch auf die Situation der schwangeren Frauen bezogen sind:

1. Klassifikation der Forschung in: a) Nutzen für die Frau, b) für den Fetus oder c) für beide;
2. Einteilung der Studientypen in gruppennützig/fremdnützig;
3. Rolle des Vaters im Entscheidungsprozess;
4. Grundsätzliche Zuständigkeit für die Entscheidung über das Risiko;
5. Spezifische Vorbedingungen für Studien an schwangeren Frauen.

In allen genannten Punkten zeigen die Leitlinien und Gesetze Abweichungen voneinander. Im Folgenden sollen diese herausgearbeitet werden, um dann in der Diskussion im vierten Teil erneut aufgegriffen zu werden.

Zu 1): Nur die CIOMS und das DHHS der USA unterscheiden die Studientypen hinsichtlich des individuellen Nutzens für Frau *oder* Fetus. Im Gegensatz zum DHHS verzichtet die CIOMS auf eine weitere Unterteilung in Studien mit Nutzen für beide. DHHS und CIOMS unterscheiden die Studientypen, weil auf diese Weise besondere Schutzmaßnahmen für Studien geltend gemacht werden, in denen lediglich Nutzen für den Fetus erwartet wird. Alle anderen Leitlinien beziehen sich (mit unterschiedlich gewählten Formulierungen) nur auf Studien mit Nutzen für Frau *und* Fetus. CIOMS und DHHS vermuten also eine besondere Risikokonstellation, wenn eine Studie nur Nutzen für den Fetus verspricht. Der Grund liegt darin, dass Frauen sich möglicherweise vorschnell zu einer Teilnahme an einer solchen Studie entschließen könnten, ohne die Risiken vorher gründlich abzuwägen. Daher ist besondere Vorsicht zum Beispiel durch die zuständige Ethikkommission geboten, wenn solche Studien durchgeführt werden. Im Abschlusskapitel dieser Arbeit werde ich ebenfalls für eine gesonderte Beurteilung der Studien mit fetalem Nutzen plädieren und die Gründe dafür weiter ausführen.

Zu 2): In allen Leitlinien werden Bedingungen für gruppennützige Forschung gestellt. Lediglich die SAMW verzichtet darauf. Ob das Deutsche BMG gruppennützige Forschung zulässt, geht aus den Formulierungen nicht eindeutig hervor. Es kann vermutet werden, dass sie nicht zulässig ist. Der Europarat, das DHHS und das Schweizerische HFG lassen gruppennützige Forschung zu, verlangen aber – in unterschiedlichen Formulierungen –, dass lediglich minimales Risiko vorliegt.[44] DHHS und HFG betonen dabei, dass die Risiken *für den Fetus* minimal sein müssen. Nur die CIOMS macht keine Angaben über das zulässige Risiko bei gruppennütziger Forschung. In der internationalen Leitlinie wird der Frau die Entscheidungszuständigkeit über Risikoeinschätzung und Teilnahme an der Studie zugestanden.

In fast allen Leitlinien sind fremdnützige Studien nicht erlaubt. Lediglich das DHHS unterscheidet nicht zwischen Gruppen- und Fremdnutzen. Beide Studientypen sind unter bestimmten Bedingungen erlaubt.

Gruppen- und Fremdnützigkeit wird in forschungsethischen Leitlinien immer dann als Kriterium aufgeführt, wenn bestimmte Gruppen (nichteinwilligungsfähige Individuen oder Menschen, die einem besonderen Risiko für Missbrauch ausgesetzt sind) besonderer Schutz zugesprochen wird. Mit der Risikobegrenzung dieser Studien auf minimales Risiko werden diese »vulnerablen Gruppen« vor Schaden oder Missbrauch geschützt. Die Formulierungsweise vom Europarat, von DHHS und vom Schweizerischen HFG ist eine übliche Praxis, wenn Forschung an »vulnerablen Gruppen«, also Kindern, Komapatienten oder Gefangenen normiert wird. In der Abschlussdiskussion der vorliegenden Arbeit wird die Definition von Gruppen- und Fremdnutzen diskutiert. Es wird nach der Notwendigkeit der Kategorien Gruppennützigkeit/Fremdnutzen für Forschung an schwangeren Frauen gefragt und es werden die Bedingungen dafür geprüft.

Zu 3): Nur die CIOMS und das DHHS greifen die Rolle des Kindesvaters in ihren Regelungen explizit auf. Laut CIOMS darf dem Vater keine Entscheidungszuständigkeit übertragen werden, eine Beratung mit ihm sei allerdings wünschenswert im Falle einer Studie, die zum Nutzen für den Fetus angelegt ist. Laut DHHS muss bei Studien, die auf einen individuellen Nutzen des Fetus abzielen, auch die Einwilligung des Vaters eingeholt werden – sofern dies möglich ist. Hier ergibt sich die Frage, welches Mitspracherecht der Vater haben soll, auch im Hinblick auf die verschiedenen Studientypen.

44 Zur Diskussion dieses Begriffs s. Einleitung S. 22.

Es schließt sich auch wieder die Frage an, ob Studien mit fetalem Nutzen besondere Bedingungen erfordern.

Zu 4): Bei Studien mit Nutzen für die Frau, mit Gruppennutzen und mit Nutzen für den Fetus überträgt die CIOMS die Zuständigkeit der Risikoeinschätzung und die damit zusammenhängenden Entscheidungen allein der Frau. Bei Studien mit Nutzen für den Fetus soll, wenn möglich, noch das väterliche Einverständnis eingeholt werden. Alle anderen Leitlinien und Gesetze geben Kriterien vor, wie das Risiko außerhalb der Zuständigkeit der Mutter eingestuft werden sollte, welche Maßstäbe also Studienleiter, Ethikkommission oder andere anlegen sollen. So gilt für gruppennützige Forschung beispielsweise häufig die Bedingung des minimalen Risikos. Von DHHS, Schweizer HFG und deutschem BMG werden zusätzlich besondere Bedingungen im Hinblick auf Studien mit Nutzen für die Frau und/oder den Fetus gestellt. Laut DHHS darf dann das Risiko nur durch Interventionen bedingt sein, die auf den Nutzen für die Frau und/oder den Fetus abzielen. Laut HFG darf das Risiko nicht den Nutzen überwiegen, und laut BMG dürfen keine »unvertretbaren« Risiken eingegangen werden.

Die Risikonutzenabwägung und die Zuständigkeit darüber sind zentrale Aspekte in der Frage nach dem Einschluss schwangerer Frauen in klinische Studien. Sie werden in der Abschlussdiskussion daher prominent diskutiert.

Zu 5): Neben den in 1) bis 4) genannten Bedingungen fügen die unterschiedlichen Leitlinien und Gesetze noch je zusätzliche spezifische Vorbedingungen und Konditionen ein, etwa dass keine Anreize zum Schwangerschaftsabbruch angeboten werden dürfen. Eine Diskussion der feinen Details, so wichtig sie ist, wird in dieser Arbeit jedoch zurückgestellt, da es zunächst darum geht, eine grundsätzliche Verständigung über die zentralen Voraussetzungen von Studien an schwangeren Frauen zu erreichen.

Teil 3: Interviews mit schwangeren oder frisch entbundenen Frauen

Die Auseinandersetzung mit konkreten ethischen Problemen muss die jeweilige Lebenswelt der involvierten Individuen berücksichtigen (vgl. etwa Krones 2008). Daher werden in dieser Arbeit die Forschungsfragen, ob Forschung an schwangeren Frauen zu rechtfertigen ist und wenn ja, unter welchen Bedingungen, nicht allein auf theoretischer Basis diskutiert.

Die Lebenswelt von Menschen bildet den Ausgangspunkt medizinethischer Fragen und Probleme. Sie ist zudem die Wirklichkeit, in der theoretische Überlegungen – zum Beispiel in Form von Handlungsstrategien, Leitlinien oder Gesetzen – ihre Anwendung finden. Der Einbezug der schwangeren oder frisch entbundenen Frauen ist somit ein notwendiges Element bei der Bearbeitung der Forschungsfragen. Ihre Einschätzungen stellen exemplarisch die Lebenswirklichkeit dar, aus der heraus die Forschungsfragen erst entstehen und in die die Ergebnisse des theoretischen, ethischen Diskurses wieder hineinwirken sollen. Die Ergebnisse der Interviews sind dabei nicht als quantitative Resultate zu verstehen, die empirische Mehrheitsverhältnisse für die normative Diskussion zur Verfügung stellen würden. Stattdessen sollen die Zitate der Frauen Hypothesen erläutern, untermauern oder in Frage stellen. Sie sollen die theoretischen Überlegungen plastischer veranschaulichen oder auf Fragen und Probleme hinweisen, beziehungsweise sie deutlicher unterstreichen, als es die abstrakte Überlegung allein kann. Nicht zuletzt soll konsequent, von Anfang der Debatte an, die Notwendigkeit betont werden, mit »den Betroffenen« selber im Austausch über die medizinethischen Fragen zu stehen. Die Interviews stehen also als ein Element neben anderen in der prozesshaften Behandlung der Forschungsfragen, und nicht als in sich abgeschlossene Studie, der nichts hinzuzufügen wäre und mithilfe derer ethische oder normative Fragen letztgültig beantwortet werden könnten. Auch in Zukunft ist der dauerhafte Einbezug der Frauen in diese sie betreffenden Fragen wichtig, um theoretische Überlegungen in der Lebenswelt zu verankern und damit den Rückbezug theoretischer Reflektionen in die Wirklichkeit passgenau leisten zu können.

3.1. Strukturierte Analyse zentraler Themen der Interviewstudie

Konkretes Ziel der Interviewstudie war, mit schwangeren oder frisch entbundenen Frauen erste orientierende Gespräche über Themen zu führen, die mit den Forschungsfragen im Zusammenhang stehen. So zielte ein Teil der Interviews auf die fundamentale normative Frage, ob Forschung an schwangeren Frauen gerechtfertigt ist – also, ob ein Problem vorliegt, das eine Änderung der gegenwärtigen Praxis erfordert, ob Risiken und Nutzen in ein angemessenes Verhältnis gesetzt werden können, ob die Frauen als autonome Akteurinnen anzusehen sind, die selbständig über komplexe Situationen entscheiden können. Aus empirischer Sicht ist es außerdem wichtig zu wissen, wie Frauen den Verlauf ihrer Schwangerschaft erlebten, ob es Komplikationen gab und welche Erfahrungen sie im Falle von Krankheit mit der medizinischen Versorgung machten.

Im Rahmen der Diskussion der zweiten Forschungsfrage, unter welchen Bedingungen ein Einschluss schwangerer Frauen gerechtfertigt wäre, wurden detailliertere Nachfragen zu einzelnen Studientypen gestellt sowie zu einzelnen Teilaspekten einer Teilnahme an einer Studie.

Für die grundsätzliche Diskussion um Entscheidungen in der Schwangerschaft, spielt schließlich die Rolle des Fetus und seine Stellung in der Beziehung zur Frau eine entscheidende Rolle. Dieser Aspekt wurde daher auch mit den Frauen angesprochen.

Die Interviews, die im Rahmen dieser Arbeit mithilfe eines halbstrukturierten Fragebogens (vgl. Burns 2000: 424) (verwendeter Leitfaden s. Anhang) geführt wurden, behandelten diese Themen in folgenden Abschnitten: Allgemeine Angaben zur Schwangerschaft; Erleben der medizinischen Versorgung während der Schwangerschaft; Bereitschaft zur Teilnahme an klinischen Studien; weitere Rahmenbedingungen; Verhältnis Mutter-Fetus. Insgesamt wurden 30 Frauen in einem Zeitraum von acht Monaten (Januar bis August 2003) interviewt.

Einschlusskriterien für die Interviews waren: bestehende Schwangerschaft oder kürzliche Entbindung sowie die Gesprächsbereitschaft. Die

Frauen wurden per Zufallsprinzip auf der Basis der momentanen stationären Präsenz ausgewählt. Am Tag der Erhebung wurden sie gefragt, ob sie sich eine spontane Teilnahme an einem circa 30-minütigen Gespräch vorstellen könnten. Nur eine Frau lehnte die Teilnahme ab. Sie litt an Anorexie und wehrte Gespräche jeglicher Form ab. Die Erhebung der ersten 18 Interviews erfolgte in einem Krankenhaus in katholischer Trägerschaft mit 22 stationären Betten für Gynäkologie und Geburtshilfe. Zehn weitere Gespräche wurden an einem Universitätsklinikum geführt. Zwei Gespräche wurden durch eine niedergelassene Gynäkologin vermittelt und jeweils bei den Frauen zuhause geführt.[45] Die 30 Interviews dauerten im Mittel circa 23 Minuten, mindestens circa 12 und maximal 40 Minuten.[46] Die Interviews wurden auf Tonband aufgezeichnet und im Anschluss wörtlich transkribiert.

Zur qualitativen Auswertung der Interviews wurde eine manuelle Codierung der Zitate in sechzehn Kategorien vorgenommen. So wurde ein strukturierter Überblick über die einzelnen Aussagen aller Frauen gewonnen und eine Textreduktion und -konzentration auf die wesentlichen Aussagen erreicht (vgl. Meuser/Nagel 1991: 441–471; Coffey/Atkinson 1996: 26–31). Folgende Kategorien entstanden auf diese Weise: Arbeit, Arzt/Ärztin, Entscheidung, Geburt, Gewohnheit, Kind, Krankheit, Medikament, Medizinische Begleitung, Partner, Schwangerschaft, Studien, Ultraschall, Verantwortung, Verhältnis zum ungeborenen Kind, Sonstiges (ICSI, Fruchtwasseruntersuchung, Packungsbeilage, Stillen, Schwangerschaftsabbruch) mit insgesamt 764 Interviewabschnitten. Alle Aussagen einer Kategorie wurden jeweils in einem Extradokument zusammengetragen. Innerhalb der einzelnen Kategorien wurden die Zitate erneut thematisch gruppiert. Der Vorteil der mehrfachen Kategorisierung lag darin, *alle* inhaltlich relevanten Aussagen der Frauen auf strukturierte und übersichtliche Art und Weise zusammenzustellen und somit die Weiterverarbeitung zu ermöglichen.

Im Folgenden wird eine knappe Auswahl aus den reichhaltigen Interviews exemplarisch wiedergegeben. Wichtig ist, dass auch in dieser exemplarischen Auswahl besonderer Wert darauf gelegt wurde, die Aussagen nicht künstlich zu gewichten oder taktisch auszuwählen. Wenn in der Darstellung eine Gewichtung zu erkennen ist, zum Beispiel bezüglich der Priorität des

45 Die Ethikkommission der Universität Göttingen hat die Interviewstudie in den verschiedenen Settings bewilligt.

46 Im Anhang ist eine Tabelle zu finden, die in Vignettenform die Situationen der Frauen zum Zeitpunkt des Interviews zusammenfasst.

Kindes, dann nur, weil sich in den Interviews eine deutliche Betonung dieser Problematik durch die Frauen selbst gezeigt hat.

Aus den Interviewausschnitten spricht »das volle Leben«. Das heißt, die Aussagen der Frauen sind mit Blick auf die jeweils angesprochene Fragestellung in vielen Fällen überdeterminiert. Es lässt sich also häufig deutlich mehr als eine einzige, präzise Antwort auf eine Frage erkennen. Die Erkenntnis der Überdeterminiertheit stellt aber selbst eine wichtige Einsicht dar. Die tatsächlichen Probleme, denen sich die Frauen in der Wirklichkeit ausgesetzt sehen, liegen schließlich nicht in der strukturiert analysierbaren Reinform vor, wie sie als Grundlage einer medizinethischen Analyse häufig suggeriert wird. Bevor also im vierten Teil der Arbeit die systematische medizinethische Debatte geführt werden kann, soll im Folgenden die Lebenswirklichkeit, innerhalb derer die Probleme zu allererst entstehen, ihren angemessenen Raum erhalten.

3.2. Priorität des Kindes

Eine Aussage findet sich in sämtlichen Gesprächsabschnitten und Themenkomplexen und muss daher an erster und prominenter Stelle hervorgehoben werden. Das Zitat von Frau AC fasst diese Aussage prägnant zusammen: »Das Kind ist das Wichtigste, und das Andere, das ist Nebensache.« Das ungeborene Kind hat die Priorität – die Aussage mag zunächst trivial klingen, wird aber in der Diskussion dieser Arbeit aufgrund ihrer Bedeutung in zweierlei Hinsicht wieder aufgenommen. Einerseits wird es dabei um die Sorge und Verantwortung der Frau gegenüber dem Ungeborenen gehen, andererseits wird die Prioritätsstellung des Fetus in der Diskussion der »Vulnerabilität« erneut aufgegriffen werden. Um die fundamentale Überzeugung der befragten Frauen, dass das Kind gegenüber der Mutter Priorität habe, anschaulich in ihrer Bedeutung einzuführen, werden im Folgenden einige exemplarische Zitate angeführt.

Noch während der Schwangerschaft wurde bei dem Fetus von Frau R das Prune-Belly-Syndrom diagnostiziert – eine seltene und schwere Fehlbildung, bei der Bauchmuskulatur und ableitende Harnwege nur unzureichend ausgebildet sind. Frau R berichtet von ihrer Entscheidung, alles therapeutisch Mögliche für ihr ungeborenes Kind zu unternehmen.

Frau R[47]: Frauen stellen sich schon an bei einer Fruchtwasserpunktion, und ich hab zwanzig Punktionen durch meinen Bauch gehabt, das ist schon ganz anders. Ich meine, ob es jetzt im Bauch ist oder draußen, das ist für mich dann ein Kind, und dafür hat man Verantwortung, und dann muss man das Beste für das Kind entscheiden. So seh' ich das.

Frau AG leidet an chronischen Schmerzen. Neben jahrelanger Morphiumtherapie und Schmerzsondenimplantation nahm sie täglich Kokain zu sich – auch noch zu Beginn der Schwangerschaft. Als sie erfuhr, schwanger zu sein, brach sie alle sozialen Kontakte ab.

Frau AG: Und da hab ich also ganz klar gesagt, nee, also von den Leuten, habe ich mich bis aufs Letzte distanziert. Ich habe also alle Fronten abgebrochen. [...] Und ich würde auch mit den Leuten unter keinen Umständen mehr was zu tun haben wollen. Ganz klar, wenn ich dieses Wesen da sehe, ist es für mich ganz klar. I.:[48] Aber wie haben Sie das ausgehalten? Frau AG: Für mein Kind habe ich es ausgehalten. Wo ich mich dafür entschieden habe. [...] als ich da dieses kleine Herzchen gesehen habe.

Frau AC, die bereits Enkelkinder hat, erfuhr mit 49 Jahren, dass sie nochmals schwanger ist.

Frau AC: Ängste, ja sicher, die hat man ja, so wenn man mal überlegt, dann ja, aber ich hab immer nur an das Kind gedacht. An das Kind, und an einen selbst, ob man das alles überlebt. Hoffentlich ist das Kind in Ordnung, das andere, das kommt denn auch alles. Und es ist dann auch gekommen. Von heute auf morgen, ist das dann alles in Ordnung gewesen. [...] Das Kind ist das Wichtigste, und das Andere, das ist Nebensache. Auf Deutsch gesagt. So ist das.

Das folgende, weniger drastische Beispiel wurde stellvertretend für viele andere Aussagen ausgewählt, in denen es hieß, die Bedürfnisse des Kindes stehen vor den eigenen.

Frau H: Also, zum Beispiel, ich bin kein Obstesser. Aber dann habe ich mich doch jedes Mal erinnert, so dass ich genug Milch und genug Milchprodukte und Obst esse, aber ich glaube, dass das bei vielen Frauen einfach automatisch kommt. Vor allem weil man für das Baby denkt, also mehr als an sich noch.

---

47 Die Pseudonymisierung der Namen erfolgt in alphabetischer Reihenfolge von A bis W und weiter von AB bis AH (siehe Vignetten im Anhang).

48 Mit »I.« ist stets die Interviewerin gemeint.

Aus vielen intensiv geschilderten Erzählungen in der Interviewstudie, welche die uneingeschränkte Priorität des Kindes beschreiben, spricht das Gefühl der Verantwortung, das Kind gesund und unversehrt zur Welt zu bringen und eine umfassende Liebe für das ungeborene Kind, außerdem der starke Wille, auch leidvolle Situationen auszuhalten. Nicht selten ging dieser Anspruch mit dem Hintanstellen und sogar Aufgeben eigener Interessen einher. Auf diese Aspekte wird in der medizinethischen Diskussion zum Abschluss der Arbeit näher eingegangen.

3.3. Krankheit und Therapie in der Schwangerschaft: Ideal und Wirklichkeit

3.3.1. Das »Ideal«: Die Behandlung schwangerer Frauen ist durchaus möglich und dabei zufriedenstellend

In der Befragung der Ärztinnen und Ärzte zur ersten Orientierung (s. 1.5.4.) fiel eine bemerkenswerte Diskrepanz in der Einschätzung der medikamentösen Versorgung schwangerer Frauen auf. Einige schilderten sie als problematisch, andere als weitgehend unproblematisch. Innerhalb der Gruppe, welche die medikamentöse Versorgung als unproblematisch ansah, sagte ein Arzt, zwar seien Frauen am Ende die Entscheidungsträgerinnen für oder gegen eine Therapie, Konflikte seitens der Frauen erlebe er aufgrund der guten Erfahrungen mit bewährten Medikamenten jedoch selten. »Man habe sich mit der Situation arrangiert«, gibt ein anderer Arzt an. Zwar spricht aus diesem Zitat ein gewisses Unbehagen angesichts dieser Situation, doch wird es als funktionierendes Modell beschrieben, Medikamenteneinnahmen nach Möglichkeit zu vermeiden; wenn doch eine Krankheit auftrete, gebe es aber eine therapeutische Möglichkeit. Im Einverständnis mit der Frau würden dann eine restriktive Medikamentengabe, beziehungsweise altbewährte Mittel bevorzugt.

Diese eher unproblematische Einschätzung der medizinischen Versorgung der schwangeren Frauen hat sich auch in den Interviews niedergeschlagen.

Grundsätzliche Vermeidung von Medikamenten in der Schwangerschaft als sicherste Strategie

Im günstigsten Fall werden Medikamente in der Schwangerschaft grundsätzlich gemieden, denn »man sagt ja oder man glaubt, dass irgendein Stoff, also die Medikamente das Baby beeinflussen könnte, natürlich negativ beeinflussen. Deswegen ist man halt vorsichtig.« (Frau N). Beispielhaft zeigen auch die folgenden Zitate die grundsätzliche Ablehnung von Medikamenten während der Schwangerschaft. Besonders im Falle von Gesundheit oder unkomplizierter Krankheiten war dies durchaus eine tragfähige und wenig problematische Strategie.

> I.: Waren Sie von sich aus schon zurückhaltender mit Medikamenten? Frau AF: Ja. I.: Warum? Frau AF: Weiß nicht, weil meine Mutter und meine Oma haben schon immer gesagt: Schwangere und Medikamente, um Himmels willen.

> Frau G: Also, das weiß man, es weiß eigentlich jede Frau, dass man keine Medikamente nehmen darf während der Schwangerschaft.

Viele Frauen stellten dieses Wissen also als nahezu selbstverständliches Wissen dar, fast so, als stünde dahinter die Intuition von Generationen von Frauen. Eine Frau begründet die Ablehnung von Medikamenten explizit mit den Erfahrungen aus der Einnahme von Thalidomid.

> Frau M: Also, ich denke mir, dass, wenn es um Medikamente geht, dass man schon immer wieder auf Contergan zurückkommt und darüber diskutiert. Ich meine, die Menschen leben ja auch noch, die diese Missbildungen haben. Die sind ja auch noch in unsrer Gesellschaft da und, tja, und vielleicht liegt das auch daran, dass das die Generation meiner Mutter war, also, ich hätte auch Contergan geschädigt sein können. [...] Von daher ist das noch nicht aus den Köpfen verschwunden, auch so bei anderen Schwangeren.

Krankheit in der Schwangerschaft unbehandelt aushalten

Krankheit in der Schwangerschaft wurde »idealerweise« unbehandelt ausgehalten. Es folgen eindrucksvolle Schilderungen dieser Bereitschaft, die zeigen, wie dem Kind die Priorität eingeräumt wird, auch wenn dieses Verhalten mit einer Einschränkung der eigenen Bedürfnisse einhergeht.

> I.: Wie war das, wenn Sie während der Schwangerschaft Beschwerden hatten […], wie sind Sie damit umgegangen? Frau L: [atmet schwer aus] Eigentlich gar nicht. Ich hab' das einfach ignoriert. Ich hab' gedacht, das gehört zur Schwangerschaft dazu, und so krampfhaft sollte man das eben eh nicht so sehen.

Die beiden folgenden Beispiele schildern zwar die individuelle Bereitschaft der Frauen auszuhalten, jedoch handelt es sich hierbei nicht mehr um banale Erkrankungen. Frau C hielt an ihrer selbst gewählten Vermeidungsstrategie fest, bis sie mit einer schweren Bronchitis im Krankenhaus lag.

> Frau C: Ja, ich hatte meinen Hausarzt, das ist auch gleichzeitig mein Chef […]. Und ja, der wusste sich so auch keinen Rat. Er hat mir dann Paracetamol aufgeschrieben, was ich aber dann nicht genommen hatte. I.: Warum nicht? Frau C: Ja, weiß ich nicht. War mir doch so ein bisschen unwohl, weiß nicht, Medikamente jetzt zu nehmen in der Schwangerschaft. Ich sag', warteste lieber noch ein paar Tage ab. Aber als es dann am nächsten Tag auch nicht besser wurde, hat mein Mann dann gesagt ›Los‹ du gehst jetzt in die Klinik, du lässt dich jetzt untersuchen‹.

Frau V hatte eine Oberarmkopffraktur (Abriss des Tuberculum majus) erlitten. Eine Diagnose und somit adäquate Therapie gab es aufgrund der ärztlich entschiedenen Vermeidung von Röntgenstrahlen nicht. Bei der Schwere der Erkrankung ist es bemerkenswert, dass Frau V dieses Vorgehen nicht stärker problematisiert.

> I.: Was ist jetzt mit Ihrem Arm passiert? [Er ist in Gips, ich zeige darauf.] Frau V: Da bin ich einen Tag vor der Geburt gestolpert, und da hab ich mich da auf diesem Arm abgestützt. Da bin ich an dem Tag noch ins Krankenhaus von U. Aber röntgen wollten sie nicht wegen der Schwangerschaft. Und dann haben die nur was draufgeschmiert. Und dann bin ich wieder nach Hause. Und ich habe gedacht, naja, vielleicht nur eine Zerrung. Aber den Arm konnte ich nicht richtig bewegen.

Therapie in der Schwangerschaft unproblematisch

Trotz des Grundsatzes, Medikamente während der Schwangerschaft möglichst zu vermeiden, wurde in einigen Krankheitsfällen eine Medikamenteneinnahme unumgänglich. Gründe für die Einnahme waren zum einen die Krankheitslinderung, zum anderen der Schutz des Kindes, nämlich dann, wenn der potenzielle Schaden des Fetus durch die Nicht-Einnahme höher eingeschätzt wurde.

Folgendes Zitat zeigt, wie unproblematisch die »ideale« Medikamenteneinnahme empfunden werden konnte.

> Frau H: Ja in der 33. Woche habe ich Wehen gekriegt, das war ein bisschen zu früh, da lag ich einen Tag im Klinikum und habe dieses Magnesium gekriegt. So Tabletten, zur Beruhigung, zur Lockerung, damit die Wehen weggehen. [...]
> Frau H: Nee, weil das schadet dem Kind gar nichts. Hab' ich gelesen, dass man in der Schwangerschaft das ganz normal nehmen kann.

Vertrauen in die Ärztin und gemeinsame Entscheidung für restriktives Vorgehen

Häufig sprachen die Frauen in den Gesprächen von der zentralen Bedeutung, die die begleitenden Ärzte für ihre Entscheidungen hatten. Im Folgenden werden Zitate aufgeführt, die zeigen, dass im Falle von Krankheit »idealerweise« blindes Vertrauen in den Arzt und sein Wissen gesetzt wurde, und sich die Frauen sicher und kompetent behandelt fühlten. Eine vorsichtige ärztliche Haltung wurde dabei als positiv bewertet.

> Frau N: Ich vertrau' einfach absolut meinem Arzt oder meiner Gynäkologin, egal, bei was für einem Arzt ich bin, dann vertrau ich dem einfach blind [...]. Weil ich selber kein Arzt bin.

> Frau F: Er kennt ja meinen Körper auch besser wie die Packungsbeilagen, nicht besser, aber er kann mich halt einschätzen, und dann kann er es abwägen, ob es gut ist oder nicht. Die Nebenwirkungen, ob ich die nun auch kriegen könnte oder ob ich davon in Gefahr bin, dass ich die kriegen kann damit.

Selbst wenn der Grundsatz besteht, Medikamente nicht einzunehmen, so kann der ärztliche Rat überzeugend wirken, dennoch ein Arzneimittel einzunehmen.

> Frau M: Mmh, doch ich hab' das schon mit meinen Freunden diskutiert, und, also ich denke mir, so allgemein ist das schon so, dass man eigentlich keine Medikamente nehmen möchte. Aber man weiß, man kennt sich halt auf diesem Gebiet auch nicht so genau aus. Und deswegen hab ich auch letztendlich den Frauenärzten vertraut. Ich hab dann auch gesagt, dass es ungefährlich ist, und dann war es für die anderen, also für meine Freunde war es halt auch in Ordnung.

Zusammenfassung zum unproblematischen Umgang mit Krankheit und Therapie in der Schwangerschaft

Tabelle 8: Unproblematischer Umgang mit Krankheit und Therapie in der Schwangerschaft

Verhältnis zum Kind	Krankheit in der Schwangerschaft	Therapie in der Schwangerschaft	Rolle des Arztes
Entscheidungen werden zum Wohle des Kindes getroffen Wunsch ist, das Kind nach Möglichkeit vor schädigenden Einflüssen zu schützen	Krankheit möglichst vermeiden Wenn Krankheit, dann gar nicht oder schonend therapieren	Therapie möglichst vermeiden Wenn Therapie, dann schonendes und gut erprobtes Verfahren wählen	Vertrauen in die fachliche Kompetenz des Arztes Einigkeit zwischen Arzt und Patient bei der Einstellung, Kind zu schützen und vorsichtig bei Krankheit in der Schwangerschaft vorzugehen

Diese unproblematische, »ideale« Strategie – die Grundeinstellung, den Fetus vor potenziell schädigenden äußeren Einflüssen möglichst zu schützen – stellt ein akzeptiertes und in der Umsetzung auch funktionierendes Modell dar. Es basiert auf gegenseitigem Einverständnis von Frau, Arzt und Gesellschaft; zu einem Dilemma kommt es dabei noch nicht. Die Frau spricht der ärztlichen Entscheidung und Einschätzung eine wesentliche Bedeutung zu. Mit der von Frau und Mediziner geteilten Meinung, den Fetus keinen schädigenden Einflüssen auszusetzen, kann einheitlich das Ziel verfolgt werden, bei der Verschreibung beziehungsweise Einnahme von Medikamenten möglichst restriktiv vorzugehen, insbesondere bei »banalen« Erkrankungen wie grippalen Infekten, aber auch bei schwereren Ereignissen wie einer Oberarmfraktur. Erfolgt jedoch eine Medikamentengabe, so gibt es altbewährte Mittel, die eine Therapie relativ unproblematisch erlauben. Dieses Modell deckt sich mit den wissenschaftlichen Empfehlungen, die seit Thalidomid von der Mehrheit der Fachempfehlungen favorisiert wurde. Würde sich die Therapie in der Schwangerschaft grundsätzlich so darstellen, bestünde kein konkreter Anlass, die Situation als unzureichend zu bezeichnen und Änderungen zu fordern. Häufig bleibt die Diskussion um Arzneimittelforschung an schwangeren Frauen jedoch bereits an dieser Stelle stehen. Damit werden die Schilderungen des folgenden Kapitels nicht ernst genommen und ein tatsächlich existierendes Problem zu Unrecht heruntergespielt. Zudem ist aus ethischer Sicht zu fragen, ob es gerechtfertigt sein kann, angesichts der möglichen Komplikationen Erkrankungen (wie zum Beispiel Frakturen) nicht zu behandeln, selbst wenn die Frau mit dem restriktiven Vorgehen einverstanden ist – oder ob es nicht vielmehr Aufgabe der Medizin ist, sich dieser Fälle als Problemfälle bewusst zu werden und Frauen eine adäquate Diagnostik und Therapie anzubieten.

3.3.2. Die »Wirklichkeit«: Die medikamentöse Versorgung schwangerer Frauen ist defizitär

Bei den orientierenden Gesprächen mit Ärztinnen und Ärzten (s. 1.5.4.) wiesen drei Gesprächspartner jedoch auch auf problematische Situationen hin: Die medikamentöse Versorgung schwangerer Frauen ist heute durch Schwierigkeiten bei der Wahl der Medikamente, durch eine eingeschränkte Compliance der Frauen und durch fehlende Arzneimittelforschung oder schwierige Haftungsfragen gekennzeichnet. Zusätzlich zu allen schwierigen Veränderungen im Alltag, die eine akut eintretende Krankheit mit sich brächte, stünden manche Frauen im Konflikt, zum Wohl des ungeborenen Kindes die Belastung durch die Krankheit aushalten zu wollen oder zu müssen, dabei aber an eigene physische oder auch psychische Grenzen zu gelangen. Eine Ärztin berichtete beispielsweise von »fürchterlichen Verläufen« der Schwangerschaft, wenn die Einnahme eines Antidepressivums aus Angst vor möglicher Teratogenität unterbrochen würde.

In etlichen der Interviews mit schwangeren oder frisch entbundenen Frauen wurden ähnlich problematische Erfahrungen geschildert. Die Gespräche gewähren einen eindrucksvollen Einblick in die problematische medikamentöse Versorgung schwangerer Frauen. Damit zeigt sich deutlich der Handlungsbedarf – und dass es aus medizinischer und ethischer Sicht nicht genügt, »sich damit zu arrangieren«.

Die Erwartung, Krankheit in der Schwangerschaft unbehandelt auszuhalten, bedeutet Hilflosigkeit, Frustration und Leid für die Frauen

In den folgenden Beispielen berichten Frauen, die nach einem adäquaten Medikament suchten. Von ihnen wurde dabei jedoch *erwartet*, sich mit Medikamenten zurückzuhalten. Auch der behandelnde Arzt sah häufig keine Notwendigkeit, die Krankheit zu behandeln. Prägnant zeigt sich hier die Hilflosigkeit und die Frustration sowie das geäußerte Gefühl der Frauen, in ihrem Leiden nicht ernst genommen zu werden.

I.: Ja, und gab es sonst noch eine Situation, in der Sie sich ein Medikament gewünscht hätten? […] Frau M: […] Ich hab viel Sodbrennen gehabt. Und da gibt's auch nicht so viel, wo man da zufrieden ist. Es gibt zwar diese Magengels, aber die verschreiben die auch nicht so gerne. Also, die fangen dann immer so ein bisschen an zu meckern, so ›Wie schlimm ist es denn bei Ihnen?‹, bevor sie einem was verschreiben. Also man muss schon richtig ein paar Mal nachhaken, richtig planen, bevor die einem die Medikamente rausrücken. Also, meistens sagen sie, ›Da müssen Sie jetzt durch‹ so, ne?
Frau R: Ich hatte auch Grippe. Diese ganz normale Herbst-Wintergrippe. Und das ist nicht so toll gewesen, weil da liegt man also wirklich fast drei Wochen. Und man versucht dann auch in der Apotheke und da und da und da. Und man sagt ja auch immer, man kann ja irgendwas in der Schwangerschaft nehmen. Aber es ist ja dann doch nicht. In fast allem sind ja doch Sachen drin […]. Sogar im Kindersirup oder Hustensirup, sogar das darf man nicht nehmen. […] Ja, ja, man sucht, ich meine, es ist nicht schön, wenn man nichts nehmen kann. Grippe ist schon so schlecht, wenn man was nehmen kann. Und dann, also, das ist furchtbar, weil, es wirkt ja nichts. Es dauert ja ewig, und dann geht es einem total schlecht. […] Und dann versucht man wirklich, sich da durchzufragen oder dann noch mal da was zu schnappen und zu sagen, wie ist denn das, oder wie ist das. Ich meine, also Babys kriegen auch Hustensaft und dann fragt man sich halt durch, ob es irgendwas gibt, was man nehmen kann. […] und die raten aber alle ab, versuchen Sie das, ›Stehen Sie es so durch‹, ne?
Frau N: Oh ja, doch. Wenn ich Kopfweh hatte, dann ja, gerne irgendwelche Schmerzmittel, dann ja. Aber das musste man dann aushalten. Dulden. […] Okay, als wir mal in Italien waren, da war ich erkältet. Und da ging es mir so schlecht, dann sind wir schnell zu einem Arzt gegangen. Er wusste, dass ich da schwanger war und dann, ja dann, ertragen Sie es halt.

> Frau AH: Sie haben es so hingestellt, ach, nun stell dich mal nicht so an, ne? Bist nun mal eine Schmerzpatientin und mal zwickt es hier und mal zwickt es da. Die haben einen nicht so ganz für voll genommen. […] Ich bin ja deshalb nicht blöd, weil ich schwanger bin. Und wenn ich Schmerzen hab, dann hab ich die, dann mögen die mich auch ein bisschen zermürben […] I.: […] Was hätten die Ärzte Ihrer Meinung nach machen sollen? Frau AH: Eigentlich mich allgemein ein bisschen für voller nehmen. […] Und dass ich damit so ein bisschen alleine gestanden habe. Das hat mich eigentlich sehr gestört.

Frau Q litt an Übelkeit und Erbrechen, woraufhin sie den Notarzt rief.

> Frau Q: Also, ich hatte auch zwischendurch, als es mir so schlecht ging, hatte ich auch den Notarzt gerufen, weil ich zu Hause allein war. Und die waren halt ganz vorsichtig. Die sagten, ich müsste jetzt zum Frauenarzt gehen, die könnten gar kein Medikament geben. […] Und die wollten mir da kein Medikament geben. Und das war so die Erfahrung, dass die schon – also, ich glaube, dass die Ärzte schon relativ vorsichtig sind, was die schwangeren Frauen angeht. I.: Und wie ging das dann weiter mit den Notärzten? Sind die dann wieder gegangen, oder haben die Sie dann ins Krankenhaus gebracht? Frau Q: Nee, die sind dann gegangen. Also, die meinten, wenn es schlimmer wird, muss ich halt in die Klinik. Sie können so erst mal nichts, also sie haben halt gesagt, ich soll Tee mit Salz und Zucker, wegen der Elektrol – wie heißt das? I.: Elektrolyte. Frau Q: Ja, genau. So, aber das war da schon zu spät, also, da hab ich auch keinen Tee mehr genommen, und auch kein Wasser.

Bei Frau V entwickelt sich aus dem Sodbrennen ein Hustenreiz, der wiederum in unangenehmem Urinabgang mündet. Sie sucht daraufhin zwei Ärzte auf – Hilfe bekommt sie jedoch nicht.

> I.: Hatten Sie Beschwerden während der Schwangerschaft? Frau V: Ich hatte nur Sodbrennen von Mitte bis Ende. Und durch das Sodbrennen bedingt hatte ich Husten. Und da war ich dann auch zum HNO-Arzt, und der hat das dann gesagt. Dass das vom Sodbrennen kommen würde. Und dann lag das Kind schon so flach, dass bei jedem Husten auch Urin abging, weil den konnte man dann nicht mehr halten. Das war peinlich. Hatte ich immer eine dicke Vorlage. Also, das war sehr, also nicht so schön. Man konnte auf Toilette gehen, aber dann ein Huster, und dann war das so, dann war man halt nass. I.: Und konnte der HNO-Arzt etwas gegen den Husten machen? Frau V: Der hat mir gar nichts verschrieben, der hat mich zu meinem Frauenarzt verwiesen, und der hat dann gesagt, gegen Sodbrennen dürfen sie nichts verschreiben, das müsste ich mir selber kaufen.

Langes Hinauszögern einer medikamentösen Therapie

In manchen Fällen wurde zum Schutz des Kindes so lange mit der Einnahme gewartet, dass die Medikamenteneinnahme einer Erlösung von extremem Leiden gleichkam.

Frau Q: Also ich bin sowieso – eigentlich nehme ich eher wenig Medikamente ein, weil ich das sowieso nicht so mag mit der Chemie im Körper. Oder weil man nie so ganz hundertprozentig weiß, wie es wirken kann, und so. Also ich war einfach so nervlich am Ende, dass ich keine andere Möglichkeit mehr gesehen habe. Aber eigentlich, wenn es einen anderen Weg gegeben hätte oder wenn wir's anders hätten stoppen können, wäre es mir lieber gewesen, wenn ich keine Medikamente genommen hätte [...]. Und auch nach mehreren Tagen nicht, wo im Magen praktisch schon nichts mehr da war, da ist der Körper nicht zur Ruhe gekommen, und das war dann schon so irgendwann ein Zustand, dass ich gedacht habe, es muss unterbrochen werden.
Frau W: Ich konnte mich auch nicht mehr rühren, da war es vorbei, meine kompletten Knochen haben mir wehgetan. Das war schon nervig. Ich wusste nicht mehr, ob ich Männchen oder Weibchen bin, ich hätte da schon zweifeln können, wirklich. [...] Da war ich schon ganz froh, weil ich wirklich nicht mehr wusste, wohin. Das Antibiotikum ging dann in die Venen. Und das ging dann ruck zuck. Also, da war ich schon froh, dass es mir dann geholfen hat.

Unsicherheit, schlechte Erfahrungen und Ängste bei Medikamentengabe

Die folgenden Beispiele fokussieren vor allem auf die Verunsicherungen im Umgang mit Medikamenten, deren Einsatz bisweilen zu Frustration und Unverständnis führte. Der Widerspruch zu der grundsätzlich ablehnenden Haltung gegenüber Medikamenten wird deutlich.

I.: Und wie ist Ihre Einstellung zu Medikamenten? Frau S: Ja, eigentlich gar nicht. Also, würde ich keine nehmen. Man ist ja hier schon sehr beunruhigt, was man plötzlich so alles bekommt. [...] Es ist halt eben ungewohnt, man gibt sich die ganze Mühe, gar nichts zu nehmen, und dann wird man hier an irgendwas angeschlossen, bekommt ständig irgendwelche Medikamente. Das ist schon komisch, ne?

Frau U: [...] Deswegen denkt man ja hier auch immer, diese starken Blutdrucktabletten, ob das alles so gut ist eben fürs das Kind auch. Diese vielen Medikamente [...]. Und dann kriegt man wieder Antibiotika. Zuhause traut man sich nicht, eine Kopfschmerztablette zu nehmen, wenn jetzt alles normal verläuft, und jetzt kriegt man hier alles rein gepumpt.
I.: Was wäre so schlimm daran, wenn Sie an diesen Tropf kommen? Frau W: Ich weiß nicht. Weil es ein Haufen Medikamente sind, ne? [...] Man sagt ja immer, man soll in der Schwangerschaft so wenig Medikamente nehmen wie möglich. Und hier kriegst du so viel reingeballert. Da fragt man zwar, was soll das, wofür ist das und warum, ne? Das muss sein und rein. [...] dann haben sie wieder hier gestanden mit ihrer Scheißnadel, die ganzen Medikamente schon wieder. [...] Es ist so, jede Frau verliert hier mal die Nerven. Das ist ganz klar. Das bleibt nicht aus. [...] Und dann biste wirklich froh, wenn du eins los bist und wieder los bist und wieder los bist, und dann wirste wieder zugeballert mit allem. Also, das geht schon ganz schön an die Substanz. [...] I.: Und dass Sie in der Schwangerschaft keine Medikamente nehmen sollen, hat das auch Ihre Ärztin gesagt? Oder ist das so etwas, was man weiß als Frau? Frau W: Das weiß man so als Frau. Also, man liest es ja oder man hört es ja, oder was auch immer, man sollte. Das würde ich auch nicht machen, wenn ich zuhause wäre. Aber jetzt, ich kann es ja nicht ändern. Also, in der ersten Schwangerschaft, wo alles in Ordnung war, hätte mir auch keiner erzählen brauchen, ich muss da Medikamente nehmen, also. Die hätte ich gejagt, die hätten sich nicht wieder gefunden.

In den folgenden Zitaten wird von Medikamenteneinnahmen berichtet, die aufgrund von inadäquater Dosis oder durch unbekannte Wirkungsweise zu problematischen Situationen führten. Eine Frau beschreibt Luftnot und Todesangst während der Anästhesie, die zweite berichtet von dem Besuch bei der genetischen Beratung nach der Einnahme von einem Mittel gegen Magen-Darm-Beschwerden.

Frau W: Und dann ging es los mit der Narkose, und dann werden ja die Muskeln lahmgelegt, und dann haben sie wieder ein Medikament weggelassen, weil das eben auch nicht gut ist. Und dann habe ich keine Luft mehr gekriegt. Und dann wollte ich mich bemerkbar machen, aber es geht nicht. Und dann hab ich gedacht, jetzt stirbste. Jetzt kriegste keine Luft mehr. Und dann hatte ich abgeschlossen mit meinem Leben. Und dachte, wenn du jetzt tot bist, dann kannste auch nichts mehr ändern. Und dann bin ich wohl so langsam weggetreten. Ja. Also, es war wirklich so, man kriegt keine Luft mehr und man will atmen, aber es geht nicht mehr, es geht einfach nicht. Ich habe gedacht, jetzt ist Schluss, jetzt ist vorbei. Und dann hab ich so nach Luft gerungen, wollte meine Hände bewegen, aber es ging nicht mehr. Man kriegt ja sonst so ein Mittel dagegen. Und ich dachte, jetzt ist Schluss, jetzt stirbste hier. Dann hab ich einfach abgeschlossen, und dann irgendwann hatten sie mich wieder munter gemacht.
Frau S: Also, bei der Gynäkologin waren wir auf jeden Fall, dann war ich hier zu dieser, wie heißt denn das? Zu der Genberatung. Weil ich, am Anfang der Schwangerschaft, dachte ich, ich hätte Magen-Darm-Grippe, Medikamente genommen habe, um abzuklären, dass ich da nichts Falsches genommen habe, was sich negativ auswirken könnte. I.: Wissen Sie noch, wie das hieß? Frau S: Iberogast, das ist rein pflanzlich und da war halt eben, da war was drin, was ich nicht hätte nehmen dürfen, irgendeine Wurzel. Aber das war dann, dass es Lakritze ist. Also, da hat man erst gar nichts gesagt, was es vielleicht sein kann und so. Und dann hieß es aber, das ist auch nichts anderes als Lakritze und es würde nur Wehen auslösen. Und dann hab ich erst gedacht, Oh Gott, vielleicht ist das Kind behindert oder sonst irgendwas, aber dann hab ich festgestellt, es ist gar nichts Wildes. […] Also, eigentlich sollten sie mich beraten, welche Medikamente da nun, oder welche Inhaltsstoffe da nun schädlich waren oder nicht. Aber irgendwie wurde da mehr erzählt, also, unsere Familie halt auseinander genommen. Was hätte dann sein können, aber da war dann nichts.

Unsicherheit oder Vertrauensverlust im Umgang mit ärztlichem Rat

Es wurde gezeigt, dass Frauen in unproblematischen Fällen Vertrauen in die fachliche Kompetenz des Arztes hatten und mit seinem restriktiven Vorgehen, beziehungsweise mit der Gabe altbewährter Medikamente einverstanden waren. Im Folgenden berichten Frauen jedoch davon, dem ärztlichen Rat zu misstrauen, zum Beispiel wenn er zu einer Medikamenteneinnahme riet, und wie sie dann mit der resultierenden Situation umgingen. Treibende Kraft für Entscheidungen war stets das Verantwortungsgefühl dem ungeborenen Kind gegenüber, was stellenweise auch zu einem Vertrauensverlust in Bezug auf den ärztlichen Ratschlag führte. Diese Konstellation ist problematisch, weil dann die Entscheidungen der Frauen unabhängig von fachlichem Rat und damit auf eigenes Risiko getroffen werden mussten.

Frau AH spricht von einem eigenständigen Absetzen der Medikamente und dem fehlenden Verständnis von Seiten der Ärzte.

> Frau AH: Nee, das habe ich für mich gemacht. Die haben gesagt, es war ein Fehler, dass ich es sofort gemacht habe. Ich habe gesagt, wie lange soll ich das Kind denn noch belasten damit. Wenn ich so überlege, alleine für eine Vollnarkose braucht die Leber drei Jahre oder was, um die abzubauen. Wenn ich mir überlege, was da alles, wo ich die Operation hatte, was da der Kleine noch alles abgekriegt hat, ist doch völlig undiskutabel, da noch von wegen ein Medikament auszuschleichen.

Auch Frau D hätte im Fall einer Medikamenteneinnahme eher die Krankheit »ausgehalten« als dem, in ihren Augen unbefriedigenden, ärztlichen Rat zu folgen.

> Frau D: Ich hatte jetzt Anfang April, weil da ja auch dieser Birkenpollenflug ist, und da hab' ich die Allergie auch immer ziemlich heftig, dass ich da also auch immer mindestens Augentropfen, Nasentropfen nehmen muss. [...] Und da hat sie [*Anm.: die Hausärztin*] dann auch bei meinem Medikament, was ich auch sonst immer so kriege, nachgeguckt, joa, steht so drin, so, also etwas lapidar nachgeguckt, und also, so ganz sicher, ob ich das hätte, genommen hätte, war ich mir nicht, ob ich das dann nicht lieber ausgehalten hätte. Weil das dann nicht, noch nicht so ganz eindeutig immer drin steht. Wenn es denn drin steht, dass es erwiesen ist, dass es in Schwangerschaft und Stillzeit denn in Ordnung ist, dann würde ich es nehmen. Aber wenn es nicht ganz sicher ist, würde ich es lassen. I.: Und wie viel Gewicht hat da die Meinung Ihrer Ärztin? Frau D: Also ich hatte da nicht so das tolle Gefühl, ich hatte gedacht, sie sucht vielleicht noch mal was Spezielles raus oder so, hatte ich mir eigentlich vorgestellt. Und dann hab ich mir halt auch gedacht, na ja, dann weißt du ja, kann ich auch selber nachlesen oder was.

Aufgrund von widersprüchlichen Aussagen der Ärztin, fällt es Frau AD schwer, dem Rat zu vertrauen. Sie liegt seit acht Wochen wegen einer Zervixinsuffizienz in der Klinik.

> AD: […] und man hat auf jeder Station auch andere Ärzte, jeder erzählt einem irgendwas anderes, wo man dann schon irgendwo sagt, ob das so gut ist alles. I.: Haben Sie da ein Beispiel? Frau AD: Ja, das beste Beispiel war, auf der einen Station hieß es, ich darf nicht aufstehen zum Duschen, weil es halt zu gefährlich wäre, was könnte da alles passieren, so nach dem Motto. Und auf der anderen Station hieß es, ich kann aufstehen, es wäre überhaupt kein Problem. Wo ich dann auch gesagt habe, was stimmt denn jetzt noch?

Keine andere Wahl, als ärztlichem Rat zu folgen

Eine andere Option, als sich auf die fachliche Kompetenz der Ärzte zu verlassen, bleibt für Frau W nicht. Sie kann nicht von Vertrauen in den Arzt sprechen, sondern empfindet es vielmehr so, als schenke sie ihm nur deshalb Glauben, weil sie keine andere Wahl hat.

> I.: Und dass Sie die Ärzte hier nicht kennen, macht es das schon schwieriger, ihnen zu vertrauen, oder können Sie sagen, okay, das ist ein Arzt, und ich kann ihm vertrauen, weil er Arzt ist. Frau W: Naja, was heißt vertrauen, ich muss ihm glauben, was er mir erzählt. Im Prinzip habe ich ja keine Wahl hier.

Die Frage der Übernahme der Verantwortung bei medizinischen Entscheidungen kann problematische Züge annehmen.

> Frau W: Ich muss entscheiden. Ich kann es ja auch ablehnen, aber dann muss ich vorher unterschreiben, dass ich es ablehne. Immer ich trage die Verantwortung, das ist ganz klar. Also, die sichern sich in dem Sinne schon ab. Ich sage, ja wie sieht denn das aus mit den ganzen Medikamenten, wenn ich die nehme, ob das Schaden nimmt, das Kind. Ach, um Gottes Willen, das nimmt überhaupt keinen Schaden, machen Sie sich andere Gedanken, ne? Das ist ganz klar. Die einen sagen wirklich, man soll so wenig wie möglich nehmen. Und dann hat man hier – und dann hatte ich einen Kinderarzt aus der Kinderklinik hier oben, der hat dann zu mir gesagt, na ja, es ist besser, wenn man die ganzen Medikamente nimmt und das Kind bleibt drinne, bevor, der hatte ja auch wieder Recht, ne? Bevor es da unten in die Kinderklinik kommt, und es ist noch viel zu klein, dann wird es auch mit Medikamenten zu, dann werde ich nicht mehr gefragt, ne? Da fragt keiner mehr, die ballern das rein in das Kind, was auch immer, und da fragt keiner mehr. So ist das.

Zusammenfassung zum problematischen Umgang mit Krankheit und Therapie in der Schwangerschaft

Tabelle 9: Problematischer Umgang mit Krankheit und Therapie in der Schwangerschaft

Verhältnis zum Kind	Krankheit in der Schwangerschaft	Therapie in der Schwangerschaft	Rolle des Arztes

Problematische Situation resultiert aus

Angst, dem Kind Schaden durch Medikament zuzufügen	schwerer, seltener oder schwierig therapierbarer Krankheit	Notwendigkeit einer seltenen oder starken Medikation, fehlender Therapieoption, inadäquater Therapie	Unsicherheit von ärztlicher Seite, Überprotektion zu Gunsten des Kindes, aber zu Lasten der Frau

Abwägen der vermeintlichen Bedürfnisse des Kindes gegen
- eigenen Leidensdruck
- eigene Fähigkeit, Krankheit unbehandelt auszuhalten
- Erwartung an sich selbst und durch andere, Krankheit unbehandelt auszuhalten
- unbekannte Auswirkungen der Krankheit
- unbekannte Auswirkungen der Therapie

Schmerz und andere Folgen einer Erkrankung, Frustration, Rat- und Hilflosigkeit, Unsicherheit, (Todes-)Angst, Überforderung

In den Interviews sind etliche Beispiele zu finden, die zeigen, dass das zuvor beschriebene, eher unproblematische Modell in der Wirklichkeit keineswegs der übliche Fall ist. Beispielsweise ruft eine Frau einen Notarzt, der ihr aber aus Unsicherheit nichts verschreiben kann. Hier erfüllt der Arzt nicht die erwartete Rolle – was in einem *Not*fall extreme Unsicherheit und Angst hervorrufen kann.

Zwar existiert das »Ideal« einer ausreichenden und akzeptablen medikamentösen Versorgung kranker schwangerer Frauen in einigen Fällen tatsächlich. Es wurde jedoch von den befragten Frauen eine Vielzahl weiterer Situationen geschildert, in denen die Medikamentengabe durch Restriktion, durch eine zu hohe Erwartung an sie, Krankheit unbehandelt auszuhalten, durch falsche Dosierung oder durch Vertrauensverlust in den ärztlichen Rat zu einem Problem wurde. Im Zusammenspiel mit der Sorge um das Kind wurde eine solch problematische therapeutische Situation bisweilen als eine enorme psychische Belastung empfunden. So berichteten einige Frauen von den Schwierigkeiten, die sie empfanden, wenn sie unter einer Krankheit physisch oder psychisch litten und/oder kein adäquates Medikament zur Verfügung gestellt bekamen, beziehungsweise gegen ärztlichen Rat ein Medikament einnahmen oder das Absetzen eines ebensolchen forderten. Oder es wurden Situationen geschildert, in denen eine – eigentlich tabuisierte – Medikamenteneinnahme unumgänglich war. Es wurden Gründe für eine Einnahme aufgeführt sowie die Probleme, die eine Einnahme mit sich brachte. Auch die Beziehung zum Arzt wurde auf diese Weise belastet. In diesen Konstellationen kann nicht von einem wenig problematischen Arrangement mit der Situation die Rede sein. Erfahrungen wie diese unterstreichen den gynäkologisch-fachlichen und ethischen Appell, dass die medikamentöse Versorgung schwangerer Frauen nicht ausreichend gut ist und stärken die Forderung, nach adäquaten Lösungen für das Problem zu suchen.

3.4. Das Verhältnis zum ungeborenen Kind

In der Diskussion um Forschung an schwangeren Frauen spielen der Status des Fetus und die Beziehung zwischen der Mutter und ihm eine entscheidende Rolle. Schließlich ist er zumindest »Mitproband«, wenn nicht sogar ein individuell zu berücksichtigender Proband. Aus ethischer Sicht wird über den Status des Fetus kontrovers diskutiert (s. 1.3.). Um Aufschluss darüber zu bekommen, wie aus der Sicht der Frauen die Statusfrage beantwortet wird, wurden sie in den Interviews über ihr Verhältnis zum ungeborenen Kind befragt[49].

Die Antworten der Frauen ergeben ein äußerst facettenreiches Spektrum von Einschätzungen und Empfindungen. Jede Frau wählte mit ihren Worten eine andere Art der Beschreibung. Manche sprachen von einer Beziehung zu dem Ungeborenen, schlossen aber gleichzeitig aus, es als zweite Person zu bezeichnen. Teilweise wurde es trotz eines empfundenen Verhältnisses zu einem Gegenüber als Teil des Selbst erfahren. Andere erkannten gerade durch die entstehende Beziehung das Kind als andere Person an. Bei manchen Frauen wechselte das Verhältnis zum ungeborenen Kind je nach aktueller Situation, zum Beispiel wenn die Frau krank wurde. Oder aber es wurde berichtet, in nacheinander folgenden Schwangerschaften unterschiedliche Beziehungen den Ungeborenen (Geschwistern) gegenüber entwickelt zu haben. Auffällig war das häufig erwähnte einschneidende Erlebnis der ersten wahrgenommenen Kindsbewegungen.

I.: Wie nehmen Sie jetzt das Verhältnis zwischen sich und Ihrem Kind wahr? Sind Sie eine Einheit oder eher zwei Lebewesen? Frau K: Im Moment sind wir glaub ich zwei. I.: Warum? Frau K: Weil es mir so schlecht geht und ich denk irgendwie so – das hat sich noch nicht so ganz eingespielt. Und deswegen denk ich, wir sind im Moment zwei. I.: Hatten Sie das Gefühl von Anfang an schon? [...] Frau K: Erst, seitdem es mir so richtig schlecht ging so, denk ich immer, ob das jetzt richtig sein soll, oder nicht so richtig da rein will, wo's gerade ist oder so, und deswegen.
Frau P: Hm – ist unterschiedlich, sagen wir mal so, wenn ich ans CTG angeschlossen werde und ich hör' die Herztöne, komme ich mir schon als Einheit vor. Und ansonsten bin ich eigentlich nicht so der Typ, der sich da ständig Gedanken macht.
Frau L [*Anm.: Sie berichtet von ihrer Zwillingsschwangerschaft.*]: Und man erkennt auch schon die verschiedenen Charaktere so ein bisschen. [...] Dass das eine sich mehr über die eine Art Musik freut und das andere freut sich mehr über die andere Art Musik. Oder halt eben, dass sie gerne Auto fahren, dann werden sie nämlich ganz ruhig. [lacht] [...] Wir sind eher drei Menschen, auf jeden Fall. Weil sie haben halt eben auch schon ihre Namen und werden halt eben auch so angesprochen. [lacht]

49 Um die Statusfrage in verständliche Worte zu fassen, wurden die Frauen in manchen Gesprächen gefragt, ob sie sich während der Schwangerschaft gemeinsam mit dem Fetus als »ein Ich« oder ob sie das ungeborene Kind als eine eigenständige Persönlichkeit erlebten.

> Frau AG: Alles, also gefühlsmäßig ist man unwahrscheinlich nah mit dem ungeborenen Kind, was man gar nicht so glaubt. Man verbindet viel. Also, wenn man zum Beispiel mal sehr abgekämpft ist, oder man legt die Hand auf den Bauch, und man denkt, ich muss mich jetzt ein bisschen schonen, ich merke das jetzt auf einmal, sonst komme ich dir nicht zu Gute, oder das merkt dann, das geht vom Kopf aus, das kann ich nicht anders erklären. [...] I.: Ist es eine andere Person oder sind Sie so »ein Ich«? Frau AG: In der Schwangerschaft ein Ich, nachher ein Gegenüber, ganz klar.

Frau AE nahm während der Schwangerschaft Methadon ein, rauchte Zigaretten und zeitweise auch Haschisch. Das Kind liegt zur Zeit des Interviews zur Überwachung auf der Intensivstation.

> I.: Wie haben Sie das Verhältnis zu Ihrem Kind wahrgenommen in Ihrer Schwangerschaft? Frau AE: Ich hab meinen Bauch immer gestreichelt, mit ihr gesprochen und innerlich an sie gedacht. Und ich hab Klopfzeichen gegeben. Und mit der Hand gefühlt. Und wenn ich sie weggenommen habe, ist sie immer wieder zur Hand gegangen. Ich hab mich viel mit ihr beschäftigt, damit ich das wieder gut mache. I.: Was wieder gut mache? Frau AE: Mit dem Heparin auch. [*Anm.: Heparin war das vereinbarte »Codewort« für Methadon, damit Außenstehende nicht merkten, worüber wir sprachen.*]

Einige Frauen betonten, dass es abhängig vom individuellen Erleben jeder Frau ist, ob Frau und Ungeborenes eine Einheit sind oder zwei Personen, oder ab wann ein Verhältnis zum Kind empfunden wird.

> Frau I: Das kann man nicht beschreiben. Ich glaube, das muss man selber erleben. Das ist meine Meinung dazu, glaube ich. Weil, es ist ja jeden Tag ein anderes Gefühl, wie es anfängt zu leben.

Frau N fiel es schwer, überhaupt ein Verhältnis zum Fetus aufzubauen.

> Frau N: Bei dem ersten hab ich kaum versucht, irgendwelche Verhältnisse aufzubauen zwischen ihm und mir. Weil ich einfach schockiert war, über die Sache, dass ich schwanger war. I.: War da eine Art Distanz zwischen Ihnen und dem Kind? Frau N: Ja, ungefähr so. Aber am Ende dachte ich, aber das Baby bekommt ja alles mit, und dann hab' ich am Ende ein wenig versucht, etwas Musik zu hören oder so. Aber dann mit dem [*Anm.: während der zweiten Schwangerschaft*], na ja, hab ich einfach viel mit meinem ersten Kind so zusammen gemacht, wir haben viel geredet, oder darüber gesprochen, was ist jetzt in meinem Bauch drin, und das Baby kommt bald, bla bla. I.: Und hatten Sie dann schon ein Verhältnis, eine Beziehung? Frau N: Etwas, ja, etwas mehr als bei dem ersten Kind. Wir haben ein wenig geredet, und wenn er sich mal bewegt hat, hab ich mal so gestreichelt.

Etliche Frauen berichteten von den ersten wahrgenommenen Kindsbewegungen als einschneidendes Erlebnis, woraufhin sich erst ein Verhältnis bildete oder ein bereits empfundenes weiter vertiefte. Erst ab den gefühlten Bewegungen hörte eine Frau beispielsweise auf zu rauchen, auch setzte häufig ab diesem Zeitpunkt ein wachsendes Gefühl der Verantwortung ein.

> Frau D: Ehm – also, zum Ende der Schwangerschaft hin, denk' ich mal, dass die Beziehung dann da ist, wenn man so spürt, dass es sich bewegt oder so was. Aber wenn man so nichts merkt oder so, dann weiß ich nicht, hat man noch nicht so die Beziehung. Oder wenn es sich bewegt, das war schon ein tolles Gefühl. Ich kann aber jetzt nicht sagen, ob ich mich als eins gefühlt habe. Kann ich gar nicht so ausdrücken.

> Frau R: Doch, es stimmt, also, am Anfang hat man »ich« gesagt, »ich« fühl mich schlecht. Und dann später spricht man wirklich von »wir«. Also, man redet nicht so in der Art, man denkt schon so, man ist zwei, also man nimmt dann die Kinder mehr wahr. Und dann ist man mehr doppelt. Aber am Anfang, so lange man sie bis zum fünften Monat noch nicht so wahrnimmt, da ist man noch das Ich. Und später ist man dann wirklich das Wir.

> Frau G: Wenn dann irgendwann im Bauch sich was anfängt zu bewegen, dann denkt man ein bisschen anders. Dass man doch nicht alleine ist, sondern, dass man zwei ist.

Zusammenfassend deutet der Facettenreichtum der Einschätzung der Mutter-Kind-Beziehung während der Schwangerschaft auf ein stark individuelles Erleben hin, das nicht verallgemeinert werden kann. Im Gegenteil – als Fazit kann nur die, teilweise sogar gegensätzliche, Unterschiedlichkeit der Erlebnisse in Bezug auf das Verhältnis zum Ungeborenen betont werden. Eine relativ große Einheitlichkeit lässt sich lediglich hinsichtlich der einsetzenden

Kindsbewegungen erkennen. Sie werden überaus häufig als ein zentraler Moment des Beginns oder einer Veränderung des Verhältnisses bezeichnet.

Die Aussagen der Frauen geben für die weitere Diskussion um Arzneimittelforschung an schwangeren Frauen und die grundsätzliche Frage nach dem Status des Fetus zu denken. Aus den Aussagen der Frauen lässt sich keine eindeutige Position erkennen, welchen Status der Fetus in ihren Augen hat. Die Antworten sind zu heterogen, zu dynamisch und zu individuell, um hier eine andere Position zu beziehen als diejenige, dass es im Ermessen der einzelnen Frauen liegt, über die Beziehung zum Fetus und somit über seinen Status selbst zu urteilen und daraufhin die für sie adäquaten Schlüsse zu ziehen.

3.5. Entscheidungsfähigkeit schwangerer Frauen

In der Forschungsethik spielt die Autonomiefähigkeit der StudienteilnehmerInnen eine entscheidende Rolle, wenn es um Zulässigkeit oder Restriktionen von bestimmten Studientypen geht. Ist die Autonomiefähigkeit bestimmter StudienteilnehmerInnen nicht gewährleistet, wird diesen sogenannten »vulnerablen Gruppen« besonderer Schutz vor Missbrauch gewährleistet (zur kritischen Diskussion dieses Konzeptes in Bezug auf schwangere Frauen s. 4.5.2.) Jemand, der entweder die Zusammenhänge nicht versteht (z.B. ein Neugeborenes), oder sich nicht verständlich ausdrücken kann (zum Beispiel ein schwer bewusstseinsbeeinträchtigter Patient), ist nicht urteilsfähig und wird somit vor einer Teilnahme an Studien geschützt, die in einem ungünstigen Risiko-Nutzen-Verhältnis für den Probanden stehen.

Aus den zuvor erläuterten Expertenaussagen – »Letztere [*Anm: die schwangeren Frauen*] können die Konsequenzen einer experimentellen Therapie im Unterschied zu den Experten nicht hinreichend beurteilen« oder »Der Schwangeren darf nicht die Verantwortung für ein Experiment übertragen werden, das sie nicht ausreichend beurteilen kann« (beide zu finden in 1.5.3.) – spricht, dass den Frauen eingeschränkte Urteilsfähigkeit angesichts einer komplexen Risiko-Nutzen-Abwägung unterstellt wird. Würde der Begriff »Schwangere« durch »Neugeborenes« ersetzt, bestünde kein Zweifel an der Richtigkeit der Aussagen. Würde er aber durch »der informierte, autonomiefähige und rationale Proband« ersetzt werden, würden die Aussagen sicherlich zu Recht Anlass zur Diskussion geben. Warum sollte der informierte und urteilsfähige Proband Risiken und Konsequenzen nicht selber beurteilen können, vorausgesetzt, er wurde adäquat und verständlich durch die Experten aufgeklärt? Für die Teilnahme schwangerer Frauen an Arzneimittelstudien ist es also eine zentrale Frage, ob schwangere Frauen als »vulnerable Gruppe« gelten sollten oder nicht.

Aufgrund der Wichtigkeit der Frage, ob Schwangere eingeschränkt urteilsfähig seien, wurden die Frauen im Interview gefragt, ob sie während der Schwangerschaft eine Veränderung ihrer Entscheidungsfähigkeit bemerkt hätten und wenn ja, ob sie die Veränderung bestimmten Phasen zuordnen könnten. In dem untersuchten Kollektiv gab es 18 Frauen, die keine Änderung ihrer Entscheidungsfähigkeit erlebten (Gruppe A). Neun andere (Gruppe B) bemerkten jedoch eine Veränderung. Häufig beschrieben diese Frauen die Veränderung mit einer gründlicheren Abwägung bei Entscheidungen und mit einem dadurch insgesamt verlängerten Entscheidungsprozess (B verlängert/zögerlicher); nur zwei Frauen gaben an, eine Verbesserung der Entscheidungsfähigkeit bemerkt zu haben (B verbessert). Zwei Frauen konnten dazu keine Aussage treffen, bei einer Frau wurde die Frage nicht gestellt.

3.5.1. Entscheidungsfähigkeit unverändert

Die Mehrheit der Frauen berichtete von einer unveränderten Entscheidungsfähigkeit.

> Frau I: Nein, also das meine ich nicht. Man ist genauso entscheidungsfähig wie zuvor. I.: Also Sie haben da keine Veränderung gemerkt? Frau I: Überhaupt nicht, nein. Also, es gibt sicherlich Frauen, die in der Schwangerschaft ein bisschen schusselig werden, aber das hatte ich überhaupt nicht.

> Frau P: Es heißt zwar immer, Frauen sind dann irgendwann nicht mehr zurechnungsfähig, aber das glaube ich nicht. [lacht]

Als einzigen Zeitraum für nachlassende Entscheidungsfähigkeit nennt Frau Q allein die Entbindung.

> Frau Q: Nein, also wenn, während der Entbindung, da ist man, glaub' ich, nicht mehr so entscheidungskräftig. Aber während der Schwangerschaft gar nicht, also warum?

Die vielen Zitate, in denen von den Frauen betont wurde, keine Veränderung der Urteilsfähigkeit bemerkt zu haben, beenden die Debatte über Urteilsfähigkeit und Vulnerabilität schwangerer Frauen selbstverständlich nicht. Es gilt, weiter aufmerksam zu sein, um mögliche Situationen zu identifizieren, in denen es möglicherweise doch zu einer Einschränkung der Urteilskraft kommt. Allerdings geben die Aussagen ein Zeugnis darüber ab, dass es ungerechtfertigt ist, per se von einer verminderten Urteilskraft bei schwangeren Frauen zu sprechen. Die Einschätzung, schwangere Frauen können komplexe Situationen nicht adäquat einschätzen, ist nicht haltbar. Damit unterscheiden sich Frauen in ihrer Entscheidungsfähigkeit von anderen Probandenkollektiven, bei denen eine Einschränkung der Urteilskraft eindeutig ist, wie etwa Neugeborene oder schwerst bewusstseinsbeeinträchtigte Menschen.

3.5.2. Einflussfaktoren von Entscheidungen

Die vorangehenden Beispiele lassen vermuten, dass in der grundsätzlichen Frage nach der Urteilsfähigkeit nicht per se von einer Einschränkung während der Schwangerschaft ausgegangen werden kann. Allerdings wurde betont, dass mögliche situative Faktoren identifiziert werden müssen, die eventuell zu einer solchen Einschränkung führen. Idealerweise, so könnte angenommen werden, findet eine perfekte rationale Entscheidung allein durch das präzise Abwägen von Gründen statt, wobei dieser Abwägungsprozess durch keine externen oder sachfremden Ereignisse gestört wird. Dieser theoretisch zunächst attraktiven Position muss entgegengehalten werden, dass Entscheidungen in der realen Lebenswelt *immer* unter dem Einfluss von diversen Faktoren getroffen werden. Es ist also fraglich, ob eine solche ideale Entscheidung überhaupt existiert, beziehungsweise als Maßstab angelegt werden kann. Es ist somit wichtig, herauszufinden, ob die Hemmnisse und Zwänge in manchen Situationen der Schwangerschaft von so besonderer Qualität sind, dass tatsächlich oder per se von einer eingeschränkten Autonomiefähigkeit (etwa weil die Frauen permanent unter starkem Druck oder Zwang stünden) aufgrund der Schwangerschaft ausgegangen werden muss.

Im Folgenden werden exemplarisch die Entscheidungsprozesse zweier Frauen geschildert. Beide hatten eine schwierige Entscheidung um Leben und Tod ihres ungeborenen Kindes zu treffen. Beide entschieden sich, jede Möglichkeit auszuschöpfen, um dem Kind das Überleben zu ermöglichen.

Beide Kinder starben trotz aller medizinischen Maßnahmen. An den Schilderungen wird deutlich, dass Entscheidungen unter multiplen Einflüssen stehen. Ein komplexes Netz von Hemmnissen (fehlende Forschungsdaten) oder Zwängen (zum Beispiel gebotene Eile) bildet die Grenzen des Entscheidungsspielraumes und fordert die Frauen auf besondere Weise heraus.

Der Moment der Entscheidung wurde für Frau R erschwert durch die gebotene Eile.

> Frau R: Und die haben dann gesagt, die einzige Möglichkeit, dem Kind das Leben zu retten, ist, nach Köln zu gehen zu dem Dr. B. Sie können es nicht machen. Und da musste ich mich entscheiden – und zwar ruckzuck. Ich hatte, also, es waren immer so 24 Stunden-Entscheidungen in der Zeit, es war hart. Man hat nicht lange Zeit gehabt, weil es ging ja um das Kind. Jede weitere Minute, wo nichts im Bauch gemacht wurde, wär' schlimmer gekommen für das Kind.

Valide Daten aus Forschungsprojekten zu dem Syndrom ihres Kindes hätten ihr bei der informierten Entscheidungsfindung eine Hilfe sein können.

> I.: Haben Sie sich dann manchmal auch alleine gefühlt mit diesen ganzen Entscheidungen in so kurzer Zeit? Frau R: Ja, weil, man – es ist – es ist total schwer, es ist wirklich – wenn man andauernd denkt, ob es richtig oder falsch war, weil man nicht weiß, wie es ausgeht. Man weiß, nur bis zur Geburt, man muss diese schwierigen Sachen über sich ergehen lassen und ist nur am Hoffen. Weil es, die Forschung ist in dem Fall halt nicht so weit, das ist leider so. Ich war halt ein Versuchsobjekt, das hat man auch gemerkt – ja, ich bin jetzt noch eine Frau in der Statistik mit so einem Kind halt. Die Forschungsergebnisse, es wurde alles aufgezeichnet. Na gut. Für mich ist es einfach so, vielleicht haben andere Schwangere, die sich für die Prune Belly Kinder entscheiden, vielleicht mehr Glück. Und die können vielleicht auch mal so operiert werden, dass sie dann halt fast gesund sind. So, das ist mein einziger Trost, den ich da habe.

Sie empfindet es nicht als ihr Recht, über das Leben ihres ungeborenen Kindes zu entscheiden, was zumindest eine »einfache« Entscheidung erschwert.

> Frau R: Und dann ging's, ob man das Kind tot gebären wollte, oder ob man das über sich ergehen lassen wollte. Ich denke mal, man hat kein Recht, einfach so zu sagen, sich das so einfach zu machen. Ja, und dann hab ich gesagt, gut. [...] Wenn man zu so und so viel Prozent ein behindertes Kind hier in Deutschland im Bauch hat, auch im fünften Monat, hat man das Recht auf eine Totgeburt, das heißt, das Kind wird getötet im Bauch durch eine Spritze oder ich weiß nicht, und man muss es normal gebären.

So entschied sie sich gegen einen Schwangerschaftsabbruch, was bei ihrer Familie nicht auf Einverständnis stieß, sie traf die Entscheidung alleine. Auch ihr Partner stimmte ihr nicht zu, stand jedoch hinter ihr.

> I.: Was haben die Ihnen denn geraten, die anderen? Frau R: Ja, zu der Totgeburt. Es war dann so eine Sache, weil man halt nicht wusste, wie es ausgeht. Also, es hätte gut gehen können, mein Kind hätte noch am Leben sein können, er hätte fast gesund sein können, ja oder, wie es böse, wie es gekommen ist, halt tot. Aber ich denke, so lange man das nicht vorher weiß, hat man auch nicht zu sagen – es ist meine Entscheidung, mein Kind, ganz einfach. I.: Und Ihr Partner? War der – hatte der eine Meinung? Frau R: Ja, der war dagegen, aber stand dann trotzdem da. War dann – stand hinter meiner Entscheidung. […] I.: Und wer hat Ihnen da geholfen bei den Entscheidungen? Frau R: Ja, mein Partner. Der war, es waren zwar alle dagegen, meine ganze Familie. Aber ich bin ein sturer Bock.

Frau AF musste sich ebenfalls unter Zeitdruck für oder gegen eine Therapie bei drohender Frühgeburt in der 23. Schwangerschaftswoche entscheiden. Bei ihr war ein vorzeitiger Blasensprung mit vollständiger Entleerung des Fruchtwassers eingetreten. Ihre Motivation bei der Entscheidungsfindung war der Kinderwunsch, an dem sie konsequent festhielt. Die Entscheidung traf sie im Einverständnis mit ihrem Partner.

> Frau AF: Da wird man ganz schön viel aufgeklärt, und dann muss man sich langsam mal entscheiden. Sonst konnte man sich immer Zeit lassen, jetzt hatte man nur so eine Stunde, sich zu entscheiden. I.: Hatten Sie wirklich nur eine Stunde? Frau AF: Die haben uns schon Zeit gelassen. I.: Wieviel Zeit hatten Sie? Frau AF: Also, am Anfang war ich zeitlos, wo ich hierher gekommen bin. I.: Also, innerhalb eines Tages oder länger? Frau AF: Innerhalb eines Tages. Da haben sie uns noch mal gefragt. […] Frau AF: Also, ich wollte schon von Anfang an für das Kind. I.: Können Sie sagen, warum? Frau AF: Ich weiß nicht, weil ich mich so sehr auf das Kind gefreut hab […] I.: Und Ihr Partner? Frau AF: Der war auch für das Kind. I.: Und Sie sagten vorhin, dass die Ärzte sagten, dass das Kind vielleicht behindert ist? Haben sie Ihnen gesagt, wie hoch die Wahrscheinlichkeit ist, dass das Kind behindert ist? Frau AF: Das ist nur eine kleine Wahrscheinlichkeit. Aber es wäre bei jedem Frühchen so.

Bei sorgfältiger Analyse möglicher beeinflussender Faktoren, lässt sich anhand dieser Zitate nicht erkennen, dass sich Entscheidungen grundsätzlich schwieriger gestalten, als bei nicht schwangerschaftsbezogenen Konflikten. Die hier aufgezeigten Hemmnisse oder Zwänge erfordern ebenso viel Beratung oder psychosoziale Unterstützung wie in anderen Lebenslagen. Zeitdruck gilt bei schwierigen Therapieentscheidungen zum Beispiel bei Krebserkrankungen nicht als einschränkendes Kriterium für die Autonomiefähigkeit von Patienten. Bei starkem familiären Druck muss unterschieden werden zwischen Zwangsausübung, die keine Wahl lässt (was durchaus zu einer problematischen Autonomiefähigkeit führen könnte) und Schwierigkeiten, die gegebenenfalls mit Hilfe von professionell begleitenden Gesprächen überwunden werden können.

Anhand dieser zwei Beispiele wurden anschaulich Netze von Faktoren dargestellt, die Entscheidungen beeinflussen. So stellen etwa der Zeitdruck oder die Einflüsse von Verwandten eine mögliche Erschwernis des Entscheidungsprozesses dar.

3.5.3. Entscheidungsfähigkeit verändert

Die eben genannten Frauen sprachen trotz beeinflussender Faktoren nicht davon, eine generelle Veränderung oder Verschlechterung ihrer Urteils- oder Entscheidungsfähigkeit wahrzunehmen. In dem Interviewkollektiv gab es jedoch durchaus auch Frauen, die eine Änderung ihrer Entscheidungsfähigkeit im Gegensatz zur Zeit vor der Schwangerschaft bemerkten. Teilweise spielte dabei auch die emotionale Verfassung eine Rolle beziehungsweise die erhöhte Sensibilität oder Labilität.

Frau E beschreibt sehr bildhaft, wie sich im Verlauf der Schwangerschaft ihre emotionale Verfassung veränderte und sie labiler und leichter angreifbar wurde. Durch das Gefühl der doppelten Verantwortung beschreibt sie ihre Entscheidungen als vorsichtiger.

> Frau E: Ja, ich glaube, da wird man einfach sensibler in der Schwangerschaft. I.: Wodurch kommt das? Frau E: Hm, also zum einen ist es, dass man plötzlich für zwei denkt. Ich sag' mal, du hast einfach nicht mehr die Verantwortung nur für dich. Ja, wenn du mit dem Auto rast, fährste halt selber gegen den Baum, aber so fährste noch wen anders gegen den Baum. Und ich glaube, nee, ich weiß nicht, ob das hormonell bedingt ist, aber man kriegt einfach eine dünnere Haut. Man kann sich gegen Angriffe nicht mehr so gut wehren, die lassen einen nicht mehr so kalt.

Weiter führt sie die veränderte Vorsicht bei Entscheidungen in Abhängigkeit von der Phase der Schwangerschaft aus. Am sichersten fühlte sie sich in ihren Entscheidungen im mittleren Trimester ihrer Schwangerschaft. Im ersten Trimester, gleichzeitig der unsicheren Phase der Organogenese, war sie durch

Müdigkeit und Übelkeit geschwächt, im letzen Trimester spricht sie von Introvertiertheit und Abnahme des geistigen Leistungspotenzials.

> Frau E: Am Anfang ist man so, ach, da steht man so neben sich, so mit Kotzerei und Müdigkeit und so, und dann kommt halt die Phase, wo es einem eh besser geht in der Schwangerschaft. Und zum Ende hin wird man immer sensibler. Also, da ist man auch so viel in sich gekehrt und das geistige Leistungspotenzial nimmt irgendwie ab [lacht]. Irgendwie kann man dann nicht mehr so abstrakt denken. Da ist man, also, ich weiß nicht, also, mir ging das jedenfalls so, ich glaube, da bin ich dann schon so nach innen gekehrt und auf Geburt eingestellt und Kind. Und ich glaube, in der Phase könnte ich das nicht so entscheiden. Obwohl man ja von der Schwangerschaft her mit Auswirkungen auf das Kind am wenigsten Angst haben müsste, weil ja die Organe so weit alle schon ausgereift sind. Also, das ist halt am Anfang viel schwieriger. Wenn da was passiert, dann stirbt das Kind entweder gleich, oder es ist halt dann schwerstbeschädigt.

Aus den Antworten von Frau F klingt ein zögerlicheres Verhalten heraus, bedingt durch die Verantwortung für und die Sorge um das Kind.

> Frau F: Ja, man is', ehm, man macht sich mehr Gedanken in allen Sachen halt. Also, weil man jetzt nicht mehr die Verantwortung nicht für sich allein, sondern noch für die Kinder mitträgt dann. In allen Sachen so halt, ne? I.: Hat sich das verändert im Verlauf der Schwangerschaft? Frau F: Nee, das war eigentlich vom Beginn der Schwangerschaft an für mich klar, jetzt muss man anders planen, anders denken.

Frau R beschreibt zwar eine freudig zustimmende Haltung gegenüber Vorschlägen in Zeiten, in denen keine Schwierigkeiten zu bewältigen sind, im Gegenzug jedoch Unsicherheit in belastenderen Situationen.

> Frau R: Es kommt drauf an, in welcher Situation man ist, ob es einem gut geht und die Schwangerschaft gut läuft. Alles ist prima, und dann fragen die Ärzte irgendwas, natürlich, dann ist man glücklich, dann macht man sowieso fast alles mit, so lange die Schwangerschaft gut läuft, so lange ist man, wenn also Schlechtes passiert, eine schlechte Nachricht kommt, ist es immer schwieriger zu entscheiden.

Ganz ähnlich erlebt es auch Frau M, die zusätzlich zu einer schwangerschaftsbedingten Labilität noch anmerkt, Unsicherheit bei Entscheidungen zu spüren, als sie mit einer Komplikation – in ihrem Falle einer Bronchitis – ins Krankenhaus kommt.

> Frau M: Also, weil es mir bisher ganz gut ging, ging es eigentlich, bis ich jetzt hier eigentlich krank geworden bin und diese Bronchitis bekommen habe, da hab' ich gemerkt, da hatte ich so ein bisschen Probleme, mich so zu entscheiden, oder was jetzt das Gute für mich ist oder so, da brauchte ich einfach mehr Betreuung, ich brauchte mehr Gespräche halt auch, oder ich musste die Ärzte halt auch mehr fragen, als ich vielleicht vorher, da wurde ich unsicherer eben.

Frau Q und Frau AD dagegen erwähnen, dass das Ziel, ein Kind zu bekommen, die Entscheidung bisweilen auch sicherer werden lässt.

> Frau Q: Nein, im Gegenteil. Also, man weiß dann ziemlich genau, also, wenn man weiß, dass man das Kind haben will, dann weiß man ziemlich genau, was man selber will, finde ich.

> Frau AD: Ja, eigentlich schon, es ist, also, man hat so gewisse Punkte, wo man sagt, okay, das will man noch erreichen. Ich denke mal, da ist man sich irgendwie sicherer, wie so vielleicht. I.: Ist das dann, weil Sie das Ziel haben, dass das Kind gesund zur Welt kommt, und deshalb entscheiden Sie jetzt so und so, oder gibt es noch andere Ziele? Frau AD: Nee, allgemein, ist das vielleicht auch noch so. Also, bei uns war jetzt das beste Beispiel, dass wir unser Haus umgebaut haben und wir haben da auch gesagt, okay, wir haben ja noch Zeit. Und jetzt mit dem Kind haben wir gesagt, okay, wir machen es auf jeden Fall vorher noch. [...] Also, man ist da schon irgendwo entscheidungssicherer.

Frau AH fühlte sich während der Schwangerschaft depressiv, was ihre Entscheidungsfähigkeit durch Verdrängung der anstehenden Entscheidung einschränkte. Als einzige der Frauen beschreibt sie, wie sie aufgrund der depressiven Stimmungslage am liebsten alle Entscheidungen von sich geschoben hätte.

> Frau AH: Also, sehr starke hormonelle Schwankungen und sehr weinerlich und depressiv. Also eigentlich sind mir Entscheidungen schwer gefallen, ich habe am liebsten alles von mir geschoben, diese Entscheidungen, die getroffen werden mussten. I.: Wie sind Sie dann damit umgegangen mit den Entscheidungen? Wer hat Ihnen geholfen? Frau AH: Meine Mutter würde ich sagen, meine Mutter. I.: Ist auch sicher nicht leicht, dann einen Rat anzunehmen, oder? Frau AH: Aber eigentlich war man froh, wenn einer einen Rat gibt, vielleicht bringt der einen doch so auf die richtige Spur.

Auch in diesen Beispielen lässt sich nicht erkennen, dass – trotz manch schwerer Entscheidung – per se eine Einschränkung der Fähigkeit zu urteilen vorliegt. Die Veränderung der Entscheidungsfähigkeit wird zumeist auf eine verstärkte Vorsicht und ein erhöhtes Verantwortungsgefühl zurückgeführt. Dies ist in den meisten Fällen jedoch kein Hinweis auf verschlechterte Autonomiefähigkeit, sondern lediglich darauf, dass die Entscheidungen mit mehr Bedacht ausgeführt werden.

Das letztgenannte Zitat, in dem Frau AH eine depressive Verstimmung schildert, weist exemplarisch auf eine mögliche situative Einschränkung der Urteilsfähigkeit hin – sollten begleitende psychotherapeutische Gespräche nicht zu einer Besserung des eigenen Erlebens führen. Auf solche situativen Probleme ist im Zusammenhang mit einer Teilnahme an Forschungsprojekten in jedem Falle sensibel zu achten, dies jedoch selbstverständlich in allen Lebenslagen und bei allen potenziellen Teilnehmerinnen und Teilnehmern.

Auf einen weiteren Aspekt sei an dieser Stelle nur kurz hingewiesen: Es fällt auf, dass einige Frauen erwähnen, die Entscheidungen sicherer oder leichter treffen zu können, da sie im Sinne und zum Besten des Kindes entscheiden – womit also bestimmte Optionen von vorneherein ausscheiden. Ob sich hier eine mögliche Vulnerabilität im Sinne einer eingeschränkten Urteilsfähigkeit verbirgt, wird in den nächsten Kapiteln detaillierter untersucht.

3.5.4. Zusammenfassung zu Entscheidungsfähigkeit in der Schwangerschaft

Tabelle 10: Entscheidungsfähigkeit in der Schwangerschaft

Entscheidungsfähigkeit	*Mögliche Gründe*
Unverändert (18 Frauen)	– Dabei jedoch Nennung diverser, die Entscheidung beeinflussender Faktoren
Längerer/zögerlicherer Entscheidungsprozess (9 Frauen)	– »Doppelte« Verantwortung – Sorge um das Kind – Komplikationen – Emotionale Verfassung (Nervosität, Labilität, Depressivität während der Schwangerschaft)
Verbessert (2 Frauen)	– Insgesamt zielstrebiger durch Wunsch nach dem Besten für das Kind

In diesem Kapitel wurde ausgehend von der Klassifikation schwangerer Frauen als besonders schutzbedürftig im Zusammenhang mit einer Teilnahme an Arzneimittelstudien – also als vulnerabel – die Autonomiefähigkeit der Frauen untersucht. In den Interviews ließ sich kein Hinweis auf eine eingeschränkte Autonomiefähigkeit der Frauen per se finden. Allerdings berichteten die Frauen von Faktoren, die ihre Entscheidungen beeinflussten, was jedoch kein Spezifikum für die Schwangerschaft darstellt. Entscheidungen werden von jedem autonom und rational agierenden Menschen in der realen Lebenswelt innerhalb eines dichten Netzes von Einflussfaktoren getroffen.

Einige Frauen bemerkten einen verlängerten oder zögerlicheren Entscheidungsprozess, den sie auf eine erhöhte Vorsicht und ein gesteigertes Verantwortungsgefühl angesichts der Sorge um das Kind zurückführten. Andere, seltener genannte Gründe für einen erschwerten Entscheidungsprozess waren Komplikationen oder eine gesteigerte Labilität. Diese Aspekte weisen darauf hin, dass – wie bei anderen autonomiefähigen Studienteilnehmern auch – auf eine situative Einschränkung der Urteilsfähigkeit, also auf eine mögliche situative Vulnerabilität sensibel geachtet werden muss und entsprechende Vorkehrungen getroffen werden müssen.

Damit ist es möglich, sich einer Antwort auf die Frage, ob schwangere Frauen »vulnerabel« seien, zumindest teilweise anzunähern. Mithilfe der Interviews, als einem Baustein in der Forschungsarbeit, wurde exemplarisch dargestellt, dass schwangere Frauen nicht per se als vulnerabel zu bezeichnen sind, weil eine eingeschränkte Urteilsfähigkeit vorläge. Weitere Gründe für eine mögliche Vulnerabilität werden in Verlauf der Arbeit noch diskutiert.

3.6. Teilnahme an Arzneimittelforschung – pro und contra

Die interviewten Frauen wurden mit den beiden Forschungsfragen dieser Arbeit konfrontiert: Ist eine Teilnahme schwangerer Frauen an medizinischen Studien gerechtfertigt und wenn ja unter welchen Bedingungen?

Die Befragung verlief in mehreren Schritten: Zunächst wurden die Frauen nach ihrer grundsätzlichen Einstellung zu Studien *außerhalb der Schwangerschaft* befragt. Dann wurden sie nach ihrer grundsätzlichen Einstellung zu Studien *während der Schwangerschaft* befragt. Im Anschluss wurden konkrete Studienszenarien geschildert, zu denen sie sich äußern sollten.

Dabei war es das Ziel, Aufschluss darüber zu erhalten, ob eine grundsätzliche Ablehnung vorherrschte, oder ob sie mehr medizinische Studien an schwangeren Frauen befürworteten; welche Argumente dafür oder dagegen vorgebracht wurden; ob es Unterschiede in der Bewertung verschiedener Studientypen gab; welche allgemeinen Konditionen oder Rahmenbedingungen für eine Teilnahme an einer Studie wünschenswert wären; ob es dabei Hinweise auf eine eingeschränkte Beurteilungsfähigkeit oder mögliche Vulnerabilitäten gab; welche Rolle der Fetus oder die Beziehung zum Fetus in der Abwägung von Studientypen spielte.

3.6.1. Grundsätzliche Einstellung zu Studien *außerhalb der Schwangerschaft*

Insgesamt konnten sich zwölf Frauen unter bestimmten Voraussetzungen eine Teilnahme an Arzneimittelstudien vorstellen, in denen im Falle von Krankheit ein neues Medikament getestet werden sollte. Der genannte Hauptgrund, Arzneimittelstudien grundsätzlich als positiv und wünschenswert zu bewerten, war für viele Frauen der mögliche Gewinn nützlicher Erkenntnisse für andere sowie die Hoffnung auf Heilung der eigenen Krankheit.

> Frau T: Das ist jetzt eine gute Gewissensfrage. Ich denke, das kann man so pauschal gar nicht beantworten. Ist wahrscheinlich eine Frage, was für ein potenzielles Risiko damit verbunden ist. Also generell könnte ich mir das schon vorstellen. Denn da ich ja auch in meinem Leben schon viele Medikamente einnehmen musste und eingenommen hab', war ich ja auch immer heilfroh, dass ich mich darauf verlassen konnte, dass diese Medikamente erprobt waren. Also wenn ich da weiterhelfen könnte und das kein übermäßiges Risiko darstellt, könnte ich mir das schon vorstellen.

Die Frauen führten teilweise weitere Voraussetzungen und Bedingungen für die Teilnahme an einer Studie an, wie etwa ärztliche Zustimmung, therapeutischen Nutzen oder zeitliche Begrenzung der Studie.

> Frau E: Hm – es käme vielleicht darauf an, wie lange die Studie geht. Also, wenn das eine kurze Studie ist, wo man vielleicht über zwei Tage das Medikament nehmen soll, dann würde ich mich da nicht so scheuen. Ansonsten hätte ich Angst vor Langzeit- oder Spätwirkungen.

Zehn Frauen konnten sich eine Teilnahme an einer Studie im Falle von Krankheit nicht vorstellen. Genannte Gründe gegen eine Teilnahme waren:

1. Ablehnung von (weiterer) Medikamenteneinnahme;
2. Mögliche Risiken und Nebenwirkungen/Sorge, aufgrund der Nebenwirkungen alltägliche Aufgaben nicht mehr bewältigen zu können;
3. Grundsätzliche Ablehnung von Studien an Menschen (Hinweis auf Möglichkeit, Substanzen an Tieren zu testen).

Folgende Zitate stehen beispielhaft für die ablehnende Haltung gegenüber Arzneimittelstudien:

I.: Und wissen Sie noch, warum Sie sich dagegen entschieden haben? Frau AG: Ich habe da zu dem Zeitpunkt kleine Kinder gehabt. Und habe gesagt, ich kann jetzt hier nicht fehlen. Und das wäre, glaube ich, heute zu dem Zeitpunkt genauso. Also, das wäre zu einem Zeitpunkt, in dem meine Kinder mich nicht bräuchten. Dann würde ich sagen ›Ja‹. Aber nicht in einem Zeitpunkt, wo kleine Kinder da sind, die einen rund um die Uhr brauchen.
Frau A: Nee, das eigentlich nicht, das würde ich nicht machen. Also so gefühlsmäßig. Ich bin doch kein Versuchskaninchen. [lacht]

Keine der Frauen hätte in eine Teilnahme an einer Studie eingewilligt, bei der an gesunden Probandinnen ein neues Medikament gegen Bezahlung eingenommen werden sollte.

Frau E: Nee, vom Geld würde ich das nicht abhängig machen. Pfh, das, nee.

3.6.2. Grundsätzliche Einstellung zu Studien *in der Schwangerschaft*

Im weiteren Verlauf des Interviews wurde nach einer allgemeinen Einschätzung von Arzneimittelstudien an schwangeren Frauen gefragt. Dabei wurden die Frauen noch nicht konkret gefragt, ob sie selber an solchen Studien teilnehmen würden.

Acht Frauen lehnten impulsiv die nicht näher spezifizierte Frage nach Studien an schwangeren Frauen ab, meist aus Angst vor einer Fehlbildung des Kindes.

Gründe gegen eine Teilnahme waren:

1. Spezifisch: Risiko der Missbildungen/Behinderungen;

2. Unspezifisch: zu hohes Risiko.

Frau E: Im Prinzip ja, weil ich schon denke, dass es wichtig ist. Auf der anderen Seite würde ich jede Frau verstehen aus genau den Gründen, die mich selber davor zurückschrecken lassen. I.: Was geht da so durch Ihren Kopf? Frau E: Als Schwangere? Einfach die Verantwortung für das Kind. Und dann eben sozusagen, also bei mir stünde da schnell die Angst vor einer Behinderung im Raum. Denn das Leben ist eh schon eine Umstellung und schwierig, oder was heißt schwierig. Also, das nimmt man ja alles gerne in Kauf. Aber mit einem behinderten Kind leben, das ist einfach ein Schicksalsschlag. […] Frau E: Ja, also, das [*Anm.: Thalidomid*] ist so das abschreckendste Beispiel, das ich so kenne. Ja, und das kenne ich halt. Deswegen kann ich das nicht zur Seite schieben.
Frau M: Ja, vor allem aus Angst um das Kind. Ich meine, was im Kopf immer noch bleibt, ist die ganze Contergangeschichte irgendwie, die man halt, mit diesen Schlaftabletten und mit diesen Missbildungen am Kind, und da is' halt schon eine große Unsicherheit halt da.
Frau AD: Nö. Weil ich mir sage, gerade in dem Moment sollte man darauf verzichten. I.: Aber ich meine, Sie kriegen ja hier auch Medikamente. Frau AD: Ja, klar, sicherlich, aber ich denke mal, klar, irgendwo mussten die auch getestet werden, aber ich sage mal, man weiß nicht, wie viele Medikamente getestet wurden, und es ist schief gegangen und wie viele Kinder darunter leiden mussten. Man kennt ja nicht die Nebenwirkungen oder die Auswirkungen, die das dann aufs Kind hat.
Frau AH: Weil ich möchte nicht wissen, wie schwer es ist, ein behindertes Kind zu erziehen. Oder nicht zu erziehen, überhaupt dafür da zu sein. Und das würde ich keiner kranken Frau, und wir reden jetzt von kranken Frauen [weint kurz] – entschuldigen Sie, ich bin – die Medikamente brauchen, ich würde also keiner kranken Frau das zumuten wollen. I.: Was genau zumuten wollen? Frau AH: Ein behindertes Kind. Eigentlich kann man das psychisch gar nicht mehr schaffen.

Unter bestimmten Voraussetzungen befürworteten neun Frauen die Durchführung von Studien an schwangeren Frauen.

Genannte Gründe für Studien an schwangeren Frauen waren:

1. Nutzen für das Kind;
2. Suche nach der optimalen Therapiemöglichkeit.

Genannte Voraussetzungen waren:

1. Möglichkeiten der Standardtherapie erschöpft;
2. Keine Gefahr für das Kind.

I.: Fänden Sie es generell ganz gut, wenn es für schwangere Frauen die Möglichkeit geben würde, an Medikamentenstudien teilzunehmen? Frau AF: Ja. I.: Warum? Frau AF: Ja, wenn man jetzt alles so sieht, was passieren kann, wenn man zu früh geboren wird. Das würde ich schön finden. I.: Was wäre da gut? Frau AF: Ja, wenn man auch genau weiß, was dieses Medikament macht bei einem Frühgeborenen und was auch besser hilft dann.
Frau F: Wenn die da das Leben nicht in irgendeiner Weise gefährden, das Leben des Babys und der Schwangeren so weit auch nicht, dann ist das schon wichtig, dass da noch mehr geforscht wird. Das finde ich schon.

Folgende Zitate zeigen die Ambivalenz, dass einerseits die Medikamentenstudien an schwangeren Frauen als notwendig erachtet wurden, eine eigene Teilnahme aber eher ausgeschlossen wurde.

I.: Ja, gut, und wie fänden Sie das, wenn an schwangeren Frauen geforscht werden würde? Frau C: Einerseits fände ich es ja ganz gut, aber ich selber, weiß ich nicht, mich selber da hinstellen, in Anführungsstrichen, und selber an so einer Forschung teilzunehmen, weiß ich nicht.
Frau R: Kommt drauf an für welche Sache. Ich meine, gut, Studien, das muss jedem immer selber überlassen sein, und ich meine, ohne dass irgendwo dran geforscht wird, gibt es nichts, oder kommt da die Forschung gar nicht weiter. Also, es muss ja im Endeffekt sein. Obwohl, keiner will es immer wahrhaben, es ist genau so wie mit den Tierversuchen, alle nehmen Medikamente, alle nehmen Schminke, alle nehmen Hautsachen und alle sind dagegen. Das geht ja gar nicht, ich kann ja nicht gegen etwas sein, was ich selber brauche und nutze. Also gut, ich meine, wenn ich schwanger wär', ich würde es nicht machen, aber ich meine, wer es machen möchte, irgendwer muss es ja machen, damit es was Besseres gibt.

In der grundsätzlichen Frage nach Studien an schwangeren Frauen wurde von acht Interviewteilnehmerinnen das Argument angeführt, die Entscheidung läge bei jeder Frau selbst.

Frau L: Na, das ist die sogenannte Ethikfrage. Es kommt drauf an. Es gibt halt eben Schwangere, die sagen, okay, ich mach' das, und es gibt Schwangere, die sagen, ich mach' das nicht. Und ich denke mal, wenn sich Schwangere dafür bereit erklären, die sind alt genug und wissen, was sie tun. Und dann ist das auch okay. Also, ich denk' mal, das muss jeder für sich entscheiden.

3.6.3. Ist eine Teilnahme an fiktiven Studienszenarien vorstellbar?

Nach der allgemeinen Frage zu Studien an schwangeren Frauen hatten die Frauen die Möglichkeit, sich bezüglich fünf konkreter fiktiver Studiendesigns zu äußern:

A. Studie mit Gruppennutzen
B. Studie mit Nutzen für die Mutter
C. Studie mit fetalem Nutzen
D. Studie mit Gruppennutzen und fraglich minimalem Risiko
E. Studie mit Gruppennutzen vor einem Schwangerschaftsabbruch

Im Gegensatz zu der mehrheitlichen Ablehnung von Studien an schwangeren Frauen zeigte sich nach der Darstellung dieser konkreten Studiendesigns häufig doch eine breitere Zustimmung, zumindest wurden differenziertere Antworten gegeben.

Studie mit Gruppennutzen: Datensammlung

Szenario A: Sie erkranken während der Schwangerschaft und bekommen ein Medikament. Die Einnahme des Medikaments soll beobachtet und dokumentiert werden, da es noch nicht genügend gesicherte Daten dazu gibt. An der Behandlung ändert sich dadurch nichts.

Zu solch einer Datensammlung erklärten sich 27 der 30 Frauen bereit, wenn die Medikamenteneinnahme ohnehin vorgesehen wäre. Die von den Frauen genannten Bedingungen für eine Teilnahme waren:

1. Ausreichende Erfahrung des Arztes;
2. Zustimmung von ihm zu der notwendigen Medikamentengabe;
3. Geringes Risiko für das Kind.

Frau T: Das könnte ich mir schon vorstellen, denn ich bin der Meinung generell, dass eigentlich nichts über Erfahrung geht, und wenn der Arzt meint, dass er damit schon gute Erfahrung gemacht hat, und er sagen kann, er kann also ein Risiko nahezu ausschließen, hätte ich da kein Problem mit.
Frau Q: Ich würde das dann schon machen. Aber es kommt dann wieder darauf an, in welchem Maße oder in welcher Dosis man das einnehmen muss, um an so einer Studie teilzunehmen. Es muss ja dann wahrscheinlich über einen längeren Zeitraum sein.

Studie mit Nutzen für die Mutter: Erprobung eines unbekannten Medikamentes

Szenario B: Sie erkranken während der Schwangerschaft, und man hält ein neues Medikament für das beste, um Sie zu heilen. Man nimmt an, dass es ähnlich sicher ist wie die Standardtherapie, aber man weiß es noch nicht genau. Die Wirkung des neuen Medikamentes soll in einer Studie erforscht werden.

Die folgenden Zitate zeugen von der Bereitschaft der Frauen, an einer klinischen Studie teilzunehmen, wenn gewisse Bedingungen erfüllt sind. Insgesamt konnten sich zehn Frauen eine Teilnahme vorstellen.

Genannte Voraussetzungen für eine Teilnahme waren:

1. Geringes Risiko für das Kind;
2. Ärztliche Überwachung der/Zustimmung zur Studie;
3. Vorliegen einer schweren Krankheit;
4. Andere Heilmethoden (bekannte Medikamente, Bettruhe, o.ä.) ausgeschöpft;
5. Wahrscheinlichkeit des Risikos abschätzbar.

Frau E: Wenn ich eh gezwungen würde, das zu nehmen, dann würde ich gerne meine Daten in eine Studie geben. I.: Und wenn es ein neues Medikament ist, das dann erst auf den Markt kommt? Frau E: Hm, also, wenn es noch kein anderes gäbe als Alternative und ich es nehmen müsste, dann würde ich meine Daten da gerne zur Verfügung stellen.
Frau F: Ja, aber ich denk mal selbst beim Einschätzen, da kann man ja schon sehen, ob es so 50:50 oder ob es schon 60:40 oder so was ist. Und wenn man das dann schon so weit einschätzen kann, zum Positiven hin, dann würde ich da auch schon mitmachen. […] Es kommt darauf an, was es für ein Mittel gerade ist. Wenn ich das Mittel auch gebrauchen könnte, dann würde ich da auch schon generell für mich selber auch mitmachen.
Frau R: Ja, dann, das ist ja nun letzter Hoffnungsschimmer, ich meine, das macht man ja auch, wenn es, wenn man sowieso keine Hoffnung mehr hat, oder andererseits sowieso keine Wahl hat. […] wer zu seinem Kind so eine große Liebe hat, der wird das tun. Also, ich denke schon, also, ich würde es machen.

Beispielhaft wird hier die Abwägung zweier Frauen dargestellt, die sie im Falle einer Entscheidung für oder gegen eine Studie vornehmen würden. Auch hier steht die potenzielle Teratogenität im Vordergrund der Überlegungen.

> I.: Was für eine Rolle spielt da diese Contergangeschichte? Ist das auch im Kopf? Frau T: Nee, das war ja damals zu der Zeit, als ich geboren worden bin, nee, das, an so was habe ich auch während der ganzen Schwangerschaft nicht gedacht. I.: Und woher kommt dieser Gedanke, dass es das Kind schädigen könnte? Frau T: Einfach diese Unsicherheit, ne? Weil man eben nicht weiß, was passieren kann, ne? Und da wär' mir das, das Risiko wäre es mir nicht wert. Es wäre vielleicht eine andere Sache, wenn das Szenario so wäre, das erprobte Medikament würde nicht anschlagen, das man dann sagen würde. Das hängt aber davon ab, was es für eine Krankheit ist, wie gravierend sich die Krankheit auswirken könnte auf das Ungeborene, das man dann sagt, dass das Risiko potenziell geringer ist als ohne Medikament, dann würde ich es wahrscheinlich machen. I.: Also, wenn es keine gute Standardtherapie gibt. Frau T: Genau, oder die eben nicht anschlägt, dass man sagt, okay, bevor jetzt dem Kind wissentlich was passiert, würde man eben riskieren, dass unter dem Medikament was passiert, aber dass dann doch die Wahrscheinlichkeit doch geringer ist, dass mit dem Medikament etwas passiert. Das könnte ich mir dann schon vorstellen.

> Frau E: Ja, weil ich mir sagen würde, na ja, es käme auch darauf an, was es ist. Ob mir jetzt die bessere Wirkung eines neuen Medikamentes so wichtig ist, dass ich die Unsicherheit der Studie an sich eben in Kauf nehme. Oder ob ich sage, die Wirkung, die das alte Medikament hat, reicht mir. Ansonsten bin ich auch jemand, der die Zähne zusammenbeißen kann, und dann bin ich auf der sicheren Seite. I.: Wovor haben Sie Angst, was würde Sie davon abhalten, da mitzumachen? Frau E: Also, die größte Angst wäre, ein behindertes Kind zu haben.

Bei der Abwägung, ob eine Teilnahme an einer Studie mit einem neuen Medikament in Frage kommt oder nicht, spielte vor allem das Risiko für den Fetus die entscheidende Rolle. Eine Frau betonte, dass sie nur teilnehmen würde, wenn es dabei um das Wohl des Fetus gehe.

> Frau S: Das wird ja meistens an Tieren ausprobiert, und ich glaube, ich würde dann mitmachen. Also, es kommt dann eben drauf an, was für schwerwiegende, also, was für Krankheiten das Kind dann schon hat. Also, wenn ich selber jetzt krank wäre und dadurch dann liegen müsste, damit hätte ich dann keine Probleme, dann würde ich immer sagen, nein, dann bleibe ich halt liegen. Aber wenn es jetzt für das Kind wichtig wäre, dann würde ich es bestimmt probieren.

19 Frauen lehnten eine Teilnahme an der Erprobung eines unbekannten Medikamentes ab. Genannte Gründe gegen eine Teilnahme waren:

1. Risiko für das Kind/für die Frau;
2. Risiko der Einnahme von neuen Substanzen als erste Testperson.

> Frau T: Also, ich glaube, das Risiko würde ich dann nicht eingehen. I.: Wovor hätten Sie Angst? Frau T: Einfach, dass mein Baby irgendwas hat, dass es geschädigt wird, oder dass ich auch selbst geschädigt werde. Es hängt ja davon ab, was es für ein Medikament ist.

Studie mit fetalem Nutzen: Gabe von Hormonpräparat in der Frühschwangerschaft

Szenario C: In der Frühschwangerschaft scheint sich der Embryo nicht recht zu entwickeln. Man weiß, dass Hormongaben über mehrere Wochen an die Mutter das Risiko einer Fehlgeburt verringern können. Die Frage ist nun, ob eine erhöhte Dosis des Hormons noch wirksamer sein könnte; allerdings tritt dabei bei der Mutter oft erhebliche Übelkeit auf, die bis zur Arbeitsunfähigkeit führen kann.

Die Mehrheit der Frauen, insgesamt 20, sprach sich für die Teilnahme an einer Studie aus, bei der eine ungewisse Dosiserhöhung eines Hormonpräparates vorgenommen würde, um die Entwicklung des Kindes intrauterin zu unterstützen.

Für Frau E zählt vor allem die optimale Entwicklung des Kindes.

> Frau E: Wenn es dem Kind dadurch besser geht, dann würde ich mir auch die Seele aus dem Leib kotzen. [lacht]

Auch Frau K, die mit schwerer Hyperemesis, stark exsikkiert und krampfend in der 8. SSW stationär aufgenommen wurde, hält eine Hormongabe für tolerierbar, wenn dadurch die Schwangerschaft erhalten werden kann.

> Frau K: Klar, ich hab hier, glaub' ich, auch schon zwei-, dreimal gelegen und hab' gedacht, das kann ja wohl nicht wahr sein, irgendwie so, aber ja, letztendlich denk' ich, okay, ich bin wieder hier, und nehm' irgendwas und lass' es mir dann auch nicht schlechter werden, bevor sonst irgendwas passiert oder so, weil ich glaube, ich kann besser damit leben, wenn mir vier Wochen übel ist, denke ich, als wenn es eine Fehlgeburt geben würde oder so.

In den folgenden Zitaten wird die Teilnahme ebenfalls mit dem Wunsch, ein gesundes Kind zu bekommen, begründet. Wie bereits bei dem Umgang mit Krankheit und Therapie während der Schwangerschaft gesehen werden konnte, nehmen die Frauen bereitwillig auch Belastungen auf sich, sofern es dem Kind zum Nutzen gereicht.

Frau S: Es kommt darauf an, ob das für das Kind dann auch sein muss. Also, wenn es nur etwas beschleunigen soll, dann würde ich es nicht machen. Aber wenn es jetzt für die Gesundheit für das Kind wäre, weil es sonst eine drohende Frühgeburt gibt, dann würde ich das machen. Also, wie gesagt, man nimmt eine ganze Menge in Kauf, wenn man schwanger ist.
Frau R: Das macht gar nichts, wenn es gut für das Kind ist, ich werd' davon nicht sterben. Deshalb, wenn mir dann übel ist oder nicht, ich denke, wenn es so in einer Schwangerschaft, wenn es dem Kind hilft, ich bin die Mutter, dann geht man so was einfach ein. Ich meine, so lange ich davon nicht sterbe oder so, denk' ich, das überlebt man einfach.

Frau I wägt ab – eine Teilnahme kann Vorteile bringen, ebenso wie das Ablehnen einer Teilnahme. Die Teilnahme würde allerdings noch Hilfe für andere Frauen ermöglichen.

> Frau B: [leise] Das würd' ich machen. I.: Hmm, warum? Frau B: Weil, ich denk' mal, dass das anderen Frauen auch helfen würde. Wie gesagt, und es ist ja so und so, dass man, wenn man es nicht macht, jetzt sowieso das Medikament nicht nehmen würde, dass man dem Kind dadurch schaden würde und dann kann man, denk' ich, mal auch anderen Frauen damit helfen, wenn man das dann als Studie macht.

Frau P, die sonst recht strikt die Teilnahme an Studien für sich ausschließt, kann sich im Falle der Hormongabe eine Teilnahme vorstellen, da sie bereits die Erfahrung eines Abortes erlebt hat.

> Frau P: Das würd' ich wahrscheinlich machen, weil ich selber schon eine Fehlgeburt hatte und einfach Angst hätte, dass es wieder so weit kommt. I.: Dann würden Sie das Risiko in Kauf nehmen? Frau P: Ja, ja, ja.

Nur fünf Frauen konnten sich eine Teilnahme nicht vorstellen. Gründe gegen eine Teilnahme waren:

1. Generelle Ablehnung von Studien;
2. Ablehnung des künstlichen Eingriffs in den natürlichen Verlauf der Schwangerschaft.

> Frau A: Also von mir aus, nö, es wär' ja immer für das Wohl des Kindes, das wär' mir dann egal, wenn mir dann mal zwei Wochen übel wäre oder so. Aber ich würde nie so eine Testperson sein wollen.

Für die sechste Frau, die sich gegen eine Teilnahme aussprach, schaltete sich der anwesende Partner in das Gespräch ein.

> Frau J: Weiß nicht. Also, irgendwie. Partner: Du kriegst ja Hormone, damit der Körper das Embryo nicht abstößt. Aber irgendwas hat der Körper ja gegen den Embryo. Also regelt der das von sich selbst, da würd' ich doch keine Hormone nehmen. (Frau J: Eigentlich schon, ne?) Weil bei Dir war es ja auch so, da war ja irgendeine Zellteilung nicht richtig dann (Frau J: Ja.), dann schmeißt der Körper das Kind halt raus und fertig. Da würd' ich auch nicht, sonst kriegste einen Behinderten. [...] Frau J: Ja, klasse, nee, das muss ja nicht sein.

Drei Frauen hielten sich mit einer Entscheidung zurück. Erst im konkreten Fall käme für sie eine Entscheidung in Frage.

> Frau Q: Weiß ich nicht, kann ich jetzt gar nichts zu sagen. Also, da bin ich auch zu wenig informiert. Erstens würde ich mal unterscheiden, in welcher Phase der Schwangerschaft man ist und in welcher Woche. Weil, vielleicht hört es sich jetzt ein bisschen hart an, aber vielleicht hat es einen Grund, warum das Kind sich nicht richtig entwickelt, dass es eine Frühgeburt gibt. Aber vielleicht würde man sich auch dafür entscheiden, wenn man das Kind will. Ich weiß es nicht, kann ich jetzt gar nichts zu sagen.

Anhand dieses Szenarios, bei dem der fetale Nutzen im Vordergrund steht, wird eindrücklich illustriert, dass nicht nur eigenes körperliches Leiden hingenommen wird – wie schon das Kapitel zu Krankheit und Therapie in der Schwangerschaft zeigte –, interessanterweise wird auch der sonst relativ kritisch empfundene Studiencharakter mehrheitlich akzeptiert. Die meisten Frauen entschieden sich dabei recht schnell und spontan, Rückfragen gab es wenige. Nur eine kleine Minderheit der Frauen entschied sich spontan gegen die Einnahme der Hormone im Rahmen einer Studie oder beschrieb einen möglichen Abwägungsprozess.

In der beinah unkritischen Einstellung, für das Kind das vermeintlich Bestmögliche zu tun, auch wenn es mit Belastungen und Risiken verbunden ist, kann eine mögliche Vulnerabilität schwangerer Frauen liegen. In der Diskussion wird dieser Aspekt wieder aufgegriffen.

Studie mit Gruppennutzen und fraglich minimalem Risiko (Blutentnahme)

Szenario D: Es wird Ihnen einmal pro Routineuntersuchung zusätzlich Blut abgenommen, um den Spiegel eines Vitamins zu bestimmen. Zusätzlich werden Sie um Angaben zu Ihrer Ernährung gebeten. Man möchte wissen, ob ein

Zusammenhang besteht. Sie haben davon keinen therapeutischen Nutzen; Ziel ist, mit Ihrer Hilfe durch Ihre Daten und Aussagen, Erkenntnisse zu erlangen, die für zukünftige Schwangere hilfreich sein können.

Bis auf eine Frau erklärten sich alle Befragten spontan dazu bereit, an dieser fiktiven Studie teilzunehmen.

> Frau D: Bei der Fruchtwasseranalyse war vom Humangenetischen Institut eine Untersuchung, hm, also für einen entsprechenden anderen Test, der weniger gefährlich ist als die Fruchtwasseranalyse. [...] Aber da wurde nur Blut abgenommen und Urin. Also, das ist dann ja für mich kein Problem, hilft vielleicht später jemandem anders.

Studie mit Gruppennutzen vor einem Schwangerschaftsabbruch

Szenario E: Hätten Sie sich jemals vorstellen können, an einer Studie teilzunehmen, die für schwangere Frauen in der Zukunft wahrscheinlich wichtige Erkenntnisse bringt, die aber möglicherweise auch ein Risiko für den Embryo oder Fetus bedeutet, wenn Sie gewusst hätten, dass Sie eine Schwangerschaft sowieso nicht fortsetzen wollen? Könnten Sie sich vorstellen, dass andere Frauen dazu bereit wären und aus welchen Motiven?

Die stark divergierenden Meinungen zu diesem Szenario reichten von sofortiger Zustimmung und rationaler Hervorhebung des Nutzens für andere hin zu strikter Ablehnung eines als »grausam« betrachteten Studiendesigns. Zwei Frauen hoben ihre Erfahrungen mit einem Schwangerschaftsabbruch hervor. Eine der Frauen argumentierte – darauf basierend – dafür, die andere Frau dagegen. Insgesamt teilte sich das Kollektiv ungefähr hälftig in tendenziell befürwortende und ablehnende Positionen.

Vorrangige Begründung der insgesamt sieben Frauen für eine Teilnahme war der Erkenntnisgewinn und der Nutzen für die »Gruppe« der Frauen und Kinder in Zukunft.

Frau K erinnert sich an ihren eigenen Schwangerschaftsabbruch. Sie vermutet, so ein kleines Lebewesen würde die Auswirkungen einer Arzneimittelstudie nicht spüren, so dass eine Teilnahme für sie in Betracht käme. Grund für die Teilnahme wäre der Nutzen für zukünftige Betroffene.

Frau K: Also, ich stehe einem Schwangerschaftsabbruch jetzt nicht irgendwie feindlich gegenüber, weil ich selber schon einen Eingriff hatte, und deswegen denke ich, okay, das ist wahrscheinlich dann auch so früh, weiß ich nicht – es soll ja wahrscheinlich sowieso nicht sein, von daher, denk' ich dann, so ganz kleine Lebewesen würden es wahrscheinlich gar nicht merken oder irgendwie so. I.: Und was wäre dann für Sie die Motivation, an so einer Studie teilzunehmen? Frau K: Na, dass man vielleicht irgendwie im Frühstadium noch was rausbekommt, was vielleicht anderen Müttern dann weiterhilft [...], dass man dann vielleicht noch früher erkennt, ob das Kind vielleicht irgendwie Schäden bekommt oder so.
Frau AG: Ja. Also, ich denke mal, in aller Hinsicht, ja. Wenn man gedanklich schon auf einen Abbruch vorprogrammiert ist, dann denke ich, ist es ja egal, ob man diese Studie macht oder nicht.

Genannte Voraussetzungen für eine Teilnahme waren:

1. Kind ist krank/behindert/nicht lebensfähig;
2. Studie zögert einen Abbruch nicht unnötig hinaus.

Frau T: Wenn ich ohnehin abbrechen wollte? Das ist jetzt eine schwere Frage. Na ja, also, nach dem Motto, es ist bekannt, das Baby ist wahrscheinlich nicht lebensfähig oder schwerstbehindert, und es wird ohnehin ein Abbruch gemacht, das ist jetzt echt eine schwere Frage. Ich denke schon, das würde ich machen. [...] Einfach, um den anderen Frauen damit helfen zu können.
Frau S: Aber das muss dann ziemlich schnell gehen. Denn ich möchte bestimmt nicht lange schwanger sein, bevor ich dann abtreibe. Das würde ich dann nicht machen, aber halt eben, ich meine, klar, wenn das dann dem Nächsten vielleicht nutzt, dann würde ich es eventuell tun. Damit würde ich ja noch was Gutes tun.

Eine Frau betonte, sie hätte bei einem gesunden Kind eher Skrupel als bei einem kranken.

Frau F: Ja, ehm, weswegen mache ich einen Schwangerschaftsabbruch? Weil das Kind irgendwie gefährdet ist, krank ist, eh schon krank ist oder einfach nur weil, weil ich es nicht haben will oder so was? I.: Was würde das für einen Unterschied für Sie machen? Frau F: Ich weiß es nicht, wenn es eh schon krank ist, und man weiß, dass man es nicht heilen kann, dann würde ich auch noch lockerer damit umgehen. Andererseits, wenn man es nicht haben will, weil aus Kostengründen oder so – da ist man ja wahrscheinlich schon so abgestumpft, dass man so was macht, dann würde man das wahrscheinlich auch machen. Aber ich glaube, ich würd's dann nicht machen.

Die Gründe der 15 Frauen gegen eine Teilnahme an einer Studie vor einem Schwangerschaftsabbruch waren:

1. Fokus auf Abbruch und seine Konsequenzen bieten keinen Raum für Überlegungen hinsichtlich einer Studie;
2. Unvereinbar mit dem Gewissen, Idee der Studie zu grausam;
3. Grundsätzliche Ablehnung einer Abtreibung.

Frau D: Ich meine, dass man da mit dem Abbruch schon ganz schön beschäftigt ist, dass man dann nicht noch so was Zusätzliches braucht.
Frau A: Ich denke mal, dass man da so mit sich selbst beschäftigt ist, dass man das nicht machen würde.

Folgende Zitate zeigen die Unvereinbarkeit mit dem eigenen Gewissen. Frauen verwendeten Begriffe wie »grausam«, »schrecklich«, »extrem« oder »quälend« bei der Beurteilung einer solchen Studie.

Frau M: Nee, nee, das könnte ich mir nicht vorstellen, nee. I.: Können Sie das erklären? Frau M: Das finde ich zu grausam. [Wirkt sehr erschrocken]
Frau AH: Nee, also, ich weiß nicht. Für mich müsste ich dann abgebrüht sein, also, ich weiß nicht. Das würde ich nicht machen. Das ist ja, das ist ja, nee. [Lacht] Nee, alleine dieser Abbruch, das ist schon schlimm genug, nee, würde ich nicht machen.

Die grundsätzliche ablehnende Haltung gegenüber einer Abtreibung ist ein weiterer Grund, sich eine Teilnahme nicht vorstellen zu können.

Frau H: Ah, wenn es noch, das wird sowieso abgetrieben auf jeden Fall. So, und dass man am Ende noch was testen will. Also, ich bin total gegen Abort, also Abtreibung, so dass ich mir das überhaupt gar nicht vorstellen kann.

3.7. Allgemeine Konditionen für eine Teilnahme an einer Studie

Um sich für die Teilnahme an einer Studie zu entscheiden, sind gewisse Rahmenkonditionen notwendig. Im Folgenden werden Aspekte diskutiert, die in der Entscheidung für oder gegen die Teilnahme eine Rolle spielen.

3.7.1. Rolle des Arztes

In den Interviews wurde gefragt, ob die Beteiligung eines den Frauen *vertrauten* Arztes ausschlaggebend für die Entscheidung für oder gegen eine Studie sei. In den Antworten wurde wiederholt deutlich, dass dem *vertrauten* Arzt im Entscheidungsfindungsprozess eine bedeutende Rolle zukommt. Neun Frauen meinten, sich eher für eine Studie entscheiden zu können, an deren Durchführung ein ihnen bekannter Arzt beteiligt ist.

> Frau E: Nee: verpflichtet fühlen würde ich mich nicht. Aber ich würde dem offener begegnen, als wenn das jemand völlig Fremdes ist, den ich noch gar nicht kenne.

Ein annähernd ebenso großer Anteil des Kollektivs vertrat jedoch die Position, unabhängig von der Beziehung zum beratenden beziehungsweise betreuenden Arzt selbständig entscheiden zu können.

> I.: Hätten Sie das Gefühl, dass Sie frei entscheiden können, wenn Ihr eigener Arzt Sie fragt, oder wenn ein fremder Arzt Sie fragt? Macht das einen Unterschied für Sie? Frau W: Nee, ich denke nicht, weil, ich meine, die Ärzte wissen, was sie machen, und die haben dafür studiert jahrelang, die wissen, was sie machen. Also, da würde ich keine Unterschiede machen. I.: Also, Sie könnten ja mehr Vertrauen in Ihren eigenen Arzt haben, beziehungsweise sich verpflichtet fühlen, ja zu sagen. Frau D: Nee, gar nicht. Also, das gar nicht.

3.7.2. Bedenkzeit und Informationsmöglichkeiten

Bedenkzeit und die Möglichkeit, sich weiter zu informieren, hielten alle befragten Frauen für notwendig.

> Frau R: Ja, also, ich denke, so was kann man nie sofort entscheiden. Also mindestens so eine Nacht sollte man sich immer etwas durch den Kopf gehen lassen, eine Nacht drüber schlafen. Und ich denke nicht, also ich fände es auch unseriös, wenn einer sagen würde, ja, hier, entscheide dich jetzt sofort. Dann wäre es für mich schon unseriös.

Rolle des Partners im Entscheidungsprozess

Die Mehrheit der Frauen, insgesamt 18, lehnte eine gesetzlich vorgeschriebene Einwilligung des Kindesvaters ab, hob aber die Bedeutung eines beratenden Gespräches mit ihm hervor.

Das Argument der eigenständigen Entscheidungszuständigkeit für den eigenen Körper fiel mehrfach.

I.: Fänden Sie es denn wichtig, wir haben ja da eben schon über Ihren Partner gesprochen, dass seine Zustimmung gesetzlich vorgeschrieben wäre? Frau F: Gesetzlich nee, hm. Das ist ja letzten Endes immer noch mein Körper, mit dem ich das alles machen muss. Und letzten Endes ist da das Kind drinne. Ich find's wichtig so in einer normalen intakten Ehe oder Partnerschaft oder so, da, eh, da hat er einfach das Recht dazu, aber ich könnte nicht sagen, dass er nun da vom Gesetzgeber dazu verpflichtet sein sollte.
Frau AG: Letztendlich ist es mein Körper, und die letztendliche Entscheidung muss ich selber treffen. Aber ich würde das grundsätzlich, wenn ich mit dem Partner zusammenlebe, davon muss man ja erstmal ausgehen, denn es gibt ja auch viele Frauen, die nicht mit ihrem Partner zusammenleben. Dass ich das dann ihm zur Kenntnis gegeben habe, aber die letzte Entscheidung treffe immer noch ich. Denn es ist mein Körper.
Frau R: Nein, finde ich nicht gut. Weil, wir sind die Leidtragenden, wir sind die, die es im Endeffekt hundertprozentig mitmachen, die Männer gucken nur zu, und ich denke, es muss auch unsere Entscheidung sein, was wir mit unserem Körper machen. […] Es ist zwar gut, man muss die Männer mit einbeziehen, aber auch nur bis zu einem gewissen Punkt. Es ist nicht ihr Körper und sie dürfen nicht über einen fremden Körper entscheiden, ganz einfach.

Frau J – die sich, wie oben dargestellt, von ihrem beim Interview anwesenden Partner »überzeugen« ließ, nicht an einer Studie mit der Hormongabe teilzunehmen – wandte sich gegen eine verpflichtende Mitentscheidung des Partners.

[Partner ist bei Gespräch dabei] Frau J: Also, dass ich dann nicht mehr allein entscheiden kann. Ich würde ihn vielleicht fragen, was er davon hält, aber im Endeffekt ist es ja meine Entscheidung, ob ich das mache oder nicht.

Wenige Frauen argumentierten damit, dass nicht von einer intakten Partnerschaft ausgegangen werden könne, somit also der Partner kein gesetzlich bindendes Mitentscheidungsrecht haben sollte.

Neun Frauen sprachen sich für eine gesetzlich geforderte Einwilligung des Partners aus.

I.: Würden Sie dann Ihren Partner miteinbeziehen in die Entscheidung? Frau L: Das auf jeden Fall. I.: Würden Sie wollen, dass er seine Zustimmung gesetzlich gefordert wäre? Frau L: Das mit voller Sicherheit, auf jeden Fall. Weil es ist ja doch irgendwo – ja, ne Partnerschaft, irgendwo, man ist dann nicht mehr allein. Die Entscheidung, die müssen beide treffen.
I.: Und hätten Sie gewollt, dass er gesetzlich verpflichtet ist, auch zu unterschreiben, ob diese Studie stattfinden soll? Frau E: – Hmm, das ist eine gute Frage. Ich meine, er muss ja hinterher auch mit dem Kind leben. Ich glaube, das wäre keine schlechte Idee. Ja.

3.8. Tabellarische Übersicht zu Studien in der Schwangerschaft

Die Ergebnisse werden hier tabellarisch zusammengefasst und im anschließenden Kapitel diskutiert.

Tabelle 11: Studien in der Schwangerschaft

Arzneimittelstudien außerhalb der Schwangerschaft Pro: 12 Frauen[1] Contra: 10 Frauen gegen Einnahme eines neuen Medikamentes im Falle von Krankheit, Alle befragten Frauen gegen eine Einnahme gegen Bezahlung bei Gesundheit	Pro: Erkenntnisse für andere nützlich; Hoffnung auf Heilung der eigenen Krankheit Voraussetzungen: Risiko eingrenzbar; ärztliche Zustimmung; nur therapeutische Studien; Dauer der Medikamenteneinnahme begrenzt
	Contra: grundsätzliche Ablehnung von Medikamenten; Risiken und Nebenwirkungen; grundsätzliche Ablehnung von Studien an Menschen

Arzneimittelstudien generell in der Schwangerschaft Pro: 9 Frauen Contra: 8 Frauen 8 Frauen: Unentschieden	Pro: bessere Therapiemöglichkeit; Nutzen für den Fetus Voraussetzungen: keine therapeutische Alternative; keine Gefahr für den Fetus
	Contra: Risiko für den Fetus; generelles Risiko
	8 Frauen: Selber wohl keine Teilnahme, aber Entscheidung liegt bei jeder einzelnen Frau
Beobachtungsstudie einer Medikamenteneinnahme Pro: 27 Frauen Contra: 3 Frauen	Pro: Erkenntnisgewinn Voraussetzungen: Erfahrungen des Arztes; ohnehin notwendige Medikamenteneinnahme; geringes Risiko für den Fetus
Blutentnahme Pro: 24 Frauen Contra: 1 Frau	Pro: Erkenntnisgewinn
Erprobung eines neuen Medikamentes Pro: 10 Frauen Contra: 19 Frauen	Pro: Nutzen für das Kind; keine Alternative, eine Krankheit zu heilen; Erkenntnisgewinn für die Wissenschaft und zukünftige schwangere Frauen; verbesserte Therapie Voraussetzungen: Geringes Risiko für das Kind; ärztliche Überwachung/Zustimmung der Studie; Vorliegen einer schweren Krankheit; andere Heilmethoden ausgeschöpft
	Contra: Risiko für das Kind/für die Frau; Risiko der Einnahme von neuen Substanzen als erste Testperson

Gabe von Hormonen Pro: 20 Frauen Contra: 6 Frauen	Pro: Überleben/gute Entwicklung des Kindes sichern
	Contra: Generelle Ablehnung von Studien; Eingriff in natürlichen Verlauf der Schwangerschaft
Studie vor Schwangerschaftsabbruch Pro: 7 Frauen Contra: 15 Frauen	Pro: Erkenntnisgewinn für zukünftige schwangere Frauen Voraussetzungen: Kind ist krank/behindert/nicht lebensfähig; Studie zögert einen Abbruch nicht unnötig hinaus
	Contra: Konzentration auf Abbruch und seine Konsequenzen bieten keinen (gedanklichen) Raum; Unvereinbarkeit mit dem Gewissen; Idee der Studie »zu grausam«; grundsätzliche Ablehnung eines Abortes
Allgemeine Konditionen: Eigener Arzt/fremder Arzt in Studie involviert	9 Frauen: eigener Arzt bevorzugt, weil Vertrauensverhältnis besteht 13 Frauen: Entscheidung zur Studie unabhängig von eigenem oder fremden Arzt
Allgemeine Konditionen: Rolle des Partners	9 Frauen: gesetzlich vorgeschriebene Zustimmung des Partners ist erforderlich 18 Frauen: gesetzlich geforderte Einwilligung des Partners ist nicht erforderlich (Entscheidung betrifft eigenen Körper, Austausch mit ihm ist begrüßenswert)

[1] *Wenn die Gesamtsumme der Frauen nicht 30 ergibt, so liegt es daran, dass einige Frauen sich enthielten oder aus Gründen des Interviewflusses nicht gefragt wurden. Die Zahlen werden nur angeführt, um eine ungefähre Vorstellung der Größenordnungen zu bekommen.*

3.9. Zwischenfazit

Die Interviews stellen einen wichtigen Bestandteil der medizinethischen Forschungsarbeit dar, die nah an der Lebenswirklichkeit ist. Der Kontakt der Forscher zu den betroffenen Frauen ist eine wesentliche Voraussetzung für das bessere Verständnis der Situation schwangerer Frauen. Die Äußerungen der Frauen zu den für diese Arbeit forschungsrelevanten Fragen sind dabei jedoch nicht im Sinne einer repräsentativen Umfrage zu verstehen. Stattdessen fügen sie zu der weiteren Forschungsstudie ein zusätzliches, illustrierendes Element hinzu, das für die theoretische Bearbeitung von Thesen bereichernd ist.

Es wurde herausgearbeitet, dass die therapeutische Versorgung schwangerer Frauen in einigen Fällen relativ unproblematisch ist. Gegenseitiges Einverständnis hinsichtlich einer Zurückhaltung bei Medikamenten sei vorhanden, und wenn Arzneimittel überhaupt zum Einsatz kommen sollten, dann stellten schonende und alt bewährte Medikamente doch eine hinreichend funktionierende Strategie dar. Wird nur diese Strategie betrachtet, die in einer großen Anzahl von Fällen zutreffen mag, so könnte argumentiert werden – was auch getan wird –, in der medikamentösen Versorgung schwangerer Frauen gebe es kein Problem. Die Interviewten stellten jedoch eindrücklich dar, dass einige Krankheiten schwieriger zu therapieren waren, was zu Unsicherheit, Angst oder Frustration führte – und zwar bisweilen in erheblichem Ausmaß. Es fiel auf, dass in fast allen Interviews derartige Situationen thematisiert wurden. Die Beispiele unterstreichen die Erkenntnis, dass während der Schwangerschaft ein nicht zu unterschätzendes therapeutisches Dilemma vorliegt.

Im ersten Teil der Arbeit wurde beschrieben, dass mittlerweile vor einer zu restriktiven und übervorsichtigen Medikamentengabe gewarnt wird, da eine unbehandelte Krankheit problematischere Konsequenzen für das Kind haben kann, als die Behandlung selber. Damit wird also Abstand von der nicht realisierbaren Forderung genommen, Substanzeinnahmen grundsätzlich zu vermeiden, da sie stets ein unwägbares Risiko darstellen. Diese jüngeren Entwicklungen, in deren Zusammenhang erstmalig explizit der Einschluss schwangerer Frauen in klinische Studien gefordert wird, ist ein Versuch, einen Ausweg aus dem therapeutischen Dilemma zu finden. Die Interviews spiegeln diese neueren Erkenntnisse, Entwicklungen und Debatten noch nicht wider. Auch wenn häufig von Unzufriedenheit oder Frustration gesprochen wurde, gab es von Seiten der Frauen keinen Anlass dazu, ihre problematische Situation zu hinterfragen und eine Lösung dafür »einzufordern«. Eher wurde die Haltung geschildert, zum Schutz und Wohl des Kindes den Status quo mit seinen problematischen Konsequenzen hinzunehmen und zu ertragen. Diese Haltung erinnert an drei der befragten Ärztinnen und Ärzte, man habe sich mit der Situation »arrangiert« (s. 1.5.4.). Möglicherweise sind die Ängste – aus verständlichen Gründen – so elementar, dass eine aktuelle Diskussion über eine Veränderung der therapeutischen Situation von Seiten der Frauen gar nicht in Erwägung gezogen wird oder sogar unerwünscht ist. Dennoch ist aus medizinischer und ethischer Perspektive zu fragen, ob das aus den Interviews ersichtliche Maß an Verunsicherung und Belastung im Falle von Krankheit und Therapie in der Schwangerschaft als unabänderlicher Status quo zu rechtfertigen ist.

Hinsichtlich des Verhältnisses zum ungeborenen Kind unterschieden sich die Erlebnisse und Auffassungen derart grundsätzlich, dass es nicht möglich ist, eine einheitliche Aussage darüber zu treffen. Einzig in den ersten wahrgenommenen Kindsbewegungen als einschneidender Moment kann ein charakteristisches Merkmal der feto-maternalen Beziehungen gesehen werden. Von der in Kapitel 1.3. kritisierten Unnatürlichkeit der Dualität, zum Beispiel durch die technische Visualisierung des Fetus, war in den Interviews keine Rede. Durch die Diversität der Antworten lassen sich außerdem keine generellen Schlüsse ziehen, ob die Frauen den Fetus während der Schwangerschaft als eine Person mit individuellen Rechten ansehen oder als Körperteil, der zum eigenen »Ich« gehört. Die Interviews geben also Anlass, das Erleben der Schwangerschaft und die Beziehung zum Fetus nicht zu generalisieren, sondern stattdessen im individuellen Ermessen jeder einzelnen Frau zu belassen. Letztendlich kann in konkreten Handlungsentscheidungen nur die individuelle Frau für sich selbst definieren, welchen Status sie ihrem ungeborenen Kind zuspricht und wie sie sich entsprechend verhalten möchte.

Die individuelle Entscheidungsfähigkeit spielt bei der Frage nach einem Einschluss von Probandinnen und Probanden in Arzneimittelstudien eine zentrale Rolle. In der Frage von Studien in der Schwangerschaft ist dieser Aspekt aufgrund der Koexistenz »eines anderen« nicht Urteilsfähigen – des Fetus – besonders brisant. In wissenschaftlichen Diskussionen wurde jedoch auch die Urteilsfähigkeit der Frauen angezweifelt, wenn es um die sehr komplexe Risiko-Nutzen-Abwägung bei Arzneimittelforschung in der Schwangerschaft geht. Die Ergebnisse aus der vorliegenden Interviewstudie geben keinen Anlass für die Behauptung, dass per se eine schwangerschaftsbedingte

Einschränkung der Entscheidungsfähigkeit vorliegt. Die Mehrheit der interviewten Frauen bemerkte gar keine Veränderung. Die neun Frauen, die sich in Bezug auf anstehende Entscheidungen zögerlicher fühlten, führten dies zumeist auf die Sorge um das Kind zurück. Im Hinblick auf eine mögliche Teilnahme an Studien kann in der Zögerlichkeit und verlängerten Abwägung aufgrund der Sorge um das Kind jedoch kein Manko ihrer Entscheidungskompetenz gesehen werden. Im Gegenteil, ein kritischerer Abwägungsprozess kann in dieser Situation als positiv gewertet werden, denn damit verringert sich die Gefahr, dass die Frauen sich unüberlegt in riskante Situationen begeben. Vielmehr würden die Frauen wahrscheinlich nach Abwägung der Alternativen die in ihren Augen für sich und ihr ungeborenes Kind risikoärmste Strategie wählen. Andere Gründe oder Momente einer eingeschränkten Entscheidungsfähigkeit bemerkten die Frauen beispielsweise bei krankheitsbedingten Komplikationen. Außerdem wurde von einigen Frauen eine erhöhte Sensibilität und Labilität beschrieben, die Entscheidungen erschwerten. Daraus folgt jedoch lediglich, dass es – wie bei Männern oder nicht schwangeren Frauen – notwendig ist, bei potenzieller Studienteilnahme auf das Netz der mehr oder weniger stark ausgeprägten Einflussfaktoren zu achten. Liegt eine depressive Verstimmung, Labilität oder medizinische Komplikation vor, wegen der der Proband oder die Probandin eine besondere Begleitung im Entscheidungsfindungsprozess benötigt? Ist sichergestellt, dass alle notwendigen Informationen zur Verfügung stehen und die nötige Zeit eingeräumt wird, um eine Entscheidung zu treffen? Erfüllt der Arzt seine Rolle als kompetenter Berater und teilt alle für die Entscheidung relevanten Informationen in verständlicher Weise mit? Ist das familiäre Umfeld eine gewünschte Hilfe oder eher eine Belastung, sodass zusätzlich professionell begleitende Gespräche notwendig sein könnten?

Die Abwägung einer potenziellen Teilnahme an fiktiven Studienszenarien weist auf interessante Aspekte hin. Bemerkenswert sind die Reaktionen auf die einleitende Frage nach der *grundsätzlichen* Haltung gegenüber Studien außerhalb und während der Periode der Schwangerschaft. Bei Studien außerhalb der Schwangerschaft wird das Verständnis für deren Notwendigkeit deutlich. Zwar wägen einige Frauen ab, ob und warum sie teilnehmen würden oder nicht, doch scheint insgesamt in keiner Weise an der Notwendigkeit von Arzneimittelstudien gezweifelt zu werden. In der Frage nach der Einbeziehung schwangerer Frauen wird dagegen spontan deutliche Skepsis geäußert. Die Haltung, solche Studien seien notwendig, wird seltener vertreten und insgesamt vorsichtiger formuliert. Hier gewinnt eine andere Komponente stärkere Bedeutung, nämlich, dass die Entscheidung dazu jeder Frau selbst überlassen werden sollten. Eine eigene Teilnahme wurde häufig ausgeschlossen. Im weiteren Verlauf des Interviews wurde die Frage nach Arzneimittelstudien differenzierter gestellt, indem verschiedene Studiendesigns vorgeschlagen wurden. Dieselben Frauen, die vorher Studien an schwangeren Frauen als zu riskant ablehnten, relativierten nun ihre Antworten mit differenzierten Argumenten. Eine zusätzliche Menge Blut bei einer Routineentnahme zu Studienzwecken fanden alle Frauen bis auf eine selbstverständlich, was nicht weiter erstaunt, da dieser Studientyp nicht mit einer gefürchteten Medikamentengabe verbunden ist. Allerdings begrüßte die Mehrheit der Frauen auch die Datenerhebung bei einer ohnehin notwendigen Medikamenteneinnahme. Als Grund für diese Einschätzung nannten sie die Vorteile des Erkenntnisgewinns für zukünftig schwangere Frauen als Ausweg aus dem häufig selbst erfahrenen therapeutischen Dilemma. Das Risiko einer Studie, in der es um die Erprobung eines neuen Medikamentes ging, wurde dagegen kritisch betrachtet, was jedoch nicht zu einer grundsätzlich ablehnenden Haltung führte. Stattdessen wurden stark einschränkende Bedingungen aufgestellt, wie etwa, dass keine therapeutische Alternative vorliegen dürfe, unter denen eine Teilnahme in Ausnahmefällen vorstellbar war. Anhand dieser Ergebnisse lässt sich in dem Interviewkollektiv eine völlig plausible und kohärente Argumentationsstrategie der Frauen erkennen. Die intuitive Ablehnung des Wortes »Studie« ist ebenso nachvollziehbar wie das dazu im Grunde ambivalente Überdenken dieser Ablehnung im Lichte der einzelnen Studientypen. Die genannten Gründe und Voraussetzungen zeigen ein beachtliches Maß an Differenziertheit und Umsicht. Die spontan mit den komplexen Studientypen konfrontierten Frauen schienen sehr gut in der Lage zu sein, sich eine Meinung zu bilden und gleichzeitig benennen zu können, in welcher Situation eine Entscheidung womöglich nicht mehr einfach zu treffen wäre. In den gesamten Fragen zu den Arzneimittelstudien wird, wie auch an anderen Stellen, deutlich, wie ernsthaft sich die Frauen ihrer Rolle als Verantwortungsträgerin bewusst sind. Es lässt sich keinerlei unbedachtes oder riskantes Verhalten erkennen, das dem ungeborenen Kind schaden könnte. Was spräche also dagegen, diesen Frauen nach umfassender Information selber die Entscheidung zu überlassen, ob sie eine Teilnahme an Studien für richtig halten, anstatt sie von vorneherein ohne explizite Begründung auszuschließen? Diese Frage wird im Abschlusskapitel wieder aufgenommen.

Ich habe betont, dass die Frauen das Wohl des ungeborenen Kindes häufig an die erste Stelle setzen und manchmal dabei auch die eigenen Bedürfnisse hintanstellen. Wie in den Interviews deutlich wurde, nehmen die Frauen auch Unannehmlichkeiten in Kauf, wenn sie damit dem Fetus Gutes tun können. Es ist wichtig, diese Verhaltensdisposition bei der Frage nach einer möglichen Studienteilnahme zu beachten, denn hier liegt möglicherweise eine potenzielle Vulnerabilität schwangerer Frauen. Besonderes Augenmerk muss daher auf die sehr deutliche Zustimmung zur fiktiven Studie einer Hormongabe gelenkt werden. Der *fetale Nutzen* war der ausschlaggebende Grund für die vielen Zustimmungen zu einer (fiktiven) Teilnahme. Dafür wäre die Einnahme einer bisher nicht geprüften chemischen Substanz, also ein Eingriff in den natürlichen Ablauf der Schwangerschaft und eigene starke Übelkeit in Kauf genommen worden. Erstaunlicherweise war in diesem Fall die analytische Abwägung von Vor- und Nachteilen beziehungsweise das Aufstellen von Bedingungen wesentlich weniger zu erkennen als bei der Abwägung anderer Studientypen. Bemerkenswerterweise war die Größenordnung der Frauen, die sich eine Teilnahme an dieser Studie vorstellen konnten (pro: 20/contra: 6), in etwa vergleichbar mit der Teilnahmebereitschaft für eine wenig riskante zusätzliche Blutentnahme (pro: 24/contra: 1). Hier ergibt sich möglicherweise aus dem starken Wunsch, das Beste für den Fetus tun zu wollen, eine unkritische Beurteilung von Handlungen. Wie in Teil 2 gezeigt wurde, wird für Studien mit fetalem Nutzen in manchen Leitlinien das Einverständnis des Kindesvaters erforderlich gemacht. Damit wird für solche Studien neben der Einwilligung der Frau noch die Einwilligung des Kindesvaters nötig. Im vierten Teil dieser Arbeit wird auf diese Beobachtung im Zusammenhang mit einer potenziellen Vulnerabilität schwangerer Frauen eingegangen.

Bezüglich der allgemeinen Konditionen für die Durchführung von Studien während der Schwangerschaft wurde nach der Beteiligung des eigenen Arztes bei der Studie gefragt. Damit sollten mögliche Abhängigkeiten eruiert werden oder Wünsche der Frauen erfragt werden. Neun Frauen sprachen sich aufgrund des bestehenden Vertrauensverhältnisses für eine Beteiligung des eigenen, bekannten Arztes aus. Dabei wurde in den Kommentaren zwar deutlich, dass eine Abhängigkeit oder ein Gefühl der Verpflichtung nicht bestünden. Mohanna behandelt in einer Interviewstudie mit Frauen die speziellen Konditionen für Forschung an schwangeren Frauen. Er erwähnt dabei, dass Frauen möglicherweise besonders abhängig vom Arzt sein könnten und eine Teilnahme in Erwägung zögen, um dem Arzt zu gefallen beziehungsweise ihm einen Gefallen zu tun (Mohanna 1997). Für diese These kann in der vorliegenden Interviewstudie kein Anhalt gefunden werden. Allerdings erwähnten die Frauen, einer Teilnahme möglicherweise aus Vertrauensgründen eher zuzustimmen, sollte der eigene Arzt sie durchführen. 13 Frauen meinten, es würde in ihrer Entscheidung für oder gegen eine Studienteilnahme keine Rolle spielen, ob der eigene Arzt zugegen sei oder nicht.

In der Frage nach der gesetzlich notwendigen Zustimmung des Partners sprach sich die Mehrheit der Frauen (18) dagegen aus. Bei der Begründung wurde auf den eigenen – schwangeren – Körper Bezug genommen, über den nur sie entscheidungszuständig seien.

Wie bereits erwähnt, sollen die hier behandelten Fragen zu Arzneimittelstudien in der Schwangerschaft kein quantitativ aussagefähiges Meinungsbild der Frauen darstellen. Es hat sich jedoch bei der Interviewstudie gezeigt, dass die Frauen bereit und in der Lage waren, sich zu den angesprochenen Themen kompetent zu äußern. Für die Entwicklung von sinnvollen und präzisen Leitlinien oder für die Einbindung weiterer (praxis-)relevanter Aspekte in zukünftige Diskussionen zu der Frage nach Arzneimittelforschung an schwangeren Frauen bietet sich diese Form der Empirie an.

Die Ergebnisse der Interviews verdeutlichen die spezielle Situation der schwangeren Frauen, die durch ihren einzigartigen Zustand der »doppelten Einheit« auf besondere Weise mit Erwartungen, Wünschen, Verantwortung und Entscheidungen umgehen. Schwierigkeiten bei Krankheit und Therapie resultieren in (schwangerschafts-)spezifischen Konfliktsituationen durch einen eben nur in dieser speziellen Situation auftretenden Spannungszustand. Der Wunsch nach einem optimalen Verlauf der Schwangerschaft geht mit dem Bedürfnis, das Ungeborene vor einer Therapie mit unwägbaren Risiken zu schützen, einher. Für die Gruppe der schwangeren Frauen sind die daraus folgenden problematischen Resultate wie Unsicherheit und Frustration, Angst oder Ärger charakteristisch, da mit den unwägbaren Risiken einer Therapie die Sorge um den Fetus einhergeht. Die Interviews mit ihren diversen individuellen Berichten erweisen sich als reiche, wertvolle Quelle an subjektiven Erfahrungen, die die Aussage hinfällig erscheinen lassen, Krankheit und Therapie in der Schwangerschaft seien heutzutage mit den zur Verfügung stehenden Mitteln größtenteils problemlos zu bewältigen. Damit steht die Versorgung schwangerer Frauen konträr zu den übrigen Entwicklungen in vielen Bereichen der Medizin: konstante Expansion medizinischen Wissens und Evidenz und Expertise auch in seltenen Spezialbereichen der Medizin.

Mit diesen Ausführungen sollte das Problembewusstsein für die speziellen Belastungen während einer Krankheit in der Schwangerschaft gestärkt werden. Der nächste Schritt ist die Erarbeitung von Lösungen, anstatt die Probleme unverändert bestehen zu lassen oder zum vermeintlichen Nutzen des Fetus gar nicht erst zu intervenieren. Um Frauen nicht weiter der Ratlosigkeit und Unsicherheit zu überlassen, die nach dem Lesen von Packungsbeilagen eintreten, besteht eine Teillösung sicherlich im weiteren Ausbau von Datensammlungen über Auswirkungen auf den Fetus, deren statistischer Auswertung und in der systematischen Veröffentlichung dieser Daten. Ein weiterer Schritt, gegen die Unsicherheiten vorzugehen und um Aufschluss über die Wirksamkeit von Medikamenten und ihre Pharmakokinetik oder -dynamik zu erhalten, liegt in der verbesserten medizinischen Erforschung der spezifischen Physiologie des Organismus schwangerer Frauen. Eine Medikamentengabe, die seit Jahren »aus guter Erfahrung« aber ohne valide Daten vorgenommen wird, könnte ebenfalls sinnvolle Daten liefern, wenn sie im Rahmen klinischer Arzneimittelstudien und letztlich auch innerhalb von Zulassungsstudien vorgenommen wird. Eine solche evidenzbasierte Medizin würde Wesentliches zur Entlastung von Frau und Arzt beitragen. In der vorliegenden Interviewstudie wurde illustriert, dass die Frau als entscheidungsfähige und verantwortungsvolle Person an dem Prozess der Verbesserung der Datenlage beteiligt werden kann und sollte, gegebenenfalls auch als Studienteilnehmerin.

Teil 4: Ist Arzneimittelforschung an schwangeren Frauen gerechtfertigt und wenn ja, unter welchen Bedingungen? Ethische Diskussion

4.1. Einleitung

Als erster Schritt in Richtung einer wohl abgewogenen Diskussion der Forschungsfragen ist eine Verständigung über die eigentliche *Relevanz* der ethischen Problematik von Arzneimittelforschung an schwangeren Frauen nötig. Noch nicht einmal über diesen Punkt besteht Konsens. Die folgende Synopsis der bisher erarbeiteten Ergebnisse in Thesenform hebt die Relevanz der Problematik hervor und begründet damit die Notwendigkeit, die ethischen Forschungsfragen zu stellen und differenziert zu diskutieren. Anschließend folgt die Analyse der ethisch relevanten Aspekte der Diskussion um Arzneimittelforschung an schwangeren Frauen. Dafür wird eine Unterscheidung zwischen ethisch eher unproblematischen und ethisch eher problematischen Studientypen[50] getroffen. Es wird dafür argumentiert, mit Hilfe der ethisch unproblematischen Studientypen vermehrt Daten über Diagnostik und Therapie schwangerer Frauen zu erheben, um die medizinische Versorgung dieser Population zu verbessern. Die problematischen Studientypen mit geringem oder gar keinem Nutzen für sie selbst bedeuten ein größeres Risiko für die schwangere Frau. Für eine ethische Beurteilung dieser Studientypen werden die Entscheidungszuständigkeit über den Fetus und die Vulnerabilität als Kernkonflikte identifiziert und diskutiert. Im Ergebnis werden auch Studien mit höherem Risiko als ethisch gerechtfertigt beurteilt, wenn bestimmte Bedingungen erfüllt sind.

These 1: Es besteht ein therapeutisches Dilemma bei Krankheit in der Schwangerschaft: Akutem Behandlungsbedarf stehen unzureichende Behandlungsmöglich-

50 Zur Definition von Studientypen in der Arzneimittelforschung siehe (Röhrig u.a. 2009) und Anhang, S. 227.

keiten gegenüber. Die resultierenden Probleme sind nicht nur aus medizinischen und psychosozialen, sondern auch aus ethischen Gründen ernst zu nehmen.

Üblicherweise wird dort, wo die entsprechenden Ressourcen zur Verfügung stehen, versucht, Therapien auf der Basis von Evidenzen, also sicheren Wirkungsbelegen und unter genauer Kenntnis des Wirkungsmechanismus und des Nebenwirkungspotenzials durchzuführen. Frauen, die während der Schwangerschaft erkranken, stehen jedoch im Krankheitsfall häufig vor dem Problem einer eingeschränkten Auswahl an Medikamenten, da deren Wirkungspotenzial oftmals unsicher ist. Dies gilt beispielsweise für chronische, psychische und psychiatrische Erkrankungen, für schwangerschaftsbedingte Krankheiten (Präeklampsie, Frühgeburtsbestrebungen) oder für entzündliche und schmerzhafte Ereignisse wie etwa Rheuma, außerdem für die Durchführung einer angemessenen Narkose bei Operationen und für die Behandlung bei AIDS, Krebs oder Grippevirusinfektionen. Dem Behandlungsbedarf solcher Krankheiten kann häufig nur ungenügend begegnet werden, da Wissenslücken bezüglich der Pharmakokinetik und -dynamik der Medikamente, ihrer Verträglichkeit und der potenziellen Teratogenität bestehen. Da es verbreiteter Usus ist, schwangere Frauen aus klinischen Studien auszuschließen, sind bisher nur zwölf Medikamente für den Gebrauch in der Schwangerschaft zugelassen, wie eine Erhebung in den USA zeigte (Lyerly u.a. 2008). Bonnie Steinbock beschreibt in einem Essay über den Einschluss schwangerer Frauen in klinische Studien dieses Dilemma kurz und prägnant: »*If we include pregnant women in clinical trials, we risk exposing fetuses to the risk of teratogenicity. If we exclude pregnant women from clinical trials, we will not have information about the effects of various drugs on the maternal/placental/fetal unit.*« (Steinbock 1994: 23).

Ich habe in meinen Ausführungen dargestellt, dass Frauen aus eigenem Entschluss bisweilen extremes physisches und auch psychisches Leid auf sich nehmen, um eine Medikamenteneinnahme zu umgehen. Damit fügen sie sich selbst und eventuell auch dem Fetus (vermeidbaren) Schaden zu. Gängige Praxis im Fall einer Erkrankung während der Schwangerschaft ist das Hinauszögern der Therapie. Wenn es dann doch zur Verschreibung eines Medikamentes kommt, bleibt der Frau nichts anderes übrig, als dem Arzt zu vertrauen, dass das Medikament genommen werden kann, obwohl in der Packungsbeilage das Gegenteil zu lesen ist. Außerdem werden schwangeren Frauen heute noch immer überholte Medikamente verordnet, die außerhalb der Schwangerschaft aufgrund von Nebenwirkungen oder der Zulassung neuerer und besserer Medikamente längst nicht mehr dem Goldstandard entsprechen.[51] Bisweilen werden Arzneimittelverordnungen von den Frauen aus Unsicherheit nicht eingehalten oder Dosierungen werden verringert, wobei eine unbehandelte oder unzureichend behandelte Krankheit unter Umständen schwerere Risiken birgt als die Behandlung. Neben den möglichen negativen *medizinischen* Konsequenzen einer nicht oder unzureichend behandelten Erkrankung für die Gesundheit der Frau und des Fetus können auch *psychische* Probleme wie Angst, Unsicherheit, Frustration oder Gefühle der Hilflosigkeit hervorgerufen werden. Eindrucksvolle Zeugnisse davon finden sich in den Schilderungen der Frauen im Rahmen meiner Interviewstudie. Zuweilen entsteht eine Spannung zwischen dem häufig stark ausgeprägten Verantwortungsgefühl für das ungeborene Kind, der Erkrankung und dem Gefühl, Leiden nicht mehr aushalten zu können. Solch ein Belastungsgefühl kann sehr dominant werden und die gesamte Schwangerschaft auf negative Weise begleiten. Bei der Diskussion um einen Einschluss schwangerer Frauen in klinische Forschung muss also untersucht werden, inwieweit wohlmeinende und angemessene Protektion stattfindet oder ob ein übertriebener Protektionismus zu einer Praxis geführt hat, die den Betroffenen mehr schadet als nützt (Biller-Andorno/Wild 2003b).

These 2: Die derzeitige Diskussion zum Einschluss schwangerer Frauen in klinische Studien zeichnet sich häufig durch Wissenslücken und Polemik aus.

Seit einem guten Jahrzehnt wird in den USA eine Diskussion zum Einschluss schwangerer Frauen in klinische Studien geführt (s. 1.5.1.). Mittlerweile wurden als Ergebnis dieser Debatte entsprechende Gesetze und Richtlinien in den USA implementiert (s. 1.5.2.).

Zwar werden allmählich neue Leitlinien über die Forschung an schwangeren Frauen auch auf europäischer Ebene eingeführt, doch im Gegensatz zu der Entwicklung in den USA fehlt es in Europa an einer begleitenden differenzierten Diskussion. In den spärlichen Debatten und Beiträgen zum Thema ist eine eher ablehnende Haltung gegenüber einem Einschluss schwangerer Frauen in klinische Forschung vernehmbar. Wie in der Einleitung gezeigt wurde, gilt Forschung an schwangeren Frauen mit einer bemerkenswerten

51 Zum Beispiel gehört Alpha-Methyldopa bei der Behandlung von Hypertonie in der Schwangerschaft zu den Medikamenten der ersten Wahl. Bei der Behandlung von Hypertonie bei nicht-schwangeren Individuen wurde es bereits aufgrund von Nebenwirkungen und der Entwicklung wesentlich besserer Medikamente fast vollständig aus dem Repertoire genommen.

Selbstverständlichkeit häufig noch immer als »unethisch«. Bei der Ablehnung fehlt es jedoch an Argumenten. Anstatt sachlich und lösungsorientiert zu diskutieren, werden pauschale und teilweise polemische Äußerungen hervorgebracht, zum Beispiel: »Der Verweis auf die Gleichbehandlung von (schwangeren) Frauen bedeutet, die potenziell riskante Erforschung von fraglich nützlichen Arzneimitteln mit einem emanzipatorischen Anspruch zu rechtfertigen« (Schaefer u.a. 2004: A166). Es werden bisweilen einseitige, überholte und sogar falsche Argumente verwendet – zum Beispiel wenn darauf verwiesen wird, es gebe keine neuen Entwicklungen im Bereich der Forschung an schwangeren Frauen oder schwangere Frauen seien grundsätzlich aus klinischer Forschung ausgeschlossen. Diese Aussagen irritieren vor allem, weil es de facto bereits einige klinisch kontrollierte, randomisierte Studien an schwangeren Frauen gibt, auch wenn damit nur ein erster Anfang gemacht ist (zum Beispiel Elatrous u.a. 2002; Mansour/Mansour 2004; Ahmad u.a. 2006; Ovalle u.a. 2006; Aka u.a. 2006; Zoric u.a. 2006) und zudem zumindest im anglo-amerikanischen Raum eine Diskussion über die ethischen Fragen geführt wird, die damit einhergehen.

These 3: Die Erfahrungen mit Thalidomid in den späten 1950er Jahren stellen einen entscheidenden Grund und Anlass für den weitreichenden Schutz- und Schonraum für schwangere Frauen dar. Eine kritische Diskussion über klinische Studien an schwangeren Frauen wird damit tabuisierend unterbunden.

Sicherlich können komplexe soziologische, medizinische und rechtliche[52] Gründe angegeben werden, um zu erklären, warum die Debatte über Forschung an schwangeren Frauen kaum geführt wird. Ein besonders gewichtiger Grund für die grundsätzliche Unterlassung von Studien an Schwangeren liegt jedoch in dem Thalidomid-Ereignis, den daraus folgenden Ängsten aber auch dem resultierenden Problembewusstsein für Haftungsfragen. Angesichts der Tabuisierung einer kritischen Diskussion von Forschung an Schwangeren, die insbesondere in Deutschland zu spüren ist, besteht gegenwärtig keine Aussicht auf eine nachhaltige Veränderung der Situation. Wie unter anderem in den Interviews deutlich wurde, besteht stattdessen von gesellschaftlicher und medizinischer Seite und auch von Seiten der Frauen selbst die Erwartung, die Schwangeren müssen die bestehenden Verhältnisse

52 In der Literatur wird als eigentliche Ursache für den Ausschluss schwangerer Frauen aus Forschungsstudien bisweilen eher der Schutz der Institutionen und Forscher vor Haftung angesehen als der Schutz der Frauen oder Feten (Frank u.a. 2003).

aushalten und »dulden«, um eine drohende Wiederholung der Thalidomid-Ereignisse auszuschließen.

Als einzig vertretbare Lösung, die medizinische Versorgung Schwangerer zu verbessern, wird häufig von Reproduktionstoxikologen, Pharmakologen und Ethikern angeführt, man solle – unter Vermeidung klinischer Studien – die Datensammlung durch embryonaltoxikologische Einrichtungen statistisch auswerten. Dabei liegt der Fokus auf der Sammlung von Informationen über eine mögliche Teratogenität, also auf den fetalen Belangen, und weniger auf der Erfassung von Daten zur klinischen Wirksamkeit des Arzneimittels, der Verträglichkeit (für die Frau) und zu Pharmakokinetik oder -dynamik.

These 4: Aufgrund des therapeutischen Dilemmas in der Schwangerschaft ist es ethisch geboten, differenziert und kritisch über die Möglichkeit eines Einschlusses schwangerer Frauen in Arzneimittelstudien zu diskutieren.

Es gilt jedoch zu fragen, ob sich unter dem Hinweis auf Contergan® aus einem gut gemeinten Schutz für schwangere Frauen nicht ein übertriebenes, protektionistisches Verhalten entwickelt hat. Es fällt der eklatante Mangel an medizinischem Wissen auf: Die schwangere, stillende und vielfach sogar die fertile Frau wird mit ihrem speziellen Metabolismus, ihren Krankheiten und ihrer Therapiebedürftigkeit nicht angemessen berücksichtigt – »zu Gunsten« der Nichtgefährdung des Fetus. An den fortschrittlichen Erkenntnissen der Teratologie und Reproduktionstoxikologie ist nicht zu zweifeln, und es ist mitnichten ein Anliegen dieser Arbeit, den größtmöglichen Schutz des Fetus in Frage zu stellen. Dennoch ist es an der Zeit, den Blick *auch* auf die Frauen zu wenden, die zusätzlich zur erlebten Angst und Unsicherheit, dem Fetus Schaden zuzufügen, selbst aufgrund fehlender pharmakokinetischer und -dynamischer Daten nicht optimal therapiert werden können. Es besteht daher Bedarf an vertieftem Wissen über Pharmakokinetik und -dynamik, um die Arzneimittelwirkungen auf den veränderten schwangeren Organismus zu verstehen.

4.2. Differenzierung der Studientypen nach Einschätzung des Risikopotenzials

Die grundsätzliche Relevanz der Thematik und die Notwendigkeit einer gründlichen Diskussion stehen als Ergebnis meiner bisherigen Ausführungen außer Frage. Als eine der wichtigsten Vorbedingungen für die folgende Diskussion ist der größtmögliche Schutz von Frau und Fetus vor vermeidbarem Schaden zu nennen. Dabei ist Respekt vor der Autonomie der Frau zu wahren und eine Verbesserung der Gesundheitsversorgung schwangerer Frauen anzustreben.

Wie zuvor dargestellt, ist eine differenzierte und vorurteilsfreie ethische Diskussion der Forschung an schwangeren Frauen nur möglich, wenn statt einer pauschalen Verurteilung von Forschung insgesamt zunächst eine Unterscheidung der verschiedenen Studientypen vorgenommen wird. Nur wenn das Risiko-Nutzen-Verhältnis der einzelnen Studientypen geklärt wird, kann eine ethische Beurteilung der Studientypen stattfinden. Im Folgenden werde ich zeigen, dass eine Reihe von Studientypen als gerechtfertigt zu erklären sind, ohne dass eine vertiefte ethische Analyse notwendig ist, da das Risiko-Nutzen-Verhältnis unproblematisch ist. Andere Studientypen müssen jedoch genauer betrachtet und ethisch diskutiert werden, um angemessen darüber urteilen zu können.

Ich halte es für unkontrovers und konsensfähig, dass Studien mit einer sinnvollen und nützlichen Fragestellung, die *ohne eine potenziell schädigende Exposition* (für Frau und/oder Fetus) einhergehen, ethisch unproblematisch, beziehungsweise nicht problematischer als ebensolche Studien bei nicht schwangeren Frauen oder Männern sind – und im Sinne des Erkenntnisgewinns sogar geboten sind. Ein Beispiel für solche unproblematische Studien wären etwa beobachtende epidemiologische Studien oder eine Studie in der per Fragebogen untersucht wird, wie sich das Schlafverhalten von schwangeren Frauen auf die postnatale Adaptation des Neugeborenen an einen geregelten Schlafrhythmus auswirkt.

Im Folgenden wende ich mich Arzneimittelstudien zu, genauer, allen solchen Studien, die mit einer Substanzgabe oder diagnostischen beziehungsweise therapeutischen Interventionen verbunden sind, und die somit ein *potenzielles Risiko* beinhalten können.

Dabei liegt das Hauptaugenmerk zwar auch in meiner Darstellung auf dem Wohl des Fetus, denn die Gabe von Substanzen oder der Einfluss zum Beispiel von Strahlen sind erwiesenermaßen potenziell schädlich für den Fetus, und die Risiken für den Fetus stellen damit, wie in dieser Arbeit bereits gezeigt wurde, *die* entscheidende Hürde für einen Einschluss schwangerer Frauen in klinische Forschung dar. Es ist allerdings kaum möglich, das Risiko für die Frau oder für den Fetus eindeutig voneinander abzugrenzen. Wenn etwa eine Frau an Nebenwirkungen physisch oder psychisch *leidet*, beeinflusst das in der ein oder anderen Form auch den Fetus und umgekehrt. Wenn im Folgenden also Risiken erwähnt werden, so ist damit zwar vorrangig der direkte (zum Beispiel wie bei einer teratogenen Substanz) oder indirekte (zum Beispiel wenn die Frau Nebenwirkungen erleidet, die sich auch auf den Fetus auswirken) potenzielle Schaden für den Fetus gemeint. Doch ist damit immer auch die Frau mit gemeint, die in Einheit mit dem Fetus selbst einem direkten oder indirekten Risiko ausgesetzt ist.

Für meine Diskussion der verschiedenen Studientypen an schwangeren Frauen gehe ich davon aus, dass drei Rahmenbedingungen erfüllt sind:

1. Alle Beteiligten sind grundsätzlich daran interessiert, die medizinische Versorgung schwangerer Frauen zu verbessern.
2. Alle Beteiligten sind bereit, besonderes Augenmerk auf die spezielle Situation der Schwangerschaft und das schädigende Potenzial von Interventionen zu richten.
3. Auch bei Forschung an schwangeren Frauen gilt die Einhaltung der etablierten Bedingungen für Forschung am Menschen.

Mit der Eingrenzung durch diese, meines Erachtens selbstverständlichen, Rahmenbedingungen meiner medizinethischen Diskussion der verschiedenen Studientypen möchte ich erreichen, dass die zu analysierenden Probleme nah an tatsächlichen Problemen der medizinischen Praxis liegen, anstatt fiktive Extremszenarios als Standard für die ethische Diskussion zu etablieren.

Zunächst muss die grundsätzliche Bereitschaft bestehen, die medikamentöse Versorgung schwangerer Frauen verbessern zu wollen. Dafür ist es von entscheidender Bedeutung, das von mir geschilderte therapeutische Dilemma ernst zu nehmen. Außerdem ist es dafür notwendig, die Contergan-Katastrophe nicht als abschreckendes Beispiel zu instrumentalisieren, um den Ausschluss schwangerer Frauen zu rechtfertigen, sondern vielmehr die problematischen Erfahrungen mit Thalidomid so zu deuten, dass explizit die Mechanismen der Teratogenität erforscht und verstanden werden müssen und dass gegebenenfalls alternative, angepasste Diagnostik- und Therapiemethoden für schwangere Frauen entwickelt werden müssen.

Zudem muss der speziellen Situation der Schwangerschaft Rechnung getragen werden. Das heißt, dass beispielsweise durch Grundlagenforschung und/oder Tierversuche eine Vorabbeurteilung der potenziellen Schädlichkeit einer Studie auch für den Fetus getroffen werden muss (vgl. Friese u.a. 2009: 26), damit die involvierten Parteien wie die Frau oder das Ethikkomitee eine wohl informierte und begründete Entscheidung treffen können.

Hinsichtlich der Standardvoraussetzungen in der Forschungsethik müssen selbstverständlich die etablierten Grundprinzipien wie etwa die der *Good Clinical Practice* (EMEA 2002) und die Richtlinien der Helsinki Deklaration (WMA 2008) eingehalten werden. Emanuel u.a. fassen die wichtigsten generellen Bedingungen ethischer Forschung zusammen, die auch bei der Durchführung von Studien an schwangeren Frauen geltend gemacht werden sollten (Emanuel u.a. 2000): Die Studie muss Erkenntnisse für die Gesundheit oder für die Wissenschaft bringen; die Studie muss methodisch korrekt durchgeführt werden; es muss eine gerechte Auswahl der StudienteilnehmerInnen erfolgen, der wissenschaftliche Kriterien zugrunde liegen; es muss ein möglichst günstiges Risiko-Nutzen-Verhältnis vorliegen; die Studie muss von unabhängiger Seite evaluiert und beurteilt werden; es muss das informierte Einverständnis der StudienteilnehmerInnen vorliegen; Datenschutz und die Möglichkeit, die Studie jederzeit abbrechen zu können müssen aus Respekt für die StudienteilnehmerInnen gegeben sein.

Für die Differenzierung der Studientypen, die in irgendeiner Form mit einer potenziell risikobehafteten Intervention einhergehen, wähle ich eine kombinierte Aufteilung nach zwei Kriterien. Zum einen können Studien nach ihrem Risikograd, zum anderen hinsichtlich der Frage, für wen die Studie Nutzen verspricht (die individuelle Frau, den Fetus, die Gruppe der schwangeren Frauen oder »fremdnützig«) unterschieden werden. Das Risiko bemesse ich dabei nach dem *studienbedingten Risiko*, und nicht nach jedem Risiko, dem die Frauen im Umfeld dieser Studie tatsächlich ausgesetzt sind. (Würde also beispielsweise eine retrospektive Studie über schwangere Frauen, die Opfer in einem nuklearen Reaktorunfall wurden, durchgeführt, so würde die Studie trotz des hohen tatsächlichen Risikos für Frau und den Fetus dennoch in der folgenden Unterscheidung als risikoarm klassifiziert.) Die folgende Hierarchisierung der Studientypen ist so gewählt, dass das Risiko-Nutzen-Verhältnis tendenziell zunehmend ethisch problematischer wird. Eingangs werden also retrospektive Studien besprochen, bei denen Daten aus der Vergangenheit analysiert werden. Darauf folgen Studien, die Interventionen prüfen, die bereits in der Schwangerschaft anerkannt sind und die aufgrund von Krankheit indiziert sind. Sodann werde ich Studien diskutieren, die neue Interventionen testen und zwar einerseits *ohne* therapeutische Alternativen (s. 4.4.1.) oder dann, problematischer, *mit* therapeutischen Alternativen (s. 4.4.2.). Besprochen werden auch Sonderfälle, wie etwa »gruppennützige« oder »fremdnützige« Studien (s. 4.4.3.) oder solche mit explizit fetalem Nutzen. Für die ethisch problematischen Studientypen werde ich insbesondere die Fragen der Vulnerabilität und der Entscheidungszuständigkeit thematisieren (s. 4.5.). Ich halte eine explizite und kleinschrittige Diskussion dieser Fragen für notwendig, um vermeintlich Selbstverständliches in Frage zu stellen und implizite (Fehl-)Annahmen aufzudecken und zu hinterfragen. Insgesamt leitend ist dabei die Absicht, die Arzneimittelversorgung schwangerer Frauen zu verbessern.

Tabelle 12: Risiko und Nutzen von verschiedenen Studientypen in der Schwangerschaft

Studientyp	*Nutzen*	*Risiko für Frau/ Fetus*
Retrospektive nicht interventionelle Studie	Kein unmittelbarer Nutzen für Frau/Fetus Möglicher Erkenntnisgewinn über einzelne Aspekte wie Teratogenität bei hohen Fallzahlen Sehr geringer Beitrag zu validen Aussagen über Pharmakokinetik und -dynamik/Wirksamkeit	Minimal
Interventionelle klinische Studie für eine indizierte[1] und etablierte Intervention[2], die nicht zugelassen ist	Erwarteter therapeutischer Nutzen für Frau/Fetus Erwarteter Beitrag zu validen Aussagen über Pharmakokinetik und -dynamik/ Wirksamkeit	Risiko durch potenziell schädigende Intervention unsicher zu bestimmen, jedoch Vorerfahrungen vorhanden

Interventionelle klinische Studie für eine Intervention, die indiziert ist, in der Schwangerschaft selten oder nie eingesetzt wurde und bei der eine therapeutische Alternative fehlt	Erwarteter therapeutischer Nutzen für Frau/Fetus, keine therapeutische Alternative vorhanden Erwarteter Beitrag zu validen Aussagen über Pharmakokinetik und -dynamik/ Wirksamkeit	Risiko durch potenziell schädigende Intervention unsicher zu bestimmen, kaum Vorerfahrungen vorhanden
Interventionelle klinische Studie für eine Intervention, die indiziert ist, in der Schwangerschaft selten oder nie eingesetzt wurde und bei der eine therapeutische Alternative vorhanden ist	Erwarteter therapeutischer Nutzen für Frau/Fetus, allerdings ist therapeutische Alternative vorhanden Erwarteter Beitrag zu validen Aussagen über Pharmakokinetik und -dynamik/ Wirksamkeit	Risiko durch potenziell schädigende Intervention unsicher zu bestimmen, kaum Vorerfahrungen vorhanden

[1] Mit »indiziert« ist hier gemeint, dass die Intervention für die Gesunderhaltung oder Therapie von Frau/Fetus notwendig ist, also wenn etwa die Gabe eines Antibiotikums bei einer Pneumonie untersucht wird.

[2] Mit »Intervention« ist hier im weiteren Sinne alles gemeint, was medizinisch verabreicht wird oder dem die Frau ausgesetzt wird und potenziell schädigend wirken könnte, also Medikamente, Nahrungsmittel, Röntgenstrahlen, Bakterien, Operationen, bestimmte Körperhaltungen etc.

Tabelle 13: Sonderfälle von verschiedenen Studientypen in der Schwangerschaft

Sonderfälle		
Studientyp	*Nutzen*	*Risiko für Frau/ Fetus*
Studie mit explizit fetalem Nutzen	Erwarteter Nutzen für den Fetus	Je nach Studiendesign unterschiedlich
Gruppennützige Studie mit minimalem Risiko	Kein unmittelbarer Nutzen für individuelle Frau/Fetus Erwarteter Erkenntnisgewinn für die Gruppe schwangerer Frauen/ Feten	Minimal
Fremdnützige Studie mit minimalem Risiko	Kein unmittelbarer Nutzen für individuelle Frau/Fetus und für die Gruppe der schwangeren Frauen/Feten Erwarteter Nutzen für biomedizinische Wissenschaft	Minimal
Gruppennützige Studie mit mehr als minimalem Risiko	Kein unmittelbarer Nutzen für individuelle Frau/Fetus Erwarteter Beitrag zu validen Aussagen über Pharmakokinetik und -dynamik/Wirksamkeit	Risiko durch potenziell schädigende Intervention unsicher zu bestimmen
Fremdnützige Studie mit mehr als minimalem Risiko	Kein unmittelbarer Nutzen für individuelle Frau/Fetus und Gruppe der schwangeren Frauen Erwarteter Beitrag zu validen Aussagen über Pharmakokinetik und -dynamik/Wirksamkeit	Risiko durch potenziell schädigende Intervention unsicher zu bestimmen

4.3. Unproblematische Studientypen

Restrospektive, beobachtende Studien sind mit minimalem Risiko behaftet. Aus ihnen lässt sich ein Erkenntnisgewinn erzielen, der allen schwangeren Frauen zu Gute kommt.

Auch bei interventionellen klinischen Studien, in denen indizierte und in der Schwangerschaft bereits gebräuchliche Substanzen systematisch erforscht werden, ist das Risiko nicht höher als bei einer Nicht-Teilnahme an der Studie. Vorstellbar und unproblematisch sind in diesem Zusammenhang zunächst etwa einarmige klinische Studien, die *ein* heutzutage eingesetztes Medikament während der Schwangerschaft auf bestimmte Parameter hin *gezielt untersuchen*. Denkbar ist es auch, statistische Daten in klinisch kontrollierten Studien zu erheben, die *zwei* seit Jahren für die gleiche Kondition gebräuchliche Medikamente *miteinander vergleichen*. Da bisher nur wenige Arzneimittel überhaupt in der Schwangerschaft zugelassen sind, würde es sich dabei um Studien handeln, die Kinetik und Dynamik von Medikamenten untersuchen, die *off-label* in der Schwangerschaft eingesetzt werden. Über diese Erkenntnisse hinausgehend, können außerdem weitere aufschlussreiche Informationen – etwa zur Adaptation des Neugeborenen nach der Geburt – gewonnen werden.

Problematischer ist die Frage, ob eine Placebogruppe sinnvoll und ethisch vertretbar ist, denn eventuell könnte durch die Nicht-Behandlung in der Placebogruppe das Risiko für die Studienteilnehmerin und den Fetus steigen. Allerdings sind placebokontrollierte Studien der Goldstandard in klinischer Forschung, weil diese Studienform den höchsten Erkenntnisgewinn verspricht. Um also eine möglichst gute Evidenzlage zu erreichen, sollte im Einzelfall geprüft werden, ob eine Placebogruppe in Betracht zu ziehen ist. Dass Studien auch in klinisch (placebo-)kontrollierter, randomisierter Form mittlerweile durchgeführt werden, wurde bereits erwähnt. Hier besteht jedoch noch weiterer Bedarf, um die Therapie während der Schwangerschaft zu optimieren. In Metastudien der Cochrane Collaboration wird als Fazit häufig betont, dass bisher insgesamt in den meisten Fällen zu *wenige aussagekräftige* Studien vorliegen, um den Therapien sichere Daten zugrunde zu legen (Magee u.a. 2005; Haider/Bhutta u.a. 2006; Kavanagh u.a. 2006).

Geht es um Studien, in denen bereits »etablierte« Medikamente systematisch geprüft werden sollen, so stellt sich die Frage nach der Definition einer solchen Kategorie. Eine trennscharfe Bestimmung der »etablierten« (*off-label*) Medikamente ist nicht möglich. Allerdings besteht die Möglichkeit,

Daten aus Arzneimittelbeobachtungen heranzuziehen, die mittlerweile recht umfangreich zur medikamentösen Versorgung schwangerer Frauen vorliegen (vgl. etwa Schaefer u.a. 2006; Friese u.a. 2009). Anhand solcher teilweise sehr gut aufbereiteter Daten ist es möglich zu identifizieren, welches die häufig gebräuchlichen – wenn auch *off-label* – Medikamente sind, die sinnvoll noch weiter zu erforschen wären, so dass nicht nur die Datenlage verbessert wird, sondern bei entsprechender Eignung auch eine Zulassung für das Medikament in der Schwangerschaft erreicht werden könnte.

Ein Beispiel für ein solches Medikament ist Nifedipin (Adalat®). Der Calciumantagonist wird bereits seit Jahren zur Tokolyse eingesetzt, ist dafür jedoch nicht zugelassen.[53] Anhand bisheriger Studien ließ sich kein nennenswertes teratogenes Risiko feststellen (ebd.: 194). Trotz fehlender Zulassung wird es unter anderem vom britischen Royal College of Obstetricians and Gynaecologist (RCOG) empfohlen (ebd.: 360). Eine Reihe von klinisch kontrollierten Studien zu Adalat® wurde bereits durchgeführt. In einer randomisierten, placebo-kontrollierten, multizentrischen Studie, die 71 Frauen einschloss, wurde etwa festgestellt, dass die Gabe von Nifedipin unter bestimmten Bedingungen keine signifikante Verringerung einer Frühgeburtsrate oder besseres fetales Outcome bedeutete – ein Ergebnis, das sich bei einem empfohlenen Medikament zur Tokolyse und damit zur Verhinderung von Frühgeburt nicht vermuten ließe (Lyell u.a. 2008).

Ein für diese spezielle Indikation nicht zugelassenes Medikament hatte sich also in diesem Fall als empfohlen und anerkannt etabliert, vor allem weil in diversen retrospektiven Studien kein erhöhtes Fehlbildungsrisiko identifiziert wurde. Systematische klinische Studien zu Dosis, Wirksamkeit oder Pharmakokinetik sind jedoch längst nicht abgeschlossen und lassen aufgrund einer kleineren randomisierten, placebo-kontrollierten, multizentrischen Studie sogar eine fehlende Wirksamkeit vermuten.

Schwangere Frauen, die das Medikament einnehmen sollen, befinden sich in einem Dilemma: in den Packungsbeilagen ist zu lesen, dass Nifedipin in Schwangerschaft und Stillzeit nicht eingenommen werden darf. Eine mögliche Indikation zur Tokolyse wird nicht erwähnt. Dennoch wird den Frauen von Ärzten versichert, es sei das Mittel der Wahl, und es gebe bereits Studien dazu. Sowohl Arzt als auch schwangere Frau tragen die Verantwortung für die Einnahme. Es ist unklar, wie viele Frauen *compliant* sind und das Medikament angesichts der beängstigenden Information in der Packungsbeilage eigenständig weiter einnehmen.

53 Adalat® ist lediglich zur Behandlung der essentiellen arteriellen Hypertonie zugelassen.

Weitere klinisch kontrollierte Studien sind also notwendig, um Empfehlungen für »etablierte Medikamente« zu optimierten, damit die zukünftige Therapie erkrankter schwangerer Frauen verbessert wird.

Damit ist eine Beurteilung der ersten Studientypen möglich.

Tabelle 14: Beurteilung retrospektive nicht interventionelle Studie und interventionelle klinische Studie für indizierte und etablierte Intervention, die nicht zugelassen ist

Studientyp	*Beurteilung*
Retrospektive nicht interventionelle Studie	Medizinethisch gerechtfertigt
Interventionelle klinische Studie für eine indizierte und etablierte Intervention, die nicht zugelassen ist	Medizinethisch gerechtfertigt

Die erste Forschungsfrage »*Sind Studien an schwangeren Frauen zu rechtfertigen?*« ist hiermit zu beantworten. Auf der Grundlage der bisher erarbeiteten Ergebnisse sind zumindest die genannten Studientypen an schwangeren Frauen gerechtfertigt: Die Teilnahme an solchen Studien birgt die gleichen Risiken wie eine Nicht-Teilnahme.[54] Den Frauen und dem Fetus wird also durch diese Art der Forschung nicht geschadet. Dagegen lässt sich durch die Studienergebnisse möglicher Nutzen für die zukünftige Behandlung schwangerer Frauen gewinnen. Die Autonomie der schwangeren Frau wird respektiert, in dem ihr nach ausreichender Information die Entscheidung überlassen wird teilzunehmen oder nicht.

These 5: Bestimmte Studien sind angesichts des therapeutischen Dilemmas in der Behandlung schwangerer Frauen dringend geboten. Sekundäre Fragen wie die Haftungsabsicherung oder die Frage, ob sich überhaupt jemand zur Teilnahme bereit erklären würde[55], dürfen nicht den Ausschluss schwangerer Frauen aus allen Studientypen begründen.

---

54 Mit der oben genannten Einschränkung der Studien mit Placebogruppen, die daraufhin – wie auch bei allen anderen Formen der placebokontrollierten Studien – gesondert beurteilt werden müssen.

55 Teilweise scheitern Studien an der geringen Teilnehmerinnenzahl, wie in einer US-amerikanischen Studie zur Impfung gegen Pneumokokken festgestellt wurde (Daly u.a. 2003)

Ich habe bestimmte Studientypen identifiziert, deren Durchführung medizinethisch gerechtfertigt ist. Würde das Potenzial dieser Studientypen ausgeschöpft werden, wäre bereits viel im Sinne der Verbesserung der medikamentösen Versorgung schwangerer Frauen gewonnen.

Der nächste und abschließende Schritt dieser Arbeit besteht in der Identifizierung der eigentlichen *ethischen Kernkonflikte* angesichts bestimmter Studientypen mit einem ungünstigeren Risiko-Nutzen-Verhältnis. Diese Konflikte werden anschließend aus medizinethischer Sicht diskutiert.

Eine solche differenzierte Analyse ist notwendig, da Diskussionen derzeit noch unter Berufung auf Contergan vorschnell abgebrochen werden. Der berechtigte Verweis auf die potenzielle Schädlichkeit von Medikamenten darf nicht zu einer Tabuisierung der Thematik führen. Auch darf Thalidomid nicht als »ethisches« Scheinargument für die tatsächlichen Hemmnisse wie etwa Haftungsfragen oder wirtschaftliches Desinteresse dienen.

4.4. Risikoreichere Studientypen als Anlass zur ethischen Diskussion

4.4.1. Interventionelle klinische Studien mit neuen Interventionen

In klinischen Studien, die die Wirkungen einer *neuen* Intervention untersuchen, erhöht sich das Risiko bei der Teilnahme an einer solchen Studie für Probanden grundsätzlich, da die Unsicherheit hinsichtlich eines Schadens durch unbekannte Variablen steigt. Handelt es sich um eine Studie, die an Gesunden durchgeführt wird, liegt für den individuellen Probanden ein eher ungünstiges Risiko-Nutzen-Verhältnis vor, da die Studie außer einer Aufwandentschädigung keinen individuellen Nutzen beinhaltet, dagegen aber die Unsicherheit über die Wirkungen der neuen Substanz besteht. Üblicherweise sind die individuellen Risiken solcher Phase I-Studien sehr klein, da zu Beginn solcher Studienreihen nur geringe Dosen verabreicht werden. Dennoch zeigte exemplarisch im Jahr 2006 ein Fall von sechs vital bedrohten – zuvor gesunden – Probanden im Londoner Krankenhaus Norwick nach dem Phase I-Einsatz des monoklonalen TGN1412 das dramatische Potenzial solcher Studien (Parexel 2006; Waibler u.a. 2008; Horvath/Milton 2009).

Bei einer schwangeren Frau als Probandin gesellt sich zu dem ohnehin bestehenden Risiko für sie als Studienteilnehmerin noch die potenzielle

Schädlichkeit[56] für ihr ungeborenes Kind hinzu. Das Teratogenitätsrisiko ist zwar quantitativ relativ gering: Die Gesamtfehlbildungsrate von Kindern liegt bei circa sechs Prozent, der Anteil der Fehlbildungen an diesen sechs Prozent, der chemischen und physikalischen Ursachen zugeschrieben wird (zu denen neben beispielsweise Alkohol und Zigaretten auch Medikamente zählen) wird mit lediglich zwei bis vier Prozent veranschlagt (Schaefer u.a. 2006: 17). Nichtsdestoweniger: Dass manche Substanzen schädigend auf den Fetus wirken, ist erwiesen und vor allem seit dem Gebrauch von Thalidomid schmerzlich im gesellschaftlichen Bewusstsein verankert. Um die Wahrscheinlichkeit solcher Ereignisse zukünftig möglichst auszuschließen, wird grundsätzlich dazu angehalten, den Einsatz neuer Medikamente weitgehend zu vermeiden. Es erscheint daher zunächst als ein (zu?) riskantes Unterfangen, Interventionen an schwangeren Frauen zu erproben, zu denen es in der Schwangerschaft bisher keine oder kaum Erfahrungen gibt.

Trotz der problematischeren Risiko-Nutzen-Relation gibt es jedoch gute medizinische Gründe, auch die wissenschaftliche Erforschung für Interventionen, die bisher selten oder nie in der Schwangerschaft eingesetzt wurden, zu fordern. Dies gilt dann, wenn es keine therapeutische Alternative gibt, etwa im Falle ganz neu entstehender Erkrankungen. Mit HIV/AIDS, SARS oder Mutationen der Vogel- oder Schweinegrippe sind die populärsten Beispiele von Krankheiten genannt, die die Weltöffentlichkeit beunruhigen und in deren Zusammenhang derzeit fieberhaft nach neuen therapeutischen Möglichkeiten gesucht wird. Schwangere Frauen an dem Nutzen wirksamer Therapieschemata gegen neue Erkrankungen nicht teilhaben zu lassen, ist nicht zu rechtfertigen. Zu Recht weisen in diesem Zusammenhang Faden et al. auf die problematischen Verhältnisse in der Schwangerschaft zum Beispiel bei einer Infektion mit dem H1N1-Virus hin. Laut einer US-staatlichen Weisung sollen schwangere Frauen bei einer Infektion mit dem H1N1-Virus antiretroviral behandelt werden. Allerdings, so problematisieren die Autorinnen, lägen für diesen Fall keinerlei Daten zur Pharmakokinetik und -dynamik vor. Das frühere Beispiel der Therapie mit Anthrax habe gezeigt, dass der Organismus schwangerer Frauen das notwendige Medikament so rasch verstoffwechsele, dass eine effektive Dosis nicht erzielt würde, so dass eine Erforschung der antiretroviralen Mittel dringend erforderlich sei (Faden u.a. 2009). Bei der Therapie von AIDS ermöglichten es erst die Ergebnisse

56 Die potenzielle Schädlichkeit für das ungeborene Kind umfasst neben der Teratogenität zum Beispiel auch andere unerwünschte Ereignisse, wie die vorzeitige Beendigung der Schwangerschaft.

der AIDS Clinical Trial Group (ACTG) Study 076, bei der ein Placebo im Vergleich zum antiretroviralen Medikament Zidovudin getestet wurde, HIV-infizierten schwangeren Frauen eine optimale HIV-Therapie während der Schwangerschaft zu ermöglichen (Connor u.a. 1994; Sperling u.a. 1996). Zu Zeiten vor dieser Studie hatte es kein standardisiertes Therapieschema für HIV-positive schwangere Frauen gegeben. Die ACTG Studie 076 ist also als ein Beispiel für eine sinnvolle und ethisch vertretbare randomisierte klinische Studie zum Einsatz *neuer* Medikamente während der Schwangerschaft anzusehen.[57] Das Hauptaugenmerk der Studie lag darauf, den Fetus vor einer Transmission der Viren zu schützen. Auf Grundlage der Risiko-Nutzen-Abwägung konnte in diesem Fall ein positives Votum für die Studie gefällt werden. In Folgestudien, darunter auch Phase I-Studien mit (für die Schwangerschaft) *neuen* Medikamenten (vgl. Guay u.a. 2002; Acosta u.a. 2004), wurden Therapiealternativen bei Resistenzen, bei Unverträglichkeit oder bei schwereren Krankheitsverläufen untersucht. Mittlerweile existiert beachtliches Datenmaterial zur HIV-Therapie in der Schwangerschaft, welches etwa Aufschluss über die Entwicklung des Fetus und die Minimierung einer Transmission gibt, aus dem aber auch das Nebenwirkungsspektrum und die Verträglichkeit hervorgehen.

Damit ist auch dieser Studientyp zu beurteilen.

Tabelle 15: Beurteilung interventionelle klinische Studie für neue Intervention ohne therapeutische Alternative

Studientyp	*Beurteilung*
Interventionelle klinische Studie für eine Intervention, die indiziert ist, in der Schwangerschaft selten oder nie eingesetzt wurde und bei der eine therapeutische Alternative fehlt	Medizinethisch gerechtfertigt

57 Die Nachfolgestudien in Entwicklungsländern führten dagegen zu ethischen Debatten. Lurie und Wolfe wiesen auf mindestens 18 Studien im subsaharischen Afrika hin, bei denen eine Variante der ACTG 076 in Placebo-kontrollierten Studien an schwangeren Frauen erforscht wurde. Um Kosten zu sparen wurde dafür ein Therapieregime getestet, das wesentlich im Umfang reduziert war (Lurie/Wolfe, 1997). Mit ihrem Urteil, dass damit Grundsätze der Forschungsethik missachtet wurden, war das Feld für kontroverse Diskussionen über internationale forschungsethische Standards eröffnet (vgl. etwa Burdon 1998; Edi-Osagie/Edi-Osagie 1998; Halsey u.a. 1997; Lurie/Wolfe 1999; Mbidde 1998; McNeill/Dore 1999; Merson 1998; Simonds u.a. 1998, Rothman 2000).

Der zu erwartende Nutzen für die individuelle Frau rechtfertigt hier das Risiko einer solchen Studie. Zusätzlich ist positiv zu bewerten, dass ein Nutzen für die zukünftige Behandlung der Gruppe der schwangeren Frauen zu erwarten ist. Die Autonomie der Frau wird respektiert, in dem sie informiert wird und selbst darüber entscheidet, ob für sie eine Teilnahme in Frage kommt.

4.4.2. Interventionelle klinische Studien mit neuen Interventionen bei bestehenden therapeutischen Alternativen

Studien, in denen neue Interventionen bei bestehenden therapeutischen Alternativen getestet werden, stellen einen der beiden Studientypen[58] dar, an denen sich die Emotionalität entzündet, mit der die Diskussion um Forschung an schwangeren Frauen tabuisierend unterbunden oder vorzeitig abgebrochen wird. Problematisch daran ist, dass damit auch die Diskussion um risikoärmere Studientypen vorschnell abgebrochen wird. Es ist wichtig, durch die Abgrenzung ethisch eher unproblematischer Studientypen von problematischen Studientypen, eine differenzierte Entscheidungsbasis zu schaffen, um die Arzneimittelversorgung schwangerer Frauen zu verbessern.

Die gründliche ethische Diskussion dieses Studientypes – Erprobung neuer Interventionen bei bestehenden therapeutischen Alternativen – halte ich für durchaus berechtigt, denn es liegt eine besonders problematische Risiko-Nutzen Konstellation vor. Ein Beispiel für diesen Studientyp wäre ein Forschungsprojekt, das ein Blutdruckmedikament untersucht, welches noch nie in der Schwangerschaft eingesetzt wurde, obwohl es ein etabliertes *off-label* – oder sogar ein zugelassenes – Medikament gibt, welches gut wirkt und mit dem bereits gute Erfahrungen gemacht wurden. Bei diesem Szenario stellt sich allerdings die Frage, ob es überhaupt Interventionen gibt, zu denen keinerlei Erfahrungen vorliegen, ob also dieses Szenario überhaupt realistisch ist. Anhand von Einzelfallberichten und Datensammlungen aus Teratogenitätsregistern kann tatsächlich mittlerweile zum Teratogenitätspotenzial vieler Substanzen eine erste Aussage getroffen werden.[59] Dieser Studientyp ist jedoch nötig, wenn etwa ein neues Medikament auf den Markt kommt, das bei Nicht-schwangeren Individuen zum Goldstandard avan-

58 Der andere Studientyp ist meines Erachtens gruppennützige Forschung mit mehr als minimalem Risiko (zur Diskussion s. Kap. 4.4.3.).

59 Nicht aber zu den wichtigen Aspekten der Pharmakokinetik und -dynamik.

ciert, weil es ärmer an Nebenwirkungen sein soll. Derzeit ist es in diesem Fall so, dass solche Medikamente wenn überhaupt, dann auf *off-label* Basis für schwangere Frauen eingeführt werden und häufig begleitende Studien dazu fehlen. Sollen also diese Medikamente immer erst durch die »Hintertür« einer langen Unsicherheitsphase eingeführt werden, bis sie dann »unproblematisch« als ein Medikament getestet werden können, zu dem bereits Erfahrungen gemacht wurden? Oder ist nicht genau dieser Studientyp (Interventionelle klinische Studien mit in der Schwangerschaft noch nie eingesetzten Interventionen bei bestehenden therapeutischen Alternativen) die Variante, die gebraucht wird, um systematisch und ohne die »Hintertür« des langjährigen *off-label* Gebrauchs entscheidende Fortschritte im Bereich der medizinischen Versorgung schwangerer Frauen zu erzielen?

Die pauschalisierende Bezeichnung schwangerer Frauen als vulnerabel schiebt solcher risikobehafteten Forschung einen Riegel vor. Es ist also von entscheidender Bedeutung, dieser Vulnerabilität auf den Grund zu gehen, wenn die Schutzmaßnahmen gerechtfertigt sein sollen. Daher stelle ich die Beurteilung dieses Studientypes noch zurück, bis ich in Kapitel 4.5.2. und 4.6. den Begriff der Vulnerabilität im Kontext der Schwangerschaft geklärt habe.

4.4.3. »Gruppen- und Fremdnützigkeit« als problematische Kriterien

Wird von »therapeutischen« Studien gesprochen, ist damit gemeint, dass es einen potenziellen direkten Nutzen für die Probanden gibt. Ist kein solcher direkter Nutzen erwartet, so wird von von Gruppen- und fremdnützigen Studien gesprochen. Gruppennutzen bedeutet, dass zwar kein individueller Nutzen für die StudienteilnehmerInnen erwartet wird, wohl aber ein Nutzen für die gleiche Altersgruppe oder für die Gruppe, die in der gleichen Situation ist wie die StudienteilnehmerInnen (vgl. etwa Zentrale Ethikkommission bei der Bundesärztekammer 2007). Fremdnutzen bedeutet, dass der Nutzen nicht explizit für die spezielle Studienpopulation, sondern für die Wissenschaft der Heilkunde insgesamt erwartet wird (ebd.). Die Analyse der bereits existierenden Leitlinien zu Arzneimittelforschung an schwangeren Frauen (s. Teil 2) hat gezeigt, dass die Definition und Beurteilung der »Gruppen- und Fremdnützigkeit« von Studien in der Schwangerschaft kontrovers gehandhabt wird. Tatsächlich liegt hier ein besonderes und unter Umständen auch besonders problematisches Risiko-Nutzen-Verhältnis vor.

Es ist schwierig, die spezifischen Bedingungen für »gruppen- und fremdnützige« Forschung, die bisweilen auch als »nicht-therapeutische« Forschung bezeichnet wird, anzugeben. Derzeit wird diese Kategorie daher kontrovers diskutiert. Im anglo-amerikanischen Sprachraum wird die Diskussion um Gruppen- und Fremdnützigkeit unter dem Begriff »*research with no prospect of direct benefit*« geführt. So werden grundsätzliche Begründungsschwierigkeiten in der Rechtfertigung einer solchen Kategorie vorgebracht (NEK 2009). Zudem sei die Trennung zum sogenannten »potenziellen eigenen Nutzen« jeweils schwierig zu ziehen (zur Debatte vgl. etwa Magnus/Merkel 2009). Außerdem wird diskutiert, ob es zwischen Gruppen- und Fremdnützigkeit überhaupt einen relevanten moralischen und rechtlichen Unterschied gäbe, schließlich komme der Nutzen bei beiden Studientypen nur »Dritten« zugute, dem Probanden selber aber nicht (Taupitz 2003). Die angemessene Abgrenzung beider Studientypen, sowie die Definition der Kriterien und Einschränkungen sind in der Forschungsethik längst nicht abgeschlossen. Dennoch halte ich an den etablierten Bezeichnungen »Gruppen- oder Fremdnützigkeit«, beziehungsweise »*research with no prospect of direct benefit*« trotz der Schwierigkeiten fest. Die Bedingungen für »Gruppen- und Fremdnützigkeit« werden stets im Zusammenhang mit nicht-einwilligungsfähigen ProbandInnen definiert, etwa bei Studien mit Kleinkindern oder mit komatösen Patienten. Bei solchen besonders schutzbedürftigen Gruppen ist diese Art der Forschung nur eingeschränkt erlaubt, das heißt diese Gruppen werden stärker paternalistisch geschützt. Ist also nicht von einem individuellen oder direkten Nutzen für den Probanden auszugehen, darf das Risiko einer Studie üblicherweise nicht höher als minimal sein.[60]

Auch die Gruppe der schwangeren Frauen wird üblicherweise zu diesen besonders schutzwürdigen Gruppen gezählt, weil der Fetus als Mitproband als nicht einwilligungsfähig gilt und ihm daher eine besondere Schutzbedürftigkeit zugesprochen wird (Taupitz 2002).[61] Daher werden auch für

60 Auch diese Regelung wird kontrovers diskutiert. Beispielsweise ist Forschung an Kindern laut US-amerikanischem Gesetz bei Studien ohne direkten Nutzen für das beteiligte Kind auch dann zulässig, wenn »*minor increase over minimal risk*« vorliegt.

61 Taupitz schreibt auf den Seiten 123–124: »Bezogen auf lediglich gruppennützige Forschung wird das hinnehmbare Risiko zudem auf ein minimales Risiko / eine minimale Belastung begrenzt, wie es bei gruppennütziger Forschung mit Einwilligungsunfähigen nach Art. 18 ebenfalls der Fall ist; eine Übertragung auf die Forschung mit Schwangeren / Stillenden ist wegen des Schutzes des (einwilligungsunfähigen) Embryos / Fötus / Kindes durchaus naheliegend.«

Studien an schwangeren Frauen die Bedingungen der Gruppen- und Fremdnützigkeit herangezogen.

Wie im zweiten Teil erläutert, gilt in den meisten dargestellten Leitlinien als Bedingung für gruppennützige Studien an schwangeren Frauen, dass das Kriterium des minimalen Risikos eingehalten werden muss. Somit sind die Leitlinien konsistent mit den sonst üblichen Leitlinien für Nicht-Einwilligungsfähige. Lediglich in der Leitlinie der CIOMS wird diese Bedingung nicht gestellt, stattdessen soll die Frau auch bei gruppennützigen Studien mit unwägbaren Risiken selbst entscheiden dürfen. Fremdnützige Studien sind (außer im US-amerikanischen Gesetz) bei allen oben dargestellten Leitlinien verboten.

Ist also die Durchführung gruppennütziger Studien ethisch gerechtfertigt? Ein Beispiel für eine gruppennützige Studie *mit minimalem Risiko* wäre etwa, dass gesunde schwangere Frauen in einer Grundlagenstudie zu Präeklampsie erst eine magnesiumhaltige Frucht, zum Beispiel eine Banane essen und daraufhin eine Urinprobe als zu untersuchendes Substrat abgeben. Diese Ergebnisse kämen zwar nicht ihr direkt, wohl aber zukünftig Schwangeren zu Gute. Sofern die Frauen mit der Teilnahme an einer solchen Untersuchung einverstanden sind, stünde einer Durchführung dieser Studie aus ethischer Sicht nichts im Wege, da tatsächlich kein höheres als minimales Risiko vorliegt, es aber um sinnvolle[62] Grundlagenerkenntnisse in der Schwangerschaft geht. In der Tat besteht über die Zulässigkeit von gruppennützigen Studien mit minimalem Risiko Einigkeit, wie sie sich auch in den Leitlinien und Gesetzen widerspiegelt.

Ist die Erkenntnis einer fiktiven Studie, bei der ebenfalls eine Urinabgabe und Angaben über Ernährung erfolgen würden, für die Belange der Gruppe schwangerer Frauen irrelevant, also, ginge es nicht gezielt um die schwangerschaftsspezifische Präeklampsie, sondern zum Beispiel um den Magnesiumhaushalt bei 30-jährigen Menschen, handelt es sich um eine sogenannte »fremdnützige« Studie. Damit wäre solch eine Studie nach fast allen derzeitigen Leitlinien auch bei minimalem Risiko *nicht* zulässig. Lediglich das US-amerikanische Gesetz sieht die Möglichkeit einer solchen Studie bei minimalem Risiko vor, wenn wichtige biomedizinische Kenntnisse erwartet werden.[63]

62 Ob dieses konkrete Studiendesign tatsächlich sinnvoll ist, sei dahingestellt. Es geht hier lediglich um ein Beispiel für eine unproblematische Risiko-Nutzen-Relation.

63 Es ist zu vermuten, dass die bisher ungelöste Definition des »minimalen Risikos« den Grund für den restriktiven Umgang mit fremdnützigen Studien darstellt. Wie in der Einleitung erwähnt, wird in der vorliegenden Arbeit die Definition der CIOMS zugrunde

Für eine Erlaubnis des speziellen Studiendesigns fremdnütziger Studien spricht selbstverständlich nicht der Grund der verbesserten Versorgung schwangerer Frauen. Jedoch spricht kein plausibles Argument *dagegen*, schwangeren Frauen selbst die autonome Entscheidung zu überlassen, an solch einer fremdnützigen Studie mit höchstens minimalem Risiko teilzunehmen, sofern dieses plausibel definiert ist. Im Gegenteil, der Respekt für ihre Autonomie würde es fordern, es den schwangeren Frauen zu überlassen, über eine mögliche Teilnahme selbst entscheiden zu dürfen.

Ob gruppen- und fremdnützige Studien mit mehr als minimalem Risiko ethisch zu rechtfertigen sind, ist – wie zuvor auch bei Studien mit therapeutischen Alternativen – aufgrund der besonders ungünstigen Risiko-Nutzen-Konstellation ethisch umstritten. Ich denke, mit der ›gruppennützigen Forschung mit mehr als minimalem Risiko‹ ist der zweite Studientyp identifiziert, an dem sich die Emotionalität um Forschung an schwangeren Frauen entzündet. Hierbei geht es beispielsweise um Studien, die Substanzen an gesunden schwangeren Frauen testen, welche zwar nicht den Probandinnen selber, wohl aber zukünftigen schwangeren Frauen zu Gute kommen sollen. Dies könnte etwa bei Grippeimpfstoffen oder antiviralen Mitteln ein mögliches Szenario sein.

Zu allererst ist jedoch auch bei der ethischen Beurteilung von gruppen- und fremdnützigen Studien zu fragen, ob schwangere Frauen und mit ihnen der Fetus *überhaupt* in die Gruppe vulnerabler Personen fallen. Ist die schwangere Frau dazu zu zählen, so ist die etablierte Praxis, *Studien ohne individuellen Nutzen* (gruppen- und fremdnützige Studien) nur unter der Bedingung des minimalen Risikos durchzuführen, möglicherweise zu rechtfertigen. Wird sie zusammen mit dem Fetus jedoch nicht als vulnerabel klassifiziert, so gibt es nach aktuellem forschungsethischen Stand keine Rechtfertigung, *Studien ohne individuellen Nutzen* auf diese Weise überhaupt gesondert zu bewerten. Vielmehr wäre eine urteilsfähige schwangere Frau ebenso wie ein urteilsfähiger Mann als Proband zu behandeln, für den es keine besonders paternalistischen Schutzmaßnahmen bei gruppennützigen Studien gibt (sondern nur die allgemeingültigen Schutzmaßnahmen, die für alle Studien gelten). Die Frage nach dem angemessenen Verständnis von Vulnerabilität wird auch an dieser Stelle zurückgestellt und in der Abschlussdiskussion wieder aufgegriffen.

---

gelegt, nach dem minimales Risiko dasjenige ist, das nicht größer ist als jenes in medizinischen Routineuntersuchungen.

4.5. Medizinethische Kernkonflikte der risikoreicheren Studientypen

Die Frage nach der moralischen Zulässigkeit von Studien an schwangeren Frauen stellt sich insbesondere bei einem ungünstigen Risiko-Nutzen-Verhältnis einer Studie. Ich habe insgesamt drei risikoreiche Studientypen identifiziert:

- Interventionelle klinische Studien mit erwartetem individuellen Nutzen, die neue Interventionen trotz therapeutischer Alternativen testen,
- Gruppennützige Studien mit *mehr* als minimalem Risiko,
- Fremdnützige Studien mit *mehr* als minimalem Risiko.

Die Durchführung von klinischen Studien, die eine in der Schwangerschaft neu eingesetzte Substanz testen, ist dann ethisch problematisch, wenn es eine angemessene therapeutische Alternative gäbe. Rechtfertigt dann der erwartbare Nutzen zum Beispiel das Risiko der Teratogenität? Problematisch ist ebenfalls das Beispiel einer gruppennützigen Studie mit mehr als minimalem Risiko, zum Beispiel wenn die Pharmakokinetik eines Medikamentes gegen Schmerzen an schwangeren Probandinnen untersucht werden soll, die selbst nicht an Schmerzen leiden. Rechtfertigt der Respekt für die Autonomie in diesem Fall das einzugehende Risiko? Handelt es sich zudem um eine fremdnützige Studie mit mehr als minimalem Risiko, in der also zum Beispiel ein neu entwickeltes Medikament an schwangeren Frauen getestet werden soll, ohne dass die Studie einen Nutzen für die individuelle Probandin oder für die Gruppe der schwangeren Frauen verspricht, liegt ein relativ hohes Risiko ohne zu erwartenden Nutzen vor. Rechtfertigt der Respekt für die Autonomie das Risiko und den fehlenden Nutzen für schwangere Frauen bei einer solchen Konstellation?

Ich habe zuvor bereits gezeigt, dass eine Entscheidung, darüber, ob schwangere Frauen als vulnerabel angesehen werden sollten oder ob sie als *nicht* besonders vulnerabel angesehen werden sollten, eine Voraussetzung für ethisch konsistente Leitlinien und ethisch angemessene Handlungen darstellt. Forschungsethisch relevant ist also die Frage, ob es sich bei den potenziellen Probandinnen überhaupt um eine *»vulnerable Gruppe«* handelt, wie schwangere Frauen etwa im US-amerikanischen Gesetz zusammen mit Kindern und Gefangenen bezeichnet werden (DHHS 2005). Hierzu gibt es – wie bereits erwähnt – unterschiedliche Positionen. Einige weisen die Bezeichnung schwangerer Frauen als vulnerabel als unhaltbar zurück, andere plädieren dafür, den Frauen nicht die komplexe Entscheidung über Studien zu überlassen, womit Vulnerabilität impliziert ist.

Neben dem Problem der Vulnerabilität ist auch die Frage nach der *Entscheidungszuständigkeit* zentral. Wem obliegt die Entscheidung darüber, ob eine schwangere Frau an solch einer höher riskanten Studie beziehungsweise an einer Studie ohne Nutzen für sie selbst teilnehmen dürfen soll und welche Begründung kann dafür gegeben werden? Erst wenn hier eine begründete Entscheidung getroffen wird, kann auch in konsistenter Weise über spezifische Bedingungen für durchzuführende Studien entschieden werden.

Diese beiden Bereiche – die Frage der Vulnerabilität der schwangeren Frauen und die Frage der Entscheidungszuständigkeit – werden hiermit als die beiden medizinethischen Kernprobleme identifiziert, die im Zusammenhang mit den soeben erläuterten *risikoreichen Studientypen* verhandelt werden müssen. Diese Kernfragen sind von höchster Relevanz, weil sich daran entscheidet, ob es *überhaupt* paternalistische und somit restriktive Kriterien für die Forschung an schwangeren Frauen geben sollte, und wenn ja, welche angemessen sind.

4.5.1. Entscheidungszuständigkeit

Bei einer interventionellen klinischen Studie mit einem gesunden, jungen Mann als Probanden ist die Frage der Entscheidungszuständigkeit zumeist unkontrovers. Selbstverständlich ist es ihm überlassen, sich autonom für oder gegen die Teilnahme auch an einer riskanten Studie zu entscheiden, sofern er ausreichend informiert wurde, urteilsfähig ist und sofern die Studie den allgemeingültigen Anforderungen der *Good Clinical Practice* (EMEA 2002) und denen der Helsinki Deklaration entspricht. Gesonderte, einschränkende Kriterien sind für seinen Fall nicht notwendig. Im Falle der Teilnahme einer schwangeren Frau ist jedoch auch ein Embryo oder Fetus von der Entscheidung betroffen, was den Gesamtkontext derart verändert, dass in manchen Ländern heteronom entschieden wird, Studien für schwangere Frauen dürften gar nicht erst konzipiert werden.

Inwieweit ändert jedoch das Vorhandensein des Fetus den Gesamtkontext, in dem sich eine Person für oder gegen Teilnahme an einer klinischen Studie entscheiden kann? Bei Bobbert wird der teilnehmenden schwangeren Frau die Urteils*fähigkeit* über komplexere Zusammenhänge und somit die Entscheidungs*zuständigkeit* abgesprochen: »Letztere [*schwangere Frauen*] können die Konsequenzen einer experimentellen Therapie im Unterschied zu den Experten nicht hinreichend beurteilen« (Bobbert 2004; vgl. 1.5.3.). Es ist jedoch fraglich, ob ein Vergleich der Urteilsfähigkeit von schwangeren Frauen und Experten angemessen ist. Auch junge gesunde Männer können ein weniger kompetentes Urteil als Experten fällen und werden deswegen nicht aus Studien ausgeschlossen. Bei CIOMS hingegen spielt das Vorhandensein des Fetus keine Rolle zur Beantwortung der Frage nach der Entscheidungszuständigkeit: Die schwangere Frau habe die gleichen Entscheidungsrechte und -fähigkeiten wie die nicht-schwangere Frau.[64]

Die Frage nach der Entscheidungszuständigkeit über die Teilnahme einer schwangeren Frau an einer klinischen Studie lässt sich auf die Frage nach der *Entscheidungszuständigkeit über den Fetus* zuspitzen, denn nicht-schwangeren Individuen wird das Verfügungsrecht über sich selbst und eine mögliche Teilnahme an einer Studie schließlich selbstverständlich zugesprochen, sofern sie urteilsfähig sind. Wer also ist zuständig, über die Belange des ungeborenen Kindes zu entscheiden?

Es bestehen verschiedene Möglichkeiten, die »Zugehörigkeit« und Entscheidungszuständigkeit über den Fetus zu definieren:

A Aufgrund der natürlichen Verbundenheit »gehört« der Fetus zum Körper und zum Zuständigkeitsbereich der Frau. Damit läge die Entscheidungszuständigkeit bei der *Frau.*

B Der Fetus ist aufgrund der *elterlichen* Zeugung und der zukünftigen »Zugehörigkeit« zu beiden Elternteilen ähnlich wie ein Neugeborenes zu behandeln. Damit läge die Entscheidungszuständigkeit über eine Studienteilnahme bei den *Eltern.*

C Der Fetus wird als zukünftige – »noch« niemandem angehörige – Person verstanden, über die somit auch andere Instanzen befugt sind zu urteilen. Damit läge die Entscheidungszuständigkeit *zumindest anteilig bei dritten Instanzen* (Staat, Arzt, Ethikkommission).

Je nachdem, wie über die Entscheidungszuständigkeit befunden wird, unterscheidet sich auch das Maß des vertretbaren Risikos. Heteronome, restriktive Schutzmaßnahmen lassen sich dann besonders rechtfertigen, wenn der Fetus

64 Comm. Guideline 16: »In research involving women of reproductive age, whether pregnant or non-pregnant, only the informed consent of the woman herself is required for her participation« (CIOMS 2002). Die CIOMS schließt jedoch fremdnützige Forschung an schwangeren Frauen aus.

als ein eigenes, von dritten Instanzen zu schützendes, nicht-einwilligungsfähiges Individuum verstanden wird.

Zu A: Es steht außer Frage, dass der intrauterine Fetus kein von der Frau unabhängiges Wesen ist. Seine Existenz ist bis zur Geburt ohne die Frau schlechthin unmöglich. Die körperliche Verbundenheit zwischen Mutter und Fetus und die intime Beziehung, die sich durch diese Verbundenheit entwickelt, konstituiert meines Erachtens eine *wesentliche* Bindung zwischen der Mutter und dem ungeborenen Kind. Eine solch enge, abhängige und einseitig gerichtete, überlebensnotwendige Beziehungskonstellation gibt es in keiner anderen Form der menschlichen Beziehungen. Der Philosoph Gerhardt lehnt es zwar ab, so weit zu gehen, den Fetus als Organ der Mutter zu bezeichnen, weist aber darauf hin, dass der Embryo zum Stoffwechsel der Frau gehöre, »von deren physischer Substanz er zehrt« (Gerhardt 2001: 44). Er weist pointiert darauf hin, dass erst mit der Geburt der Eintritt in das menschliche Leben als eigenständiges Individuum stattfindet (ebd.: 41). Ähnlich wird bei der Medizinethikerin Wiesemann der Fetus bis zur Geburt als »unverändert räumlicher und funktioneller Teil des Leibes seiner Mutter« angesehen (Wiesemann 2006: 76).

Meiner Ansicht nach ist es aufgrund dieser einzigartigen »doppelten Einheit« und der damit einhergehenden körperlichen Verbundenheit zu rechtfertigen, dass die entscheidungskompetente Frau für sich selbst und ihren Fetus mit entscheiden darf.

Gleichzeitig müssen Außenstehende dafür sorgen, ihr alle zur Verfügung stehenden Informationen zukommen zu lassen, auf deren Basis sie begründete Entscheidungen fällen kann (vgl. auch Flagler u.a. 1997). Der absolute Status des Embryo oder Fetus muss also nicht erst endgültig definiert werden, um zu beantworten, ob eine schwangere Frau an Studien teilnehmen darf (zur philosophischen Debatte um den Status des Fetus vgl. Damschen/Schönecker 2003, und s. 1.3.). Eher nähere ich mich für den speziellen Fall der Entscheidung über eine Teilnahme an Studien dem Konzept Sherwins an, dass der Fetus selbstverständlich eine moralisch bedeutsame Entität darstellt, doch ist sein Status *relational* – in Beziehung zu der Mutter – zu verstehen (Sherwin 1998, und s. 1.3.). Wichtig ist, dass es mit der Betonung auf die Beziehung zwischen Mutter und Kind eben nicht um eine Abwägung von Rechten und Pflichten zwischen Mutter und Fetus *als Konkurrenten* geht. Vielmehr geht es darum, zuzulassen, dass in der Frage nach der Schutzbedürftigkeit und den Rechten des Fetus der besonderen Beziehung zwischen Mutter und ungeborenem Kind ein besonderer Stellenwert zugesprochen wird. Eine schwangere Frau wird dann meines Erachtens aufgrund des einzigartigen Beziehungsverhältnisses nicht stellvertretergleich für den als Gegenüber verstandenen »Nicht-einwilligungsfähigen Fetus« entscheiden, sondern im Sinne der doppelten Einheit *für sich und ihn mit* entscheiden. Sie trifft also immer Entscheidungen, die seine und ihre Existenzen gleichzeitig berühren.

Zu B: Anders stellt sich die Situation dar, wenn der Fetus analog zu einem Neugeborenen behandelt werden würde. Damit wäre er wie ein nicht-einwilligungsfähiger Studienteilnehmer zu betrachten, über dessen mutmaßlichen Willen die Eltern gemeinsam entscheiden müssten oder dürften, da sie aufgrund ihres Sorgerechtes die gesetzlichen Vertreter des Kindes sind. Es würden dann aus Gründen der Konsistenz dieselben Bedingungen gelten, die den internationalen Leitlinien zur Forschung an Nicht-Einwilligungsfähigen entsprechen: also stärkerer paternalistischer Schutz, wie etwa Einschränkung von gruppen- und fremdnützigen Studien auf minimales Risiko. Zwar spricht für diese Strategie, dass der Vater ebenso wie die Mutter an der Zeugung des ungeborenen Kindes beteiligt ist und dass gegen ein Mitspracherecht aus partnerschaftlichen und familiären Gründen nichts einzuwenden ist. Ob dieses Mitspracherecht jedoch so weit reicht, dass es beispielsweise rechtlich bindend sein sollte, ist anzuweifeln. Besteht etwa in einem konkreten Fall kein liebevolles und wohlwollendes Verhältnis des Vaters zur schwangeren Frau, wird die Forderung nach väterlicher Mitentscheidung schnell zu einem gravierenden Problem. Dieser Aspekt unterscheidet sich jedoch nicht von den Problemen, die sich auch bei einem geborenen Kind ergeben können. Im Zusammenhang mit der Schwangerschaft ist der Hinweis darauf wesentlich wichtiger, dass der Fetus notwendigerweise *nur* mit dem Mutterleib existenziell verbunden ist und daher in einem einzigartigen Verhältnis mit der Mutter und ihrem Körper steht. Selbstverständlich kann der werdende Vater eine intime und liebende Beziehung zum ungeborenen Kind entwickeln. Doch erfolgt diese Beziehung unweigerlich nur »durch die Bauchdecke« der Frau und bleibt dadurch zwangsläufig zumindest etwas distanzierter. Insgesamt sprechen keine überzeugenden Argumente dafür, beiden Elternteilen gleiche Entscheidungsrechte über den Fetus einzuräumen, so lange er sich noch im Körper der (entscheidungskompetenten) Frau befindet. Somit würde ich auf Grundlage der privilegierten Verbindung zwischen schwangerer Frau und Fetus die Variante der vollständig gleichberechtigten elterlichen Entscheidungszuständigkeit verwerfen, die partnerschaftliche elterliche *Absprache* aufgrund der Beziehung beider zu dem ungeborenen Kind jedoch als wünschenswert ansehen.

Zu C: Ist der Mutter allein die Verantwortung für den Fetus zu überlassen? Die Frage stellt sich dann mit besonderer Brisanz, wenn eine Frau mit ihrem Verhalten freiwillig dem Fetus Schaden zufügt. Als Beispiel wurden in dieser Arbeit juristische Fälle vorgestellt, in denen diskutiert wurde, der Mutter bei Drogenkonsum mit rechtlichen Mitteln die Entscheidungszuständigkeit für den Fetus zu entziehen (s. 1.3.). In der Tat stellen sich nicht von der Hand zu weisende Fragen im Hinblick auf die moralische Beurteilung von offensichtlich schädigendem Verhalten der Frau gegenüber dem Fetus. Im Unterschied zu exzessivem Drogen-, Alkohol-, Zigarettenkonsum oder anderem nachgewiesenermaßen den Fetus schädigenden Verhalten (wobei allerdings die »Autonomie bei Suchterkrankung« einer eigenen Diskussion bedarf), dürfte eine solche Konstellation bei der Frage nach einer Studienteilnahme gar nicht erst auftreten. Auch wenn die Entscheidungszuständigkeit vollständig bei der entscheidungskompetenten Frau verortet wird, trägt der Studienleiter selbstverständlich seine Verantwortung, sich, wie oben erwähnt, an die üblichen geltenden Leitlinien der *Good Clinical Practice* zu halten, also ohnehin das Risiko weitestgehend zu minimieren, nur sinnvolle Studien durchzuführen, bewussten Schaden zu vermeiden, eine Ethikkommission einzubeziehen etc. und dabei das Wohl der Frau als auch das Wohl des Fetus mit in die Überlegungen zu integrieren. Nichtsdestoweniger, wenn Leitlinien und Gesetzen implizit oder auch explizit die Variante C zugrunde gelegt würde, wären heteronome Restriktionen sehr viel einfacher zu rechtfertigen als bei der Variante A.

These 6: Aufgrund der einzigartigen »doppelten Einheit« und der damit einhergehenden unzertrennlichen, existenziellen körperlichen Verbundenheit ist zu rechtfertigen, dass die entscheidungskompetente Frau für sich selbst und ihren Fetus mit entscheiden darf. Das gilt auch für Entscheidungen über Risiken, die sowohl sie selbst als auch den Fetus betreffen könnten.

Ist aber die Entscheidungs*fähigkeit* der Frau kontext- und situationsbedingt eingeschränkt (etwa durch eine psychiatrische Erkrankung oder dadurch, dass der fremdsprachige Studienleiter keine adäquate Übersetzung der Informationen bietet, vgl. 4.5.2.) –, kann es in die Zuständigkeit anderer Instanzen fallen, zumindest einschränkende Bedingungen in Bezug auf die Teilnahme an Studien aufzustellen, um weiterhin die Schutzfunktion gegenüber der Frau zusammen mit dem Ungeborenen zu gewährleisten. Meiner Ansicht nach spielt es dann keine Rolle, in welcher Phase der Entwicklung der Fetus steht. Interferiert die Schutzmaßnahme nicht mit der Gesundheit oder dem Leben der Mutter, so ist bei eingeschränkter Urteilsfähigkeit der Frau von Beginn der embryonalen Entwicklung an der Embryo oder Fetus heteronom zu schützen.

Ich habe die Frage nach der Entscheidungszuständigkeit über den Fetus als zentral bezeichnet. Dies gilt auch, wenn über Klinische Forschung an schwangeren Frauen auf *policy* Ebene entschieden werden muss. Beauftragte Gremien sind damit dazu aufgerufen, die Frage nach der Entscheidungszuständigkeit explizit zu klären. Nur dann ist es meines Erachtens möglich, konsistente und begründete Leitlinien zu entwickeln. Es scheint mir grundsätzlich jedoch unabdingbar, die Diskussion zunächst in die Öffentlichkeit zu tragen und insbesondere unter Einbezug der Frauen selber zu führen (vgl. Meredith 2005: 215).

4.5.2. Vulnerabilität

Der Einschluss schwangerer Frauen in Arzneimittelforschung mit ungünstigem Risiko-Nutzen-Verhältnis wird häufig aufgrund einer vermeintlich eindeutigen Vulnerabilität der Frau als ungerechtfertigt und »unethisch« zurückgewiesen. Schwangere Frauen zählen vielfach noch immer zu den »klassisch« vulnerablen Gruppen – wie Gefangene, Kinder und Komapatienten. Bei Beauchamp und Childress wird zwar in der neuesten Auflage ihrer *Principles of Biomedical Ethics* erstmalig darauf hingewiesen, dass schwangere Frauen nicht per se vulnerabel sind (Beauchamp/Childress 2009: 254), doch in dem neu eingefügten Kapitel über »Vulnerabilität« werden zumindest Feten explizit als prototypisches Beispiel für »vulnerable Gruppen« angeführt.[65]

Welche Argumente aber stützen die Annahme, schwangere Frauen und/oder den Fetus als vulnerabel zu bezeichnen?

Die Klassifizierung als vulnerable Gruppe wird nach gängiger Definition in der Forschungsethik dann vorgenommen, wenn Menschen aufgrund einer bestimmten Eigenschaft besonderen Schutzes vor potenziell schädigenden Eingriffen anderer bedürfen. Damit sind im Rahmen der klinischen

65 Hier stellt sich natürlich umgehend die Frage, in wie weit Frau und Fetus nun hinsichtlich der Vulnerabilität zu trennen sind.

Forschung vor allem Menschen gemeint, die höherem Risiko als andere ausgesetzt sind durch:

- Einschränkung der Urteils- oder Einwilligungsfähigkeit und/oder
- erhöhtes Risiko der Ausbeutung.[66]

Als nicht einwilligungsfähig kann weitgehend unkontrovers beispielsweise ein Komapatient angesehen werden, den es vor schadenden Zugriffen auf seine Person zu schützen gilt. Einer erhöhten Ausbeutungsgefahr ausgesetzt kann außerdem jemand sein, der versucht, sich mit der Teilnahme an einem Forschungsprojekt etwas zu erkaufen, im Fall eines Gefangenen beispielsweise die Freiheit.

Im Folgenden wird geprüft, ob die beiden genannten, Vulnerabilität konstituierenden Merkmale bei der schwangeren Frau gegeben sind.

Eingeschränkte Urteils- oder Einwilligungsfähigkeit

Die Schwierigkeit bei der Beurteilung der Einwilligungsfähigkeit besteht in der von mir sogenannten »doppelten Einheit« von Frau und Fetus. Um eine klare Strukturierung in der Lösung der Frage nach der Urteils- oder Einwilligungsfähigkeit vornehmen zu können, sollen Frau und Fetus trotz der damit einhergehenden Schwierigkeiten zunächst als zwei getrennt zu untersuchende, eigenständige Entitäten dargestellt werden:
Möglichkeit 1: Die Frau ist in ihrer Einwilligungsfähigkeit eingeschränkt, daraus folgt eine Vulnerabilität schwangerer Frauen
Möglichkeit 2: Der Fetus ist nicht einwilligungsfähig, daraus folgt eine Vulnerabilität schwangerer Frauen

66 Vgl. *Helsinki Deklaration* 2004, Abschnitt A 8.): »Some research populations are vulnerable and need special protection. The particular needs of the economically and medically disadvantaged must be recognized. Special attention is also required for those who cannot give or refuse consent for themselves, for those who may be subject to giving consent under duress, for those who will not benefit personally from the research and for those for whom the research is combined with care.« Vergleiche auch *Guidelines for Good Clinical Practice*, London, 2002: »Individuals whose willingness to volunteer in a clinical trial may be unduly influenced by the expectation [...] of benefits associated with participation, or of a retaliatory response from senior members of a hierarchy in case of refusal to participate. Other vulnerable subjects include patients with incurable diseases, persons in nursing homes, unemployed or impoverished persons, patients in emergency situations, ethnic minority groups, homeless persons, nomads, refugees, minors, and those incapable of giving consent.«

Zu Möglichkeit 1: So absurd die erste Möglichkeit klingen mag, diese Position wird immer dann vertreten, wenn gegen Forschung an schwangeren Frauen mit Worten argumentiert wird, wie: »Letztere können die Konsequenzen einer experimentellen Therapie im Unterschied zu den Experten nicht hinreichend beurteilen« (s. 1.5.3.). Warum aber sollte eine grundsätzlich entscheidungskompetente Frau nach angemessener Aufklärung und Erläuterung aller Einzelheiten nicht in der Lage sein, eine vernünftige Entscheidung auch über unwägbare Risiken treffen zu können? Einer nichtschwangeren Frau oder einem Mann traut man eine vernünftige Entscheidung in vergleichbaren Situationen schließlich zu. Die Ergebnisse der Interviews deuten darauf hin, dass ein Gefühl der »doppelten Verantwortung« sogar eher noch dazu beiträgt, gründlicher, reflektierter und als Konsequenz vielleicht auch zögerlicher und vorsichtiger zu entscheiden. Keinesfalls lassen sich jedoch Anhaltspunkte dafür erkennen, dass eine Frau durch den Zustand der Schwangerschaft grundsätzlich in ihrer rationalen Urteilsfähigkeit eingeschränkt sei. Einige wenige Studien haben sich mit der Frage nach der Entscheidungsfähigkeit von schwangeren Frauen befasst (Dorantes u.a. 2000; Rodger u.a. 2003). Zwar könnten *situationsbedingte* Einschränkungen durch Schmerz etwa unter der Geburt oder aufgrund von Zeitdruck entstehen, jedoch stellte keine der Studien fest, dass der Zustand der Schwangerschaft *per se* zu einer verminderten Entscheidungsfähigkeit führe.[67] Das heißt, dass bei schwangeren Frauen grundsätzlich *keine* verringerte Urteils- oder Einwilligungsfähigkeit vorliegt.

Zu Möglichkeit 2: Die Nicht-Einwilligungsfähigkeit des Fetus ist einer der Hauptgründe für den Ausschluss schwangerer Frauen aus klinischen Studien. Weil eine Studie Risikopotenzial in sich birgt, der Fetus aber nicht einwilligungsfähig ist und – aufgrund einer daher angenommenen Vulnerabilität – der ethische Imperativ besteht, ihn besonders durch Dritte zu schützen, werden restriktive Schutzmaßnahmen ergriffen. Hier ist es jedoch notwendig zu klären, ob es überhaupt gerechtfertigt ist, von einer Nicht-Einwilligungsfähigkeit des Fetus zu sprechen. Kann er einen mutmaßlichen Willen haben, beziehungsweise als nicht-einwilligungsfähig gelten, wenn er noch nie als Person auf der Welt war? Wenn davon ausgegangen wird, dass der

67 Eine kontextsensitive Definition von Vulnerabilität findet sich bei Kipnis. Er entwickelt sechs Kategorien, die im Rahmen der Forschungsethik möglicherweise Vulnerabilität konstituieren können: kognitive und kommunikative Vulnerabilität, institutionelle Vulnerabilität, hierarchische / ergebene Vulnerabilität, medizinische Vulnerabilität, ökonomische Vulnerabilität, und soziale Vulnerabilität (Kipnis 2006).

Fetus ein eigenständiges Individuum ist, müsste die übliche und anerkannte paternalistische Schutzregelung wie bei Forschung an Nicht-Einwilligungsfähigen gelten. Laut Helsinki Deklaration wäre dann beispielsweise Forschung nur unter Einhaltung des Subsidiaritätsprinzips erlaubt.

Werden aber Entscheidungen über den Fetus (der mit dem mütterlichen Organismus eine »doppelte Einheit« bildet) in den Zuständigkeitsbereich der entscheidungskompetenten Frau gelegt, folgt daraus – wie oben bereits argumentiert –, dass restriktive Maßnahmen wie etwa bei Komapatienten nicht so einfach zu rechtfertigen sind. Damit schließt dieser Kapitelabschnitt wieder an die Frage an, bei wem die Entscheidungszuständigkeit über den Fetus verortet wird: A) bei der Frau, B) bei den Eltern oder C) bei dritten Instanzen (s. S. 190)?

Oben habe ich bereits für die Variante A argumentiert: Die Frau ist entscheidungszuständig für sich und den Fetus als »doppelte Einheit«. Heißt dies aber nun, dass restriktive Schutzmaßnahmen bei Studien mit ungünstigem Risiko-Nutzen-Profil überflüssig werden? Ich werde in der abschließenden Beurteilung der problematischen Studientypen auf diesen Punkt zurückkommen.

Erhöhtes Risiko der Ausbeutung

Weitere mögliche Gründe für das Vorliegen von Vulnerabilität können in einem erhöhten Risiko für Ausbeutung zu finden sein, so dass Missbrauchspotenzial durch Dritte entstehen kann. Dies kann etwa durch einen prekären finanziellen Status bedingt sein, der dazu führt, dass jemand in eine Studienteilnahme einwilligt, weil er sich davon die Gabe von Medikamenten oder eine Bezahlung verspricht, dabei aber Risiken ausgesetzt wird, die unverhältnismäßig hoch sind (vgl. Stone 2003). Oder aber das Risiko der Ausbeutung wird durch eine untergeordnete Position in einer Hierarchie bedingt oder durch freiheitsbegrenzende Maßnahmen oder auch fehlende Sprachkenntnisse. Es ist daher notwendig zu analysieren, ob ein solches Risiko für Ausbeutung bei der Frau durch die Schwangerschaft *bedingt* wird.

Grundsätzlich können alle Situationen, die üblicherweise mit einem erhöhten Risiko der Ausbeutung einhergehen, auch die schwangere Frau zu einer vulnerablen Studienteilnehmerin werden lassen, so dass der geforderte besondere Schutz gewährleistet werden muss. Diese Begründung von Vulnerabilität ist jedoch *situations-* oder *kontextbedingt* und *nicht schwangerschaftsverursacht.*

Eine weitere Möglichkeit für Missbrauchspotenzial und damit für die Klassifizierung der Schwangeren als vulnerabel kann sich aus dem erhöhten moralischen Druck entwickeln, den andere auf die Schwangere ausüben oder auch sie selbst auf sich. Hier sind die Ergebnisse einer britische Interviewstudie (Mohanna 1997) sowie meiner eigenen Interviewstudie relevant. In diesem Zusammenhang ist insbesondere auf die Frage nach der Gabe eines Hormons zur Vehinderung von Frühgeburt zu verweisen (s. S. 147ff.). In dem befragten Kollektiv wurde im Gegensatz zu ähnlich riskanten Studien eine deutlich größere Bereitschaft festgestellt, an einer solchen Studie teilzunehmen, weil sie dem Fetus und seinem Überleben zu Gute kommen sollte. Das Gefühl der besonderen moralischen Verpflichtung dem Fetus gegenüber wurde deutlich erkennbar. Die Frauen formulierten ihren unumstößlichen Willen, ihrem ungeborenen Kind Gutes zu tun, häufig in einem übergeordneten Verhältnis zu ihren eigenen Bedürfnissen. Sie stellten letztere fast selbstverständlich hinten an und nahmen sogar extreme Unannehmlichkeiten in Kauf. Wenn also beispielsweise eine riskante Studie mit einem besonders hohen zu erwartenden Nutzen für den Fetus konzipiert würde, wäre es daher denkbar, dass Frauen sich mit guter Absicht, aber doch vorschnell und somit auf unangemessene Art und Weise für die Teilnahme an einer Studie entscheiden könnten.[68] Diese Verhaltensdisposition, das Wohl des ungeborenen Kindes über das eigene Wohl zu stellen, könnten sich Dritte missbräuchlich zu Nutzen machen, womit hier eine Vulnerabilität entstünde. Zwar ist diese Vulnerabilität auch hier wieder situativ, weil sie nur dann relevant wird, wenn es um eine Studie geht, bei der der fetale Nutzen Priorität hat. Dennoch ist diese Form der Vulnerabilität insofern schwangerschaftsspezifisch als dass diese Situation aufgrund der besonderen Konstellation nur in der Schwangerschaft vorkommen kann.

Auch das familiäre, soziale oder das ärztliche Umfeld kann moralischen Druck auf die Frau ausüben, indem von ihr *erwartet* wird, sich gemäß der vermeintlich besten Möglichkeit im Sinne des Fetus zu entscheiden. Auch für diese Problematik sind Beispiele in den Interviews zu finden. Damit ist zwar eine mögliche schwangerschaftsspezifische Vulnerabilität aufgedeckt worden, die es bei der Durchführung von Studien an schwangeren Frauen besonders zu berücksichtigen gilt.

68 Vorstellbar könnten solche Situationen z.B. auch bei neuen Techniken in der Fetalchirurgie sein.

Eine pauschale Beurteilung der Schwangeren als vulnerable Kandidatin, die grundsätzlich einem erhöhten Risiko der Ausbeutung gegenüber steht, erweist sich jedoch als nicht haltbar.

Ich möchte versuchen, auch in dieser Frage Frau und Fetus »künstlich« auseinanderzudividieren. Ist der – isoliert verstandene – Fetus einem erhöhten Risiko der Ausbeutung ausgesetzt? Es ist schwierig, einen Fall zu konstruieren, bei dem im Rahmen einer klinischen Studie die Frau willentlich den Fetus missbrauchen könnte und wollte. Grundsätzlich ist eine solche Konstellation aber nicht unmöglich, etwa wenn die Frau sich individuelle Vorteile von einer Studienteilnahme verspricht und ihr das Wohl des Fetus gleichgültig wäre. Ein Beispiel wäre eine aufwandentschädigte Studie, in der ein Medikament getestet wird, welches bekanntermaßen Herzrhythmusstörungen beim Fetus auslöst. Im Prinzip läge hier eine Vulnerabilität des Fetus vor, insbesondere, wenn, wie ich zuvor argumentiert habe, der Frau die Entscheidungszuständigkeit über den Fetus zugesprochen wird. Bei angemessener Aufklärung und unter Einhaltung der *Good Clinical Practice* und den Grundsätzen der Helsinki Deklaration sind solche Studien jedoch nicht vorstellbar. Restriktive Schutzmaßnahmen auf diesen außergewöhnlichen Fall zu gründen, wäre angesichts der problematischen Arzneimittelversorgung schwangerer Frauen falsch.

Dennoch: Würde strikt dafür argumentiert, dass die Frau entscheidungszuständig über den Fetus ist, müssten prinzipiell auch Entscheidungen für die Teilnahme an einer solchen Studie der Frau selber überlassen werden. Dieser Problematik wendet sich der nächste Abschnitt zu.

4.6. Ein neues Verständnis von Vulnerabilität zur ethischen Bewertung von medizinischer Forschung in der Schwangerschaft?

Es wurde gezeigt, dass Möglichkeiten, Vulnerabilität im forschungsethischen Zusammenhang zu definieren (eingeschränkte Entscheidungsfähigkeit und erhöhtes Risiko der Ausbeutung), für die schwangere Frau nicht im vollen Umfang zutreffend sind. Dagegen wurde ein Konzept der situativen Vulnerabilität favorisiert (etwa, wenn eine Frau die Sprache des Studienleiters nicht spricht). Insbesondere wurde gezeigt, dass eine mögliche schwangerschaftsspezifische situative Vulnerabilität bestehen kann, wenn die Studie Nutzen für den Fetus verspricht.

Bei der Diskussion wurde auch deutlich, dass angesichts der Frage nach der »Einwilligungsfähigkeit des Fetus« und dem »Risiko der Ausbeutung für den Fetus« eine generelle Vulnerabilität des Fetus vermutet werden könnte. Ich habe jedoch dafür argumentiert, Frau und Fetus nicht künstlich auseinanderzudividieren, und stattdessen die schwangere Frau als »doppelte Einheit« zu begreifen. Aufgrund der besonderen Beziehung zu dem ungeborenen Kind, welches integraler Bestandteil ihres eigenen Körpers ist, halte ich es für angemessen, ihr die Entscheidungszuständigkeit *für sich zusammen mit dem Fetus* zuzusprechen. Wenn der Frau die Entscheidungszuständigkeit über den Fetus zugesprochen wird, gilt die »klassische« Definition schwangerer Frauen als vulnerabel *nicht*.

These 7: Die generelle Klassifikation schwangerer Frauen und ihrer ungeborenen Kinder als vulnerabel ist auf der Grundlage von vermeintlicher Nicht-Einwilligungsfähigkeit oder von erhöhtem Potenzial für Missbrauch nicht tragfähig.

Sind nach diesem Befund besondere Schutzmaßnahmen für Studien mit ungünstigem Risiko-Nutzen-Profil überhaupt zu rechtfertigen und sind schwangere Frauen in jeder Hinsicht wie nicht-schwangere Individuen zu behandeln? Stellen wir uns vor, die entscheidungskompetente und informierte Frau befinde sich nicht in einer der genannten situativ vulnerablen Lagen. Darüber hinaus sei die grundsätzliche Einigung darüber erzielt, sie sei zuständig, über sich und ihr ungeborenes Kind zu entscheiden (Variante A). In diesem Falle müsste ihr folglich sowohl die Fähigkeit als auch die Zuständigkeit zugesprochen werden, autonom über die Teilnahme an einer Studie zu entscheiden, selbst wenn die damit verbundenen Risiken unkalkulierbar hoch sind. Die CIOMS verfolgt – bislang als einziges Gremium – am konsequentesten den Ansatz, der Frau die Entscheidungszuständigkeit auch über höher riskante Studien mit unwägbarem Risiko zuzuschreiben. Dennoch gibt es auch bei der CIOMS eine paternalistische Restriktion, die für nicht-schwangere Individuen nicht gilt: die Durchführung von fremdnützigen Studien wird nicht erlaubt (s. 2.1.).[69]

69 Das US-amerikanische Gesetz erlaubt zwar als einzige Instanz implizit die fremdnützige Forschung an schwangeren Frauen, jedoch nur unter der Bedingung des minimalen Risikos (s. 2.3.).

Es ist bemerkenswert, dass bei der ausgiebigen Literaturrecherche lediglich ein Kommentar gefunden wurde, ob angesichts der Entscheidungszuständigkeit der Frau *überhaupt* eine Notwendigkeit für besondere Richtlinien für schwangere Frauen bestünde (Roche/Grodin 1999). In allen anderen Dokumenten, einschließlich derer, die ausdrücklich die Autonomie der schwangeren Frau betonen, sind in unterschiedlich stark ausgeprägter Qualität implizite oder explizite Schutzmaßnahmen für schwangere Frauen und den Fetus gefordert. Dass Schutzmaßnahmen bei hohem Risiko aus ethischer Sicht generell, also *auch* bei Studien an nicht-schwangeren Individuen erforderlich sind, ist unbestritten. Die Verantwortung dem Studienteilnehmer gegenüber gebietet es, keine bewusst schädigenden Handlungen vorzunehmen. Die Frage ist aber, wer über diese ohnehin festgelegten strengen Schutzmaßnahmen hinaus ein mögliches *unwägbares Risiko* im Falle einer Studie an Schwangeren beurteilen soll? Kann nicht eine schwangere Frau – innerhalb des vorgegebenen Rahmens der *Good Clinical Practice* und der etablierten forschungsethischen Standards – für sich selber entscheiden, ob sie etwas für zu riskant hält oder nicht? In den vorliegenden Interviewergebnissen wurde das Verständnis der Frauen für die Problematik und ihre Fähigkeit für eine bewusste Risikoabwägung deutlich: Die befragten Frauen würden von sich aus höher riskante Studien vermeiden. Gesetzt den Fall, es würde also im deutschsprachigen Raum tatsächlich eine »fremdnützige« Studie mit unwägbaren Risiken konzipiert, die ein Medikament vor Marktzulassung an gesunden, schwangeren Frauen untersuchen soll: Es würde sich wohl kaum eine Frau freiwillig zur Verfügung stellen – vorausgesetzt, die Anforderung des informierten Einverständnisses wird streng eingehalten, und es besteht keine situative Vulnerabilität. Man könnte also mit dem schwachen empirischen Argument belegen, dass die Frage der Zulässigkeit höher riskanter Studien lediglich theoretischer Natur ist und auf kontrafaktischen Vorannahmen beruht, da realistischerweise keine Frau daran teilnehmen würde. Zudem könnte auch mit dem Prinzip der Autonomie argumentiert werden, nämlich dass Frauen auch über hoch riskante Studien selbst für sich (und ihr ungeborenes Kind mit) entscheiden dürfen sollten. Eine explizite Regelung (beziehungsweise ein heteronomes Verbot) wäre unnötig, wenn das informierte Einverständnis adäquat vorläge. Würde also konsequent im Sinne der Autonomie der Frau argumentiert, und damit, dass es nur ihr und keiner externen Instanz zusteht, die Schutzmaßnahmen für ihren Fetus zu wählen, gäbe es auf den ersten Blick keine rationale Begründung dafür, auch höher riskante Studien heteronom zu verbieten. Im Umkehrschluss hieße das, die Teilnahme schwangerer Frauen an fremdnützigen Studien wäre – wie für Männer – grundsätzlich auch bei hohem Risiko zulässig.

Ich halte es jedoch nicht für richtig, die Teilnahme schwangerer Frauen an klinischen Studien in jeder Hinsicht mit der von nicht-schwangeren Individuen gleichzusetzen. Obwohl ich die Klassifikation als vulnerable Gruppe vorerst ausgeschlossen habe, halte ich bestimmte Schutzmaßnahmen für geboten, weil es de facto bisweilen unwägbare Risiken für Teratogenität beziehungsweise für andere Schädigungen des Fetus wie ein vorzeitiges Ende der Schwangerschaft gibt, welches sie von Männern als Probanden unterscheidet.

Es ist also zu fragen, ob es für die Forschungsethik – neben den hier diskutierten – möglicherweise noch andere Formen oder eine geeignetere Definition der Vulnerabilität gibt, die hier zutreffen könnten? In anderen Disziplinen wie den Umweltwissenschaften gilt als vulnerabel, also verwundbar, wer zum Beispiel durch bestimmte Umwelteinflüsse erhöhten Risiken ausgesetzt ist. Ist die Teilnahme einer schwangeren Frau an einer Arzneimittelstudie damit zu vergleichen? Gibt es zwischen ihr und einer Familie, die in der Nähe eines Chemiewerkes wohnt, Parallelen aufgrund des schwer kalkulierbaren und einzigartigen, außergewöhnlichen Risikos? Ist also allein aufgrund des möglichen Schadens, der für sie größer ausfallen könnte als für andere, die Notwendigkeit gegeben, externe Schutzmaßnahmen zu ergreifen, auch wenn ihre volle Autonomie anerkannt wird und ihr auch die Entscheidungszuständigkeit über den Fetus zugesprochen wird? Ich denke, bei schwangeren Frauen greift tatsächlich ein anderes Konzept von Vulnerabilität, das jedoch nicht »unterstellt«, die Teilnehmerin sei eingeschränkt entscheidungsfähig oder einem erhöhten Risiko an Ausbeutung ausgesetzt, sondern eines, das ihr die volle Entscheidungszuständigkeit – auch über Belange, die den Fetus mitbetreffen – zusichert.

Das Konzept der Vulnerabilität wird derzeit intensiv diskutiert und eine mögliche Neubestimmung steht bevor (Macklin 2003; Ganguli-Mitra/Biller-Andorno 2010). »Klassische« forschungsethische Definitionen werden in Frage gestellt und neue Konzepte werden diskutiert (Hurst 2008). Hurst versucht dabei, den Fokus weg von den StudienteilnehmerInnen (und deren Einwilligungsfähigkeit oder Abhängigskeitspotenzial) hin zu den äußeren »*wrongs*« zu lenken, denen die StudienteilnehmerInnen ausgesetzt sein könnten. Damit, so sagt sie, ist es außer Frage, dass auch Einwilligungsfähige geschützt werden müssen, sofern möglicherweise »*wrongs*« vorliegen. Eine solche Entwicklung in der Diskussion um den Begriff der Vulnerabilität ist positiv zu beurteilen, versucht sie doch, die realen Bedingungen detaillierter zu untersuchen und angemessenere Definitionen vorzuschlagen.

Die ethische Diskussion über die Definition von Vulnerabilität ist längst nicht zu einem Abschluss gebracht worden. Mit der Frage nach Arzneimittelforschung an schwangeren Frauen ist jedoch ein weiterer Bereich identifiziert worden, der die klassische Definition von Vulnerabilität in Frage stellt. In jedem Fall denke ich, dass es nicht richtig ist, eine *unhinterfragte* Vulnerabilität schwangerer Frauen zu postulieren und daraus übertrieben protektionistische normative Schlüsse zu ziehen, also etwa ihre Entscheidungzuständigkeit über sich selbst (zusammen mit dem Fetus) einzuschränken. Wenn Vulnerabilität für schwangere Frauen angenommen wird, so muss explizit erklärt werden, worin sie besteht und warum. Es ist also meines Erachtens wichtig, klinische Studien an schwangeren Frauen nicht von vorneherein als Option auszuschließen, wie es derzeit noch Usus ist. Die Selbstverständlichkeit, mit der ein unveränderlicher kategorischer Ausschluss behauptet oder »stillschweigend« praktiziert wird, ist in meinen Augen nicht zu rechtfertigen. Stattdessen müssen auch risikoreichere Studientypen zumindest als Option im Sinne einer Verbesserung der medikamentösen Versorgung schwangerer Frauen erwogen werden. Dabei gelten die bereits erwähnten Rahmenbedingungen:

1. Alle Beteiligten sind grundsätzlich daran interessiert, die medizinische Versorgung schwangerer Frauen zu verbessern.
2. Alle Beteiligten sind bereit, besonderes Augenmerk auf die spezielle Situation der Schwangerschaft und das schädigende Potenzial von Interventionen zu richten.
3. Auch bei Forschung an schwangeren Frauen gilt die Einhaltung der etablierten Bedingungen für Forschung am Menschen.

Der zweite Punkt unterscheidet schwangere Frauen von nicht-schwangeren Individuen. Es besteht de facto ein nicht von der Hand zu weisendes besonderes Risiko für schwangere Frauen, an klinischen Studien teilzunehmen. Dennoch schränken diese Rahmenbedingungen nicht den Respekt vor der Entscheidungsfähigkeit und -zuständigkeit schwangerer Frauen ein. Sie erlauben die Konzipierung von Studien, die Nutzen versprechen aber auch Risiken beinhalten und erlauben Frauen, selbst über eine Teilnahme zu entscheiden. Damit wird eine Verbesserung der medikamentösen Versorgung schwangerer Frauen überhaupt erst ermöglicht. Ein risikoreiches Studiendesign ohne jeglichen Nutzen für schwangere Frauen würde gar nicht erst konzipiert werden.

These 8: In der Absicht, die medizinische Versorgung schwangerer Frauen zu verbessern, sollten auch Studien mit unwägbaren Risiken nicht prinzipiell verboten werden. Lediglich Studien, die nicht auf die Verbesserung der medizinischen Versorgung schwangerer Frauen abzielen, lassen sich nicht rechtfertigen, es sei denn, das Risiko ist minimal.

Abschließend sind auch die drei von mir als »problematisch« identifizierten Studientypen zu beurteilen.

Tabelle 16: Beurteilung problematische Studientypen

<table>
<tr><th>Studientyp</th><th>Beurteilung</th></tr>
<tr><td>Interventionelle klinische Studie für eine Intervention, die indiziert ist, in der Schwangerschaft selten oder nie eingesetzt wurde und für die therapeutische Alternative vorhanden ist</td><td rowspan="2">Grundsätzlich kein absolutes Verbot gerechtfertigt

Besonderes Augenmerk auf die spezielle Situation der Schwangerschaft und das schädigende Potenzial von Interventionen

Besondere Vorsicht bei Studien mit fetalem Nutzen

Absicht, die diagnostischen und therapeutischen Möglichkeiten in der Schwangerschaft zu verbessern.</td></tr>
<tr><td>Gruppennützige Studien mit mehr als minimalem Risiko</td></tr>
<tr><td>Fremdnützige Studien mit mehr als minimalem Risiko</td><td>Nicht gerechtfertigt, weil Absicht, diagnostische und therapeutische Möglichkeiten in der Schwangerschaft zu verbessern, nicht erfüllt ist und Risiko höher als minimal ist</td></tr>
</table>

Die erste Forschungsfrage – *Sind Studien an schwangeren Frauen zu rechtfertigen?* – wurde mit einem grundsätzlichen Ja beantwortet. Auch die zweite Forschungsfrage – *Wenn ja, unter welchen Bedingungen?* – wurde beantwortet. Die folgende Tabelle fasst die Ergebnisse zusammen:

Tabelle 17: Zusammenfassende Beurteilung der verschiedenen Studientypen

<table>
<tr><td colspan="3">Für alle Studientypen gilt[1]:
– Besonderes Augenmerk auf die spezielle Situation der Schwangerschaft und das schädigende Potenzial von Interventionen (Vorstudien zur Reproduktionstoxikologie so weit möglich, Nachsorge sichern)
– Absicht, die diagnostischen und therapeutischen Möglichkeiten in der Schwangerschaft zu verbessern
– Absprache mit dem Kindsvater – wo möglich – wünschenswert
– Besondere Abwägung bei Studien mit fetalem Nutzen erforderlich
– Besondere Abwägung bei Placebogruppen erforderlich</td></tr>
<tr><td>Studientyp</td><td>Risiko-Nutzen Verhältnis</td><td>Beurteilung</td></tr>
<tr><td>Retrospektive nicht interventionelle Studie</td><td>Risiko minimal

Kein unmittelbarer Nutzen für Frau/Fetus

Möglicher Erkenntnisgewinn über einzelne Aspekte wie Teratogenität bei hohen Fallzahlen

Sehr geringer Beitrag zu validen Aussagen über Pharmakokinetik und -dynamik/ Wirksamkeit</td><td>Medizinethisch gerechtfertigt</td></tr>
<tr><td>Interventionelle klinische Studie für eine indizierte und etablierte Intervention, die nicht zugelassen ist</td><td>Risiko durch potenziell schädigende Intervention unsicher zu bestimmen, jedoch Vorerfahrungen vorhanden

Erwarteter therapeutischer Nutzen für Frau/Fetus

Erwarteter Beitrag zu validen Aussagen über Pharmakokinetik und -dynamik/ Wirksamkeit</td><td>Medizinethisch gerechtfertigt</td></tr>
</table>

Interventionelle klinische Studie für eine Intervention, die indiziert ist, in der Schwangerschaft selten oder nie eingesetzt wurde und bei der eine therapeutische Alternative fehlt	Risiko durch potenziell schädigende Intervention unsicher zu bestimmen, kaum Vorerfahrungen vorhanden Erwarteter therapeutischer Nutzen für Frau/Fetus, keine therapeutische Alternative vorhanden Erwarteter Beitrag zu validen Aussagen über Pharmakokinetik und -dynamik/ Wirksamkeit	Medizinethisch gerechtfertigt
Interventionelle klinische Studie für eine Intervention, die indiziert ist, in der Schwangerschaft selten oder nie eingesetzt wurde und für die therapeutische Alternative vorhanden ist	Risiko durch potenziell schädigende Intervention unsicher zu bestimmen, kaum Vorerfahrungen vorhanden Erwarteter therapeutischer Nutzen für Frau/Fetus, allerdings ist therapeutische Alternative vorhanden Erwarteter Beitrag zu validen Aussagen über Pharmakokinetik und -dynamik/ Wirksamkeit	Grundsätzlich kein absolutes Verbot gerechtfertigt
Gruppennützige Studien mit mehr als minimalem Risiko	Risiko durch potenziell schädigende Intervention unsicher zu bestimmen Kein unmittelbarer Nutzen für individuelle Frau/Fetus Erwarteter Beitrag zu validen Aussagen über Pharmakokinetik und -dynamik/ Wirksamkeit	Grundsätzlich kein absolutes Verbot gerechtfertigt
Fremdnützige Studien mit minimalem Risiko	Risiko minimal Kein unmittelbarer Nutzen für individuelle Frau/Fetus und Gruppe der schwangeren Frauen Erwarteter Nutzen für biomedizinische Wissenschaft	Gerechtfertigt aus Respekt vor der Autonomie der Frau

Fremdnützige Studien mit mehr als minimalem Risiko	Risiko durch potenziell schädigende Intervention unsicher zu bestimmen Kein unmittelbarer Nutzen für individuelle Frau/Fetus und Gruppe der schwangeren Frauen Erwarteter Beitrag zu validen Aussagen über Pharmakokinetik und -dynamik/Wirksamkeit	Nicht gerechtfertigt, weil Absicht, diagnostische und therapeutische Möglichkeiten in der Schwangerschaft zu verbessern, nicht erfüllt ist und Risiko höher als minimal ist

[1] *Wie im Fazit zu Teil 2 bereits erwähnt, sind weitere detaillierte allgemeine Konditionen wichtig und zu verhandeln. In der vorliegenden Arbeit sollen jedoch zunächst die grundlegenden Rahmenbedingungen aufgestellt werden. Zusätzliche detaillierte Konditionen müssen nach sorgfältiger Abwägung und gegebenenfalls nach kulturellem Umfeld und/oder unter Berücksichtigung von Befragungen von Betroffenen überlegt werden.*

Ich habe gezeigt, dass schwangere Frauen im Kontext von Arzneimittelforschung insofern zu besonders schutzbedürftigen Probandinnen zählen, weil aufgrund ihrer »doppelten Einheit« mit dem Fetus eine *einzigartige* Verletzbarkeit angesichts potenziell schädigender Interventionen besteht. Zudem habe ich eine schwangerschaftsspezifische, situative Vulnerabilität vermutet, wenn Studien explizit fetalen Nutzen versprechen, weil viele Frauen bereit sind, für den Erhalt der Schwangerschaft und das Wohl des künftigen Kindes eigene Nachteile und große Risiken in Kauf nehmen. Wichtig dabei ist jedoch, dass die erhöhte Schutzbedürftigkeit der Frauen nicht darauf basiert, dass die Frauen nicht entscheidungsfähig wären, der Fetus als potenzielle Person nicht einwilligungsfähig sei oder dass schwangere Frauen eher als andere der Ausbeutung anheim fallen würden.

Ich habe daher für ein Modell plädiert, dass einerseits der Frau die volle Zuständigkeit über Entscheidungen fetaler Belange zuspricht, dabei andererseits schützende Maßnahmen zulassen kann.

Um die medikamentöse Versorgung schwangerer Frauen zu verbessern, ist es dringend geboten, das therapeutische Dilemma in der Schwangerschaft nicht mehr bloß als gegeben hinzunehmen, sondern in Kooperation mit allen beteiligten Gruppen – einschließlich der Frauen selber – Strategien zu entwickeln, die zur Verbesserung der gegenwärtigen Situation führen. Ein wichtiger Schritt in diese Richtung ist die wissenschaftliche und öffentliche Auseinandersetzung mit der Problematik der unzureichend geprüften Arzneimittelversorgung schwangerer Frauen. Es ist außerdem geboten, eine Bedarfsanalyse der wünschenswerten Arzneimittelstudien zu erstellen, die in der Zukunft durchgeführt werden sollten. Unter den in der Arbeit begründeten Bedingungen erweist sich die – sinnvoll angelegte und den besonderen Bedürfnissen der schwangeren Frauen entsprechende – Forschung an schwangeren Frauen nicht bloß als moralisch gerechtfertigt, sondern als ein Gebot, um bestehende Ungerechtigkeiten und vermeidbare Gefährdungen Schwangerer und Ungeborener dauerhaft zu beseitigen.

In der vorliegenden Arbeit wurde zunächst anhand der Literaturrecherche eine umfassende Datengrundlage erstellt, auf deren Basis weitere Diskussionen aufbauen und in Zukunft weiter ausgebaut werden können. In der Interviewstudie kamen schwangere Frauen selbst zu Wort. Abschließend wurde eine ethische Einschätzung von Arzneimittelstudien an schwangeren Frauen formuliert, die – im *Sinne einer Verbesserung der Arzneimittelversorgung schwangerer Frauen* – versucht, die Balance zwischen angemessenem Schutz angesichts situativer Vulnerabilität und besonderem Risiko-Nutzen-Verhältnis einerseits und dem vollen Respekt vor der Autonomie der Frau andererseits zu finden.

Die Thesen in Kürze

These 1: Es besteht ein therapeutisches Dilemma bei Krankheit in der Schwangerschaft: Akutem Behandlungsbedarf stehen unzureichende Behandlungsmöglichkeiten gegenüber. Die resultierenden Probleme sind nicht nur aus medizinischen und psychosozialen, sondern auch aus ethischen Gründen ernst zu nehmen.

These 2: Die derzeitige Diskussion zum Einschluss schwangerer Frauen in klinische Studien zeichnet sich häufig durch Wissenslücken und Polemik aus.

These 3: Die Erfahrungen mit Thalidomid in den späten 1950er Jahren stellen einen entscheidenden Grund und Anlass für den weitreichenden Schutz- und Schonraum für schwangere Frauen dar. Eine kritische Diskussion über klinische Studien an schwangeren Frauen wird damit tabuisierend unterbunden.

These 4: Aufgrund des therapeutischen Dilemmas in der Schwangerschaft ist es ethisch geboten, differenziert und kritisch über die Möglichkeit eines Einschlusses schwangerer Frauen in Arzneimittelstudien zu diskutieren.

These 5: Bestimmte Studien sind angesichts des therapeutischen Dilemmas in der Behandlung schwangerer Frauen dringend geboten. Sekundäre Fragen wie die Haftungsabsicherung oder die Frage, ob sich überhaupt jemand zur Teilnahme bereit erklären würde, dürfen nicht den Ausschluss schwangerer Frauen aus allen Studientypen begründen.

These 6: Aufgrund der einzigartigen »doppelten Einheit« und der damit einhergehenden unzertrennlichen, existenziellen körperlichen Verbundenheit ist zu rechtfertigen, dass die entscheidungskompetente Frau für sich selbst und ihren Fetus mit entscheiden darf. Das gilt auch für Entscheidungen über Risiken, die sowohl sie selbst als auch den Fetus betreffen könnten.

These 7: Die generelle Klassifikation schwangerer Frauen und ihrer ungeborenen Kinder als vulnerabel ist auf der Grundlage von vermeintlicher Nicht-Einwilligungsfähigkeit oder von erhöhtem Potenzial für Missbrauch nicht tragfähig.

These 8: In der Absicht, die medizinische Versorgung schwangerer Frauen zu verbessern, sollten auch Studien mit unwägbaren Risiken nicht prinzipiell verboten werden. Lediglich Studien, die nicht auf die Verbesserung der medizinischen Versorgung schwangerer Frauen abzielen, lassen sich nicht rechtfertigen, es sei denn, das Risiko ist minimal.

English Summary

Pregnant women are usually excluded from clinical trials. Consequently, knowledge about the application rate, potency and side-effects of drugs is insufficient. Likewise, pregnant women are extremely cautious and generally reluctant to take medication in order to avoid potential harm to the fetus. Physicians also prefer restrictive pharmacological therapies during pregnancy. These attitudes give rise to the following dilemma: An exclusion of pregnant women from clinical research on the one hand prevents them from participating in medical progress, because the best available therapy is not accessible to them. On the other hand, an inclusion of pregnant women in clinical research might imply potential harm for the fetus.

In the present work I ask whether clinical research on pregnant women can be justified, and if so, under which conditions.

In the *introduction* I elaborate the problem of the insufficient medical care for pregnant women. In this section, I also present the relevant background to research questions in biomedical and research ethics. A short overview of the history of research ethics leads to the presentation of current regulations for conducting experimental research on human subjects. I illustrate concepts such as *impaired decision making capacity* and *minimal risk*. Moreover I introduce basic methods of biomedical ethics.

The *first* section of this work locates my ethical research question in its historical context of therapy and drug research during pregnancy in the 20th century. The thalidomide-related events in the 1960s are the main cause for the current exclusion of pregnant woman for »ethical« reasons: the women and their fetuses – which are incapable of consent – are understood as a vulnerable population. As a side note, I illuminate a focal point in the current discussion: the feto-maternal relation. I challenge the individualization of the fetus and the suggested dualism of mother-to-be and unborn child. Next I retrace how the debate within biomedical ethics about research on pregnant women has developed thus far. A positive stance towards the inclusion of pregnant women can mainly be found in the US. In contrast, this debate is only beginning to take hold in German-speaking communities, and it is often considered to be taboo.

In the *second* section, I compare selected guidelines and legal regulations for clinical research on pregnant women and point out both common assumptions and differences. I will consider: 1.) International Ethical Guidelines for Biomedical Research Involving Human Subjects. Council for International Organizations of Medical Sciences (CIOMS), 2002, 2.) Additional Protocol to the Convention on Human Rights and Biomedicine, concerning Biomedical Research. Council of Europe, 2005 3.) US-American Code of Federal Regulations, Paragraph 46.204 from 2005, 4.) Research Guidelines of the German Health Ministry from 1987, 5.) Research Guidelines of the Swiss Academy of Medical Sciences from 2009, 6.) Draft of Swiss Research Law (Humanforschungsgesetz), 2009.

Important differences between the guidelines can be found particularly with respect to the decision making competence and the evaluation of studies without direct benefit.

The *third* section presents the results of an interview-based study with 30 pregnant women. The study focuses on individual experiences with disease and therapy during pregnancy. It presents women's subjective opinions on the relation between mother and fetus. The interviews also tackle problematic moments of decision-making during pregnancy. Further, the interviews elucidate how women's opinions on clinical studies both in general and during pregnancy are questioned. The individual interviews were held with a semi-structured manual, they were recorded, transcribed and analyzed. This procedure is meant to enrich the scholarly and theoretical discussions with the individual perspectives of those directly affected by the issues.

The ethical discussion in the *fourth* section starts with a distinction between non-problematic and problematic types of medical research studies which aim at improving the medical support for pregnant women. Some types of research studies provoke no ethical concern, e.g. survey studies or »therapeutic« studies assessing the effects of currently used medication. An increase of this kind of studies would already improve significantly the situation for pregnant women. For the problematic types of medical research two core conflicts can be identified: (1) the highly disputed question of who is in charge to decide about the fetus; and, (2) the problematic understanding of pregnant women as a »vulnerable population« within the context of research ethics.

I argue that because the pregnant woman and the fetus form a »double unity«, they should not be conceptually divided from one another. Hence the autonomous and informed woman is capable and allowed to decide for herself as well as her unborn child.

I argue further that a general classification of pregnant women and their unborn children as vulnerable cannot be justified on the grounds of a putative inability to consent or a potentially increased risk for exploitation. Thus, in principle, riskier studies on pregnant women can be allowed (e.g. studying a new medication in comparison to an established drug) as long as they aim at improving medical care for pregnant women, and Good Clinical Practice and ethical standards such as those mentioned in the Helsinki Declaration are maintained. Conversely, because of a needless potential risk for the »double unity«, research that does not aim at the improvement of medical care for pregnant women is not justified, unless the entailed risk is minimal.

The aim of this work is to provide an accessible document of reference that surveys the relevant literature and ethical guidelines, presents empirical results and distinguishes between non-problematic and problematic aspects of clinical research on pregnant women. In doing so I hope to provide a stimulus and material for further discussion to both scholarly researchers and the directly affected research participants. Ultimately I hope to contribute to sustainably improving the medical care for pregnant women.

Thesis 1: Diseases during pregnancy give rise to a therapeutic dilemma: Acute need for medical intervention conflicts with insufficient knowledge about medical interventions in the pregnant organism. The resulting problems are to be taken seriously not only for medical and psychosocial reasons, but also for ethical reasons.

Thesis 2: The current discussion about including pregnant women in clinical trials is often characterized by lack of knowledge and polemical argumentation.

Thesis 3: The thalidomide-related events in the late 1950s are the primary explanation for the current practice to protectively exclude pregnant women from clinical trials. But in setting this taboo, critical discussion about a possible inclusion of pregnant women is inhibited.

Thesis 4: The therapeutic dilemma gives rise to the ethical imperative to discuss critically and openly a possible inclusion of pregnant women in clinical trials.

Thesis 5: Because of the therapeutic dilemma, certain types of clinical trials are urgently needed. Secondary aspects – such as questions of liability or the possibility that nobody would apply for participation – are not sufficient reasons to categorically exclude pregnant women from all types of clinical studies.

Thesis 6: The unique »double unity« of mother-to-be and fetus consists in an inseparable existential connection which can justify the claim that the autonomous and informed woman is capable and allowed to decide for herself as well as her unborn child. This principle holds even with respect to decisions that might entail risks, potentially affecting both her and the fetus.

Thesis 7: The general classification of pregnant women as vulnerable cannot be justified on the basis of a putative non-ability to consent and a heightened potential for exploitation.

Thesis 8: If the intended result is to improve the medical care for pregnant women, even studies with ambiguous outcome cannot be categorically banned. Only the participation of pregnant women in studies which do not aim at improved medical care for pregnant women cannot be justified unless the entailed risk is minimal.

Anhang

Interviewleitfaden

1. Allgemeine Angaben
   - Wann ist der Geburtstermin Ihres Kindes? Haben Sie noch weitere Kinder? In welchem Alter?
   - Ist die Schwangerschaft bisher normal verlaufen oder gab es Komplikationen? Welche? Mussten Sie während der Schwangerschaft außer zu Routineuntersuchungen zusätzlich zum Arzt?
   - Haben Sie während der Schwangerschaft gearbeitet? Was? Vollzeit? (Danach?) Wenn keine Arbeit: was gemacht?

2. Erleben der medizinischen Versorgung während der Schwangerschaft
   - Wenn Sie während der Schwangerschaft Beschwerden hatten (zum Beispiel Kopfschmerzen), haben Sie dann Medikamente eingenommen? Wie oft und wofür? Zurückhaltender als vorher? Hätten Sie manchmal gerne ein Medikament genommen, haben es dann aber doch nicht getan? Gegen welche Beschwerden? Warum haben Sie es nicht genommen?
   - War die Arbeitsfähigkeit ein Grund für den Wunsch, ein Medikament einzunehmen?
   - Wen haben Sie um Rat gefragt (Arzt? Apotheker? Sonstige?)? Was haben diese Personen gesagt?
   - Wie gut fühlten Sie sich aufgeklärt bezüglich möglicher Nebenwirkungen beziehungsweise einer Gefährdung Ihres Kindes? Hatten Sie das Gefühl, das Risiko/die Verantwortung wurde dabei auf Sie übertragen?
   - Haben Sie sich unsicher gefühlt, ob das Medikament dem Kind schaden könnte?

- Hatten Sie ein »schlechtes Gewissen« bei der Einnahme?
- Falls Sie während der Schwangerschaft ernsthaft erkrankt waren: Mussten Sie Medikamente nehmen? Welche? Gab es Bedenken, die Medikamente könnten dem Kind schaden? Was hat Ihre betreuende Ärztin dazu gesagt?
- Wie haben Sie insgesamt die medizinische Begleitung während der Schwangerschaft erlebt? Ist Ihnen etwas im Gedächtnis geblieben, mit dem Sie unzufrieden waren oder worüber Sie sich geärgert haben?
- Haben Sie in den Packungsbeilagen den Absatz gelesen: In Schwangerschaft und Stillzeit nicht genügend erforscht/nicht einnehmen oder ähnliches? Empfinden Sie es als ein Problem, dass in den Beipackzetteln steht: In Schwangerschaft und Stillzeit nicht einnehmen, nur nach Rücksprache mit dem Arzt? Für wen könnte es ein Problem sein? Haben Sie eine Idee, wie man das lösen könnte?
- Haben Sie Ihre Gewohnheiten während der Schwangerschaft umgestellt (Rauchen, Alkohol, Sport, Ernährung)? Warum?

3. Bereitschaft zur Teilnahme an Arzneimittelstudien
   - Sind Sie bereits einmal um die Teilnahme an einer wissenschaftlichen Studie gebeten worden (innerhalb oder außerhalb Schwangerschaft? Welche?)? Könnten Sie sich grundsätzlich, außerhalb der Schwangerschaft, vorstellen, an einer solchen Studie teilzunehmen (folgende Szenarien A und B außerhalb der Schwangerschaft)?
   - Szenario A (außerhalb der Schwangerschaft): Sie sind erkrankt und benötigen ein Medikament. Statt der Standardtherapie nehmen Sie ein neues Medikament, von dem man noch nicht so viel weiß, von dem aber angenommen wird, dass es besser wirkt.
   - Szenario B (außerhalb der Schwangerschaft): Sie nehmen als gesunde Probandin gegen Bezahlung ein Medikament ein, in einer Dosis, von der man annimmt, dass sie Ihnen nicht schaden wird. Man nimmt Ihnen mehrmals Blut ab, um zu bestimmen, wie rasch das Medikament in Ihrem Stoffwechsel abgebaut wird.

4. Bereitschaft zur Teilnahme an Arzneimittelstudien in der Schwangerschaft
   - Fänden Sie es gut, wenn es generell die Möglichkeit gäbe, dass Schwangere an Studien teilnehmen könnten?

- Wie denken Sie über das Angebot einer Teilnahme an folgenden Studien?
- Szenario A: Sie erkranken während der Schwangerschaft und bekommen ein Medikament. Die Einnahme des Medikaments soll beobachtet und dokumentiert werden, da es noch nicht genügend gesicherte Daten dazu gibt. An der Behandlung ändert sich dadurch nichts.
- Szenario B (therapeutischer Nutzen Mutter): Sie erkranken während der Schwangerschaft und man hält ein neues Medikament für das beste, um Sie zu heilen. Man nimmt an, dass es ähnlich sicher ist wie die Standardtherapie, aber man weiß es noch nicht genau. Die Wirkung des neuen Medikamentes soll in einer Studie erforscht werden.
- Szenario C (therapeutischer Nutzen Kind): In der Frühschwangerschaft scheint sich der Embryo nicht recht zu entwickeln. Man weiß, dass Hormongaben in Tablettenform über mehrere Wochen an die Mutter das Risiko einer Fehlgeburt verringern können. Die Frage ist nun, ob eine erhöhte Dosis des Hormons noch wirksamer sein könnte; allerdings tritt dabei bei der Mutter oft erhebliche Übelkeit auf, die bis zur Arbeitsunfähigkeit führen kann.
- Szenario D (kein therapeutischer Nutzen und Unannehmlichkeit für Frau – z.B. in die Praxis kommen –, Information von ihr wird weitergegeben; kein/minimales Risiko): Es wird Ihnen einmal pro Routineuntersuchung zusätzlich Blut abgenommen, um den Spiegel eines Vitamins zu bestimmen. Zusätzlich werden Sie um Angaben zu Ihrer Ernährung gebeten. Man möchte wissen, ob ein Zusammenhang besteht. Sie haben davon keinen therapeutischen Nutzen; möglicherweise ergibt sich aus diesen Befunden eine Erkenntnis, die für zukünftige Schwangere hilfreich sein kann.
- Szenario E (Sonderfall: geplanter Abbruch): Hätten Sie sich jemals vorstellen können, an einer Studie teilzunehmen, die für schwangere Frauen in der Zukunft wahrscheinlich wichtige Erkenntnisse bringt, die aber möglicherweise auch ein Risiko für den Embryo oder Fetus bedeutet, wenn Sie gewusst hätten, dass Sie eine Schwangerschaft sowieso nicht fortsetzen wollen? Könnten Sie sich vorstellen, dass andere Frauen dazu bereit wären und aus welchen Motiven?

5. Weitere Rahmenbedingungen
   - Hätten Sie Ihren Partner in Ihre Entscheidung einbezogen oder hätten Sie das alleine mit sich abgemacht?

- Fänden Sie es wichtig, dass der Partner gesetzlich dazu verpflichtet ist, miteinzuwilligen?
- Hätten Sie unter den Umständen der Schwangerschaft das Gefühl gehabt, eine solche Entscheidung treffen zu können? War Ihre Fähigkeit, auch wichtige Entscheidungen selbständig zu treffen, wie immer oder war irgendetwas anders? Fällt es Ihnen schwerer, sich zu entscheiden? Gab es in dieser Hinsicht Unterschiede in den verschiedenen Phasen Ihrer Schwangerschaft?
- Hätten Sie das Gefühl gehabt, Sie hätten frei entscheiden können, wenn Ihr Arzt Sie gefragt hätte, ob Sie an einer Studie teilnehmen wollen? Hätten Sie nein sagen können? Hätte es einen Unterschied gemacht, wenn Sie nicht Ihr betreuender Arzt, sondern ein anderer, Ihnen bislang nicht bekannter Mediziner Sie gefragt hätte? Was hätte geholfen, um die Entscheidung wirklich freiwillig zu fällen (Zettel mit nach Hause, schriftliche Antwort oder ähnliches)?

6. Verhältnis Mutter-Fetus
   - Wie nehmen Sie jetzt während der Schwangerschaft das Verhältnis zwischen sich und Ihrem zukünftigen Kind wahr? Wie hat sich das über die Dauer der Schwangerschaft verändert? Nehmen Sie sich als »zwei Personen« wahr? Ab wann? Hatten Sie jemals das Gefühl, »seine« Interessen stehen den Ihrigen gegenüber?

Tabelle zur Situation der Frauen zum Zeitpunkt der Interviews

Gespräche im Krankenhaus in katholischer Trägerschaft
Frau A, 31 Jahre, wartet am zweiten Tag nach der Entbindung ihres ersten Kindes auf die Entlassung. Sie erlebte eine weitgehend komplikationslose Schwangerschaft. Während der Schwangerschaft wünschte sie sich eine Therapie gegen Beinödeme, bekam sie jedoch nicht von ihrem Arzt. Ihre Arbeit im Hotelgewerbe unterbrach sie vorzeitig aufgrund der hohen körperlichen Belastung.
Frau B, 22 Jahre, hat einen Tag zuvor ihren ersten Sohn zwölf Tage vor errechnetem Termin entbunden, da vorzeitige Wehentätigkeiten eingesetzt hatten. Da der Muttermund sich nicht genügend öffnete, wurde der Geburtsvorgang mit einem Wehenmittel und Blasensprengung gefördert. Die Wirkung dieser Intervention war nicht ausreichend, so dass zum Schutz des Kindes ein Kaiserschnitt vorgenommen wurde. Die Schwangerschaft verlief komplikationslos. Frau I arbeitete als Feinmechanikerin in einem Betrieb.
Frau C, 22 Jahre, hatte zunächst eine komplikationslose Schwangerschaft. Vier Wochen vor errechnetem Termin bekam Frau C jedoch Fieber bei unklarer Ursache. Drei Tage später wurde versucht, die Geburt einzuleiten. Aufgrund des Fiebers wurde dann das Kind jedoch per Kaiserschnitt zur Welt gebracht. Sie hat bis zum Mutterschutz Vollzeit als Arzthelferin gearbeitet.
Frau D, 39 Jahre, hat fünf Tage zuvor ihren ersten Sohn zur Welt gebracht. Nach zwei vorausgegangenen Fehlgeburten wurde die Schwangerschaft zu Beginn hormonell unterstützt, außerdem erhielt sie eine Arbeitsbefreiung. Danach arbeitete Frau D als Anwendungsprogrammiererin weiter. Aufgrund ihres Alters ließ sie eine Fruchtwasseruntersuchung durchführen, um eine Behinderung beim Kind möglichst auszuschließen. Vier Tage nach errechnetem Termin führten ein verlängerter Geburtsvorgang und abfallende Herztöne des Kindes zu einem Kaiserschnitt.
Frau E, 30 Jahre, hat vor sechs Tagen ihr zweites Kind entbunden. Die Schwangerschaft verlief bis auf anfängliche Übelkeit und Müdigkeit problemlos. Das Kind lag in Beckenendlage. Nachdem Akupunktur und Homöopathie nicht den Effekt einer Drehung des Kindes brachten, wurde überlegt, eine Steißgeburt durchzuführen. Aufgrund der geringen Kindsgröße wurde dann jedoch ein Kaiserschnitt vorgenommen. Bis zum dritten Schwangerschaftsmonat arbeitete Frau E im Praktischen Jahr des Medizinstudiums im Krankenhaus.

Frau F, 32 Jahre, hat einen Tag zuvor Zwillinge entbunden. Aufgrund von Querlage beider Kinder wurde ein Kaiserschnitt durchgeführt. Sie hat schon einen zweijährigen Sohn, bei und nach dessen Geburt sie Schwierigkeiten mit einem Dammschnitt und Dammriss hatte. Zu Beginn der Schwangerschaft litt sie an Übelkeit, die homöopathisch mit Silicea therapiert werden konnte. Sie ist Betriebshelferin und zurzeit im Erziehungsurlaub.
Frau G, 20 Jahre, Hausfrau, wurde im siebten Monat der Schwangerschaft aufgrund vorzeitiger Wehentätigkeit stationär aufgenommen. Sie erwartet ihr erstes Kind. Im Verlauf der Schwangerschaft hatte sie bereits drei Blutungen, der Muttermund ist verkürzt.
Frau H, 33 Jahre, hat zwei Tage zuvor ihr viertes Kind per Kaiserschnitt entbunden. Sie ist studierte Landwirtin. Während der Schwangerschaft litt sie unter Ischiasschmerzen. Massagen dagegen blieben erfolglos. Sodbrennen konnte sie medikamentös behandeln. Gegen Bakterien im vaginalen Abstrich verschrieb der Arzt zunächst ein Antibiotikum, was Frau H ablehnte. Nach einem gemeinsamen Gespräch mit dem Arzt beschlossen sie, es ohne das Antibiotikum zu versuchen. Das Kind lag in Fußlage und hatte eine Nabelschnurumschlingung um den Hals. Gegen den Willen ihres Mannes und ihrer Schwiegereltern entschied sich Frau H gegen eine spontane Geburt und stattdessen für den Rat der Ärztin, einen Kaiserschnitt durchzuführen.
Frau I, 35 Jahre, ist aufgrund der Nebenwirkungen der PDA (Übelkeit, Schwindel) fünf Tage nach der Geburt des ersten Kindes noch stationär im Krankenhaus. Sie hatte während der Schwangerschaft eine Erkältung, die unbehandelt abklang. Gegen Ende der Schwangerschaft entwickelte sie ein stark juckendes PUPP-Syndrom (pruriginöse und urtikarielle Papeln und Plaques), das unter Kontrolle der Leberwerte nach ihrem Wunsch unbehandelt blieb. Aufgrund des PUPP-Syndroms wurde mit Hilfe eines Wehentropfes die Geburt eingeleitet. Frau I hat bis zum Mutterschutz als Chemisch-Technische Assistentin gearbeitet.
Frau J, 21 Jahre, wurde fünf Wochen vor errechnetem Termin mit einem frühzeitigen Blasensprung im Krankentransportwagen ins Krankenhaus eingeliefert. Da sie kaum Wehentätigkeit hatte, wurde ein Kaiserschnitt durchgeführt. Frau J war zum zweiten Mal schwanger, eineinhalb Jahre zuvor hatte sie bereits eine Fehlgeburt in der 11. Woche gehabt. Sie hatte während der zweiten Schwangerschaft in der zwölften Woche Blutungen nach anstrengender Arbeit in einer Kantine und hielt daraufhin eine Woche Bettruhe ein. Sie arbeitete weiter in Teilzeit bis eine Woche vor ihrem Mutterschutz.

Frau K, 26 Jahre, ist in der 8. Schwangerschaftswoche. Sie erwartet ihr erstes Kind. Frau K hatte fünf Jahre zuvor bereits einen Schwangerschaftsabbruch. Aufgrund von schwerer Hyperemesis mit Exsikkose und Krämpfen ist sie zur Zeit des Interviews stationär aufgenommen. Sie arbeitet als Selbständige in Vollzeit, konnte aber die Woche zuvor aufgrund der Übelkeit nicht aufstehen und arbeiten.

Frau L, 38 Jahre, ist mit vorzeitiger Wehentätigkeit stationär aufgenommen. Sie erwartet Zwillinge. Zwei Wochen vor offiziellem Beginn ging sie in den Mutterschutz. Zuvor arbeitete sie als technische Zeichnerin. Die Schwangerschaft wurde durch ICSI (Intracytoplasmatische Spermieninjektion) ermöglicht. Erst bei dem dritten ICSI-Versuch ist die Schwangerschaft eingetreten. Die Durchführung war belastend für Frau L. Vor allem die Einnahme vieler Substanzen und ihre Nebenwirkungen stellten eine mit Angst behaftete Belastung für sie dar. Diese Prozedur führte dazu, dass sie bei der Einnahme von Medikamenten und bei der Frage nach Studien grundsätzlich vorsichtiger geworden ist. Bis zum Krankenhausaufenthalt verlief die Schwangerschaft komplikationslos.

Frau M, 26 Jahre, wurde aufgrund einer akuten fieberhaften Bronchitis stationär aufgenommen. Die Bronchitis wurde medikamentös behandelt. Das Kind zeigte eine leichte Wachstumsretardierung, woraufhin die Ärzte im Krankenhaus beschlossen, die Geburt vorzeitig einzuleiten. Sie steht einen Tag vor Einleitung der Geburt. Frau M arbeitete als Ergotherapeutin bis zu einem Urlaubsmonat vor Beginn des Mutterschutzes.

Frau N, 35 Jahre, befindet sich sechs Wochen nach der Geburt ihres zweiten Kindes erneut im Krankenhaus, da sie an einer Mastitis leidet. Aufgrund starker körperlicher Belastung drohte wie in der vorherigen Schwangerschaft eine Frühgeburt, die jedoch nicht eintrat. Während und nach der Schwangerschaft litt sie an depressiven Verstimmungen. In der ersten Schwangerschaft arbeitete sie als Büroangestellte. Sie erlebte die Schwangerschaft als wenig freudige Zeit, fühlte sich nicht wohl als Schwangere.

Frau O, 26 Jahre, erwartet ihr erstes Kind. Sie bekam im 6. Monat einen Silikonring zur Unterstützung der Muttermundfunktion. Im achten Monat stellten sich vorzeitige Wehentätigkeiten ein, woraufhin sie ins Krankenhaus überwiesen wurde. Des Weiteren leidet sie an Sodbrennen, das medikamentös behandelt wird. Schmerzen am Ischiasnerv werden nicht behandelt. Sie arbeitet Vollzeit als Bürokauffrau.

Frau P, 22 Jahre, wurde mit Präeklampsie stationär aufgenommen. Sie hat bis eine Woche vor Mutterschutzbeginn als Krankenschwester gearbeitet. Wegen starker körperlicher Belastung wurde sie dann krankgeschrieben. Sie gibt an, für sie käme eine Medikamenteneinnahme in der Schwangerschaft nie in Frage. Die Medikamentenverordnung im Krankenhaus befolgt sie jedoch.

Frau Q, 29 Jahre alt, hat vor zwei Tagen ihren ersten Sohn entbunden. Bis zur 14. Woche litt sie an Hyperemesis gravidarum, woraufhin sie zeitweise stationär aufgenommen wurde und erfolgreich medikamentös therapiert wurde. Frau Q beschreibt die Hyperemesis als psychisch und physisch belastende Episode. In dem Gespräch wird deutlich, wie lange sie versuchte durchzuhalten, bevor sie ärztliche Hilfe holte. Eines Nachts rief sie den Notdienst wegen der Übelkeit. Ärztliche Hilfe bekam sie jedoch als Schwangere nicht. Ihr wurde gesagt, sie solle sich am nächsten Tag an den Frauenarzt wenden. Ab dem dritten Monat und bis zum Mutterschutz hat Frau Q, die Geographin ist, in einem Call-Center gearbeitet.
Frau R, 23 Jahre, hat vor 6 Tagen ihr zweites Kind bekommen. Ihr erstes starb vor anderthalb Jahren im Alter von 7 Wochen aufgrund eines Prune-Belly-Syndroms. In dem Interview berichtet sie von Erfahrungen, die sie während der ersten Schwangerschaft machte: Entscheidung unter Zeitdruck und gegen ihre Familie. Das Kind hatte für sie Priorität. Einverständniserklärung von Eingriffen (Fruchtwasseruntersuchungen) unterschrieb sie mit dem Gefühl der Verantwortungsübertragung auf sie. Sie beschreibt den Aufbau des Verhältnisses zu dem ungeborenen und dann geborenen Kind. In der jetzigen Schwangerschaft hatte sie bis auf eine antibiotisch behandelte Erkältung und Belastungen am Arbeitsplatz keine Schwierigkeiten.

Gespräche in der Universitätsklinik
Frau S, 29 Jahre, ist in der 34. Schwangerschaftswoche. In der 27. Woche wurde ein Gestationsdiabetes festgestellt, woraufhin sie zusätzlich zu einer Diät mit einer Insulintherapie begann. Zurzeit ist sie mit vorzeitigen Wehen und verkürztem Muttermund stationär aufgenommen. Sie arbeitete bis vor kurzem als Arzthelferin. Die Vorkehrungen, die sie aufgrund des Diabetes treffen musste, erschwerten ihren Alltags- und Arbeitsablauf, so dass sie mit Resturlaub vorzeitig in den Mutterschutz ging. Zu Beginn der Schwangerschaft litt sie an Übelkeit und Müdigkeit.
Frau T, 35 Jahre, brachte ihre erste Tochter vor 2 Tagen zur Welt. Aufgrund ihres kongenitalen Herzfehlers (Aorteninsuffizienz, Mitralinsuffizienz, AV-Kanal-Defekt), ihres Alters und weil sie sich von ihrem Mann getrennt hatte, war für Frau T der Kinderwunsch nur insgeheim und unausgesprochen vorhanden. Erst in der zwölften Woche wurde die Schwangerschaft festgestellt, nachdem sie Antibiotika gegen eine Erkältung und Magentropfen gegen – bis dahin unklare – Übelkeit genommen hatte. Einen Schwangerschaftsabbruch und ein Beratungsgespräch hätte Frau T umgehend einleiten müssen. Die Bestätigung des Kardiologen, dass sie trotz ihres Herzfehlers die Schwangerschaft würde bewältigen können, genügte ihr, um sich für die Schwangerschaft zu entscheiden. Sie arbeitete während der Schwangerschaft noch drei Wochen nach Mutterschutzbeginn Vollzeit als Chefin ihrer Firma.
Frau U, 33 Jahre, steht am Anfang der 33. Schwangerschaftswoche. In der 28. Woche wurde sie von ihrer Gynäkologin mit der Diagnose Gestationsdiabetes – und bei HELLP-Syndrom in einer Vorschwangerschaft –, ins Klinikum überwiesen. Seitdem nimmt sie Antihypertensiva und durchblutungsfördernde Mittel für die Plazenta. Aufgrund geringen Fruchtwasservolumens bekommt sie zurzeit eine Infusionstherapie. Sie arbeitete halbtags als Kindergärtnerin, wurde aber eine Woche vor Krankenhauseinweisung von ihrer Ärztin krankgeschrieben aufgrund bereits eintretender erhöhter Blutdruckwerte. Ein seit drei Wochen bestehender Gestationsdiabetes wird nach einer anfänglichen Diät nun mit Insulin behandelt. Ein Jahr zuvor musste eine Schwangerschaft vorzeitig abgebrochen werden, weil Frau U unter einem HELLP-Syndrom litt, das ohne den Schwangerschaftsabbruch lebensbedrohlich für sie geworden wäre. Sie führt die große Vorsicht von ärztlicher Seite – der sie teilweise negativ gegenüber steht – in dieser Schwangerschaft auf die Ereignisse während der vorherigen zurück. Sie hat bereits einen sechsjährigen Sohn.

Frau V, 45 Jahre, hat vor 3 Tagen ihr fünftes Kind entbunden. Bevor sie mit 35 Jahren ihr erstes Kind bekam, arbeitete sie als Industriekauffrau. Während der Schwangerschaft litt sie an starkem Sodbrennen, was zu Husten führte. Dieser wiederum löste unangenehmen und unkontrollierbaren Urinabgang aus. Einen Tag vor der verfrühten Geburt stürzte Frau V und zog sich einen Abriss des Tuberculum majus an der Schulter zu. Vor der Geburt wurde keine Röntgendiagnostik durchgeführt. Während der Geburt, die eventuell aufgrund des Sturzes zu früh ausgelöst wurde, trat der Schmerz im Arm vollkommen in den Hintergrund. Die Geburtsschmerzen waren für Frau V ungeahnt stark. Eine Tochter ist entwicklungsverzögert. Frau V begründet damit ihre Entscheidung für den Tripletest. Frau V hatte einen heimlichen Kinderwunsch nach dem vierten Kind. Sie hielt die Schwangerschaft zunächst geheim, bei der Bekanntgabe in der circa achten Woche wurde die Schwangerschaft von ihrer Verwandtschaft (unter anderen ihrer Mutter und ihrem Partner) abgelehnt.

Frau W, 31 Jahre, ist seit sieben Wochen im Krankenhaus. In der 22. Woche war eine Gebärmutterhalsverkürzung festgestellt worden. Seitdem muss sie Bettruhe einhalten. Das Vertrauen zu ihrer Gynäkologin ist gebrochen, da die Ärztin Frau W's Ansicht nach nicht rechtzeitig präventiv vorgegangen ist. Ihre Situation im Krankenhaus und die Diagnostik/Therapie empfindet Frau W als sehr belastend. Die Zerklage-OP in Vollnarkose erlebte sie als lebensbedrohlich. Zur besseren Bewältigung wurde sie in der Klinik zeitweise von einer Psychologin betreut. Sie arbeitete bis zum dritten Monat als Textiltechnikerin, hörte dann aber wegen der starken körperlichen Beanspruchung auf. Ihre erste Tochter ist 12 Jahre alt.

Frau AB, 31 Jahre, hat in der 33. Woche ihr erstes Kind per Kaiserschnitt aufgrund von Hypertonie vorzeitig entbunden. Sie wurde per Hubschrauber in das Krankenhaus gebracht, weil der Blutdruck zu entgleisen drohte. Seit vier Jahren ist sie Hypertonikerin und nimmt regelmäßig – auch während der Schwangerschaft – Medikamente ein. Sie hat während der Schwangerschaft in einem Gastronomiebetrieb gearbeitet.

Frau AC, 49 Jahre, hat 4 Tage zuvor ihr Kind in der 28. Woche per Kaiserschnitt entbunden. Das Kind hat ein Klinefelter Syndrom, was schon vor der Geburt bekannt war. Aufgrund einer respiratorischen Insuffizienz von Frau AC musste das Kind vorzeitig geholt werden. Frau AC hatte ihre Schwangerschaft erst im sechsten Monat bemerkt. Das Ausbleiben der Regel und körperliche Veränderungen hatte sie bis dahin den Wechseljahren zugeschrieben. Es ist ihr viertes Kind, Frau AC hat außerdem drei Enkelkinder. Sie arbeitete als Reinigungskraft an einer Schule.

Frau AD, 22 Jahre, ist in der 30. Schwangerschaftswoche und ist seit acht Wochen im Krankenhaus. Sie hat eine Gebärmutterhalsverkürzung und hält Bettruhe ein. Sie hat keinen Beruf und hat während der Schwangerschaft nicht gearbeitet. Das Liegen im Krankenhaus, die Zimmerwechsel sowie der dauernde Wechsel der Therapiestrategie belasten sie sehr, doch sie betont, keine Wahl zu haben.
Frau AE, 26 Jahre, wird mir vom beteiligten Arzt als Polytoxikomanin vorangekündigt. Zu Beginn der Schwangerschaft litt Frau AE an Erbrechen. Während der Schwangerschaft nahm sie Methadon und Haschisch zu sich. Das Neugeborene liegt zur Zeit des Interviews zur Überwachung auf der neonatologischen Intensivstation. Ob das Kind nach dem Krankenhausaufenthalt zu ihr kommen wird, steht noch nicht fest. Zwei Wochen vor der Geburt begann der Arzt, sie mit Diazepam® zu therapieren. Sie berichtet im Interview von sehr instabilen familiären Verhältnissen und einem großen Druck, den die Schwiegereltern auf sie ausübten. Während des Interviews müssen wir mehrmals unterbrechen, weil Frau AE noch stark unter Schmerzen von dem Kaiserschnitt leidet. Wir sitzen im Raucherraum. Frau AE hat keine Arbeit und lebt von Sozialhilfe.
Frau AF, 18 Jahre, ist in der 23. Schwangerschaftswoche. Sie hatte 2 Tage zuvor einen vollständigen Blasensprung. Der Muttermund ist bereits geweitet. Die Lungenreife des Kindes wurde medikamentös unterstützt. Es wurde versucht, die Fruchtblase mit Flüssigkeit aufzufüllen, was bis zum Zeitpunkt des Interviews aber erfolglos blieb. Sie arbeitete während der Schwangerschaft als Friseurin. Mir wird vor dem Gespräch von den Ärzten gesagt, diese Patientin sei ihr »ethischer Fall« und ein sehr tragischer Fall. Die Ärzte würden der Patientin eigentlich wünschen, sich zu einem Abbruch zu entschließen, da das Kind mit größter Wahrscheinlichkeit behindert zur Welt käme. Mit medizinischen Mitteln werde das Kind noch am Leben gehalten, so lange es gehe. Sie stehe jetzt vor dieser Entscheidung, über Leben und Tod zu entscheiden. Frau AF hat sich nach den Aufklärungsgesprächen mit den Ärzten gemeinsam mit ihrem Partner für das Kind entschieden, möchte alles unternehmen, um es lebend zur Welt zu bringen. Ich erfahre später, dass das Kind einen Tag nach dem Interview tot geboren wurde.

Gespräche außerhalb eines Krankenhauses
Das dritte Kind von Frau AG, 34 Jahre, wurde vor 12 Wochen geboren. 1990 hatte sie eine Psychose. Aufgrund von weiteren Episoden wurde sie auf eine Dauermedikation mit Timonil® gesetzt. In der ersten Schwangerschaft setzte sie nach der Beratung mehrerer Ärzte das Timonil® nicht ab. Die Schwangerschaft endete in einer Fehlgeburt mit unklarer Ursache. In den darauf folgenden drei Schwangerschaften setzte sie das Medikament ohne Probleme ab, erst in der Stillzeit des ersten Kindes entwickelte sich eine Wochenbettdepression. In den folgenden Schwangerschaften nahm sie das Medikament bald nach der Geburt des Kindes und dem Abstillen wieder ein. Sie schwankt zwischen selbstbewusster Ablehnung ärztlicher Entscheidungen auf der einen Seite und einer starken Abhängigkeit von ärztlichem Rat sowie Wunsch nach Klarheit und sichereren Entscheidungen auf der anderen.
Frau AH, 41 Jahre, brachte 6 Monate zuvor ihr zweites Kind per Kaiserschnitt zur Welt. Sie ist seit 12 Jahren Schmerzpatientin, nimmt dauerhaft Morphium (jedoch nicht seit sie wusste, dass sie schwanger war) und trägt eine Neurostimulationssonde gegen Schmerzen. Sie erzählt mir am Ende, als das Tonbandgerät ausgeschaltet ist, über täglichen Kokainkonsum (ebenfalls nur bis sie wusste, schwanger zu sein). Zu Beginn der Schwangerschaft wurden ihr operativ Lymphknoten entfernt. Gegen Magengeschwüre und -schmerzen nahm sie in der Schwangerschaft Ranitidin® ein. Weitere Schmerzmedikation lehnte sie ab. Sie wurde aus dem Krankenhaus entlassen, weil sie sich nicht mit den Mitteln therapieren lassen wollte, die die Ärzte ihr vorschlugen. Schwangerschaft und Stillzeit empfand sie als physische Qual. Die Angst und Sorge um das Kind und die Freude über das in ihr wachsende Leben gaben ihr Kraft und Durchhaltevermögen, den Kokainkonsum einzustellen und die Schwangerschaft auszutragen.

Begriffsdefinitionen: Studientypen und Phasenprotokoll

Begriffsdefinition: Studientypen in der Arzneimittelforschung[70]

Unter dem Überbegriff »Medizinische Forschung« werden Primärforschung (Grundlagenforschung, Klinische Studien und Epidemiologische Forschung) und Sekundärforschung (Meta-Analysen und Reviews) zusammengefasst.

Die Untergruppe der Klinischen Studien (in Abgrenzung von epidemiologischer Forschung und Grundlagenforschung) lassen sich in zwei Hauptgruppen einteilen:

1. Experimentelle Studien
2. Beobachtende Studien

1. Experimentelle Studien (häufig synonym gebraucht: Interventionelle Studie, Klinische (Arzneimittel-)Prüfung)

Nach dem Arzneimittelgesetz (AMG) Paragraph 4 Abs. 23 sind Klinische Arzneimittelprüfungen definiert als »…jede am Menschen durchgeführte Untersuchung, die dazu bestimmt ist, klinische oder pharmakologische Wirkungen von Arzneimitteln zu erforschen oder nachzuweisen oder Nebenwirkungen festzustellen oder die Resorption, die Verteilung, den Stoffwechsel oder die Ausscheidung zu untersuchen, mit dem Ziel, sich von der Unbedenklichkeit oder Wirksamkeit der Arzneimittel zu überzeugen«.

Experimentelle Studien vergleichen Behandlungverfahren in verschiedenen Gruppen innerhalb einer Patientenpopulation. Die Gruppen der Studienteilnehmer unterscheiden sich – bis auf das Behandlungsverfahren – dabei möglichst wenig voneinander. Es gibt bestimmte Maßnahmen, die die Aussagekraft erhöhen und Ergebnisverzerrungen (den sogenannten *bias*) vermeiden:

- Kontrollgruppen: In der Studie wird eine Kontrollgruppe mitgeführt, deren Teilnehmer ein anderes Behandlungsregime bzw. ein Placebo erhalten.
- Randomisierung: Für eine gleichmäßige Verteilung der Patienten auf die Therapiearme der Studie erfolgt eine rein zufällige Zuteilung.
- Verblindung: Es wird zwischen einfacher und doppelter Verblindung unterschieden. Bei einfacher Verblindung ist dem Patienten, bei doppelter

70 Quelle: Röhrig u.a. 2009.

sowohl dem Patienten als auch dem Untersucher unbekannt, welcher Behandlung er zugeordnet ist.
- Fallzahlplanung: Diese ermöglicht es aus den Studienergebnissen mit einer vorher festgelegten Wahrscheinlichkeit eine statistisch signifikante Aussage über den Therapieeffekt treffen zu können.

Die randomisierte, verblindete, kontrollierte Studie mit Fallzahlplanung gilt bei der Prüfung von Wirksamkeit und Verträglichkeit von Arzneimitteln bzw. Therapien als *Goldstandard.*

2. Beobachtende Studien (synonym: Nicht interventionelle Studien)

In nicht interventionellen Therapiestudien werden analog zur klinischen Prüfung Therapien miteinander verglichen. Die Behandlung wird jedoch ausschließlich nach ärztlichem Ermessen verordnet. Die Patienten erhalten eine individuelle Therapie, die vom behandelnden Arzt aufgrund der medizinischen Diagnose und dem Patientenwunsch festgelegt wird. Die Auswertung findet oft retrospektiv statt.

Das AMG Paragraph 4 Abs. 23 definiert beobachtende Studien folgendermaßen: »Eine nicht interventionelle Prüfung ist eine Untersuchung, in deren Rahmen Erkenntnisse aus der Behandlung von Personen mit Arzneimitteln gemäß den in der Zulassung festgelegten Angaben für deren Anwendung anhand epidemiologischer Methoden analysiert werden; dabei folgt die Behandlung einschließlich der Diagnose und Überwachung nicht einem vorab festgelegten Prüfplan, sondern ausschließlich der ärztlichen Praxis«.

Zu den beobachtenden Studien werden (nicht interventionelle) Therapiestudien, Prognosestudien, Anwendungsbeobachtungen von Arzneimitteln (AWB), sekundäre Datenanalysen, Fallserien und Einzelfallanalysen gezählt.

Begriffsdefinition Phasenprotokoll[71]

Phase I: Erstmalige Anwendung am Menschen bei geringer Anzahl gesunder Versuchspersonen (<100); umfasst mehrere klinische Studien insbesondere zur Verträglichkeit und zur Pharmakokinetik.

Phase II: Anwendung an Patienten (ca. 100–500) in ausgesuchten Kliniken; im Vordergrund steht der Nachweis der Wirksamkeit und einer Überlegenheit gegenüber der Standardtherapie.

Phase III: Breit angelegte, bis zu drei Jahre dauernde Studie in Kliniken und bei niedergelassenen Ärzten (>1000) Patienten zur Erfassung der unerwünschten Arzneimittelwirkungen und Interaktionen sowie Besonderheiten bei Begleiterkrankungen (z.B. Niereninsuffizienz). Nach erfolgreichem Abschluss der Phase III kann das neue Präparat zur Zulassung eingereicht werden.

Phase IV: Drugmonitoring; nach erfolgter Zulassung erfolgt eine weitere Beobachtung zur möglichst frühzeitigen Erfassung seltener unerwünschter Arzneimittelwirkungen, die eventuell erst nach längerem Gebrauch manifest werden.

71 Quelle: Pschyrembel, Klinisches Wörterbuch, Berlin/New York, 261., neu bearbeitete Auflage 2007 (*Stichwort Arzneimittelprüfung*).

Tabellen- und Leitlinienverzeichnis

Tabellen

Tabelle 1: Zusammenfassung CIOMS, 2002 . . . 89
Tabelle 2: Zusammenfassung Europarat, 2005 . . . 92
Tabelle 3: Zusammenfassung US-amerikanisches Gesetz CFR Paragraph 46.204, 2005 . . . 94
Tabelle 4: Zusammenfassung Grundsätze Bundesminister für Jugend, Familie, Frauen und Gesundheit, 1987 . . . 98
Tabelle 5: Zusammenfassung Leitfaden SAMW, 2009 . . . 100
Tabelle 6: Zusammenfassung Schweizerisches Gesetz BAG, 2009 . . . 102
Tabelle 7: Übersicht Leitlinien und Gesetze zu Forschung an schwangeren Frauen . . . 103
Tabelle 8: Unproblematischer Umgang mit Krankheit und Therapie in der Schwangerschaft . . . 116
Tabelle 9: Problematischer Umgang mit Krankheit und Therapie in der Schwangerschaft . . . 125
Tabelle 10: Entscheidungsfähigkeit in der Schwangerschaft . . . 138
Tabelle 11: Studien in der Schwangerschaft . . . 155
Tabelle 12: Risiko und Nutzen von verschiedenen Studientypen in der Schwangerschaft . . . 173
Tabelle 13: Sonderfälle von verschiedenen Studientypen in der Schwangerschaft . . . 175
Tabelle 14: Beurteilung retrospektive nicht interventionelle Studie und interventionelle klinische Studie für indizierte und etablierte Intervention, die nicht zugelassen ist . . . 178
Tabelle 15: Beurteilung interventionelle klinische Studie für neue Intervention ohne therapeutische Alternative . . . 181
Tabelle 16: Beurteilung problematische Studientypen . . . 203
Tabelle 17: Zusammenfassende Beurteilung der verschiedenen Studientypen . 204

Leitlinien

Leitlinie 1: Guideline 17 aus »International Ethical Guidelines for Biomedical Research Involving Human Subjects« (Council for International Organizations of Medical Sciences) 87
Leitlinie 2: Kapitel VI, Artikel 18 aus »Zusatzprotokoll zum Übereinkommen über Menschenrechte und Biomedizin betreffend biomedizinische Forschung« (Europarat) 90
Leitlinie 3: Paragraph 46.204 aus »Code of Federal Regulations« (USA) 93
Leitlinie 4: Abschnitt 3 der »Grundsätze für die ordnungsgemäße Durchführung der klinischen Prüfung von Arzneimitteln« (Bundesminister für Jugend, Familie, Frauen und Gesundheit, 1987) 97
Leitlinie 5: Kapitel 10.2. aus »Forschung mit Menschen. Ein Leitfaden für die Praxis« (SAMW) 99
Leitlinie 6: Artikel 24–26, 2. Abschnitt aus dem Entwurf für das Humanforschungsgesetz (Schweiz) 100

Literatur

ACOG (1999) American College of Obstetricians and Gynecologists, Committee on Ethics: Committee Opinion, »Ethical considerations in research involving pregnant women: Number 213, November 1998«, *International Journal of Gynecology & Obstetrics*, Jg. 65, H. 1, S. 93–96.

ACOG (2004a) American College of Obstetricians and Gynecologists, Committee on Ethics: Committee Opinion, »Guidelines for diagnostic imaging during pregnancy. Number 299, September 2004 (replaces No. 158, September 1995)«, *Obstetrics & Gynecology*. Jg. 104, H. 3, S. 647–651.

ACOG (2004b) American College of Obstetricians and Gynecologists (Hg.), *Ethics in Obstetrics and Gynecology*, Washington.

Acosta EP, Bardeguez A, Zorrilla CD, Van Dyke R, Hughes MD, Huang S, Pompeo L, Stek AM, Pitt J, Watts DH, Smith E, Jimenez E, Mofenson L. Pediatric AIDS Clinical Trials Group 386 Protocol Team (2004), »Pharmacokinetics of saquinavir plus low-dose ritonavir in human immunodeficiency virus-infected pregnant women«. *Antimicrobial Agents and Chemotherapy*. Jg. 48, H. 2, S. 430–436.

AFMM (1996) Akademie für fetomaternale Medizin, »Statuten der Akademie zur Weiterentwicklung der feto-maternalen Medizin in der Schweiz«, Letzter Zugriff: 3.12.2009, http://sggg.ch/de/content/statuten-0

Ahmad I, Beharry KD, Valencia AM, Cho S, Guajardo L, Nageotte MP, u.a. (2006), »Influence of a single course of antenatal betamethasone on the maternal-fetal insulin-IGF-GH axis in singleton pregnancies«, *Growth Hormone & IGF Research*, Jg. 16, H. 4, S. 267–275.

AHRQ (2004) Agency for Healthcare Research and Quality, »Press Release: New Study Estimates That Some Pregnant Women Are Prescribed Drugs Which May Be Considered Unsafe During Pregnancy«, letzter Zugriff: 15.11.2009, http://www.ahrq.gov/news/press/pr2004/pregdrugpr.htm

Aka N, Atalay S, Sayharman S, Kilic D, Kose G, Kucukozkan T (2006), »Leptin and leptin receptor levels in pregnant women with hyperemesis gravidarum«, *The Australian & New Zealand Journal of Obstetrics & Gynaecology*, Jg. 46, H. 4, S. 274–277.

Akbari A (2004), »Glomerular endotheliosis in normal pregnancy and pre-eclampsia«, *BJOG: An International Journal of Obstetrics and Gynaecology*, Jg. 111, H. 2, S. 192.

Anderson C (1994), »Panel backs pregnant women in trials«, *Science*, Jg. 263, H. 5151, S. 1216.

Andrade SE, Gurwitz JH, Davis RL, Chan KA, Finkelstein JA, Fortman K, u.a. (2004) »Prescription drug use in pregnancy«. *American Journal of Obstetrics & Gynecology*, Jg. 191, H. 2, S. 398–407.

Anheier T (2001), »Geschlechtsspezifische Unterschiede benennen«, *Deutsches Ärzteblatt*, Jg. 38, H. 98, S. A-2411.

Annas GJ, Grodin MA (Hg.) (1992), *The Nazi Doctors and the Nuremberg Code. Human rights in human experimentation*, Oxford/New York.

Ballantyne J (1904), *Manual of Antenatal Pathology and Hygiene, The Embryo,* Edinburgh.

Beauchamp T, Childress J (2009), *Principles of Biomedical Ethics*, New York.

Beecher HK (1966), »Ethics and clinical research«, *The New England Journal of Medicine*, Jg. 274, H. 24, S. 1354–1360.

BfArM (2006) Bundesinstitut für Arzneimittel und Medizinprodukte, »3. Bekanntmachung zur klinischen Prüfung von Arzneimitteln am Menschen«, Stand 10.08.2006, letzter Zugriff 15.11.2009, http://www2.bfarm.de/bekanntmachungen/3bk_kp.pdf

Biller-Andorno N (2001), *Gerechtigkeit und Fürsorge. Zur Möglichkeit einer integrativen Medizinethik*, Frankfurt a.M./New York.

Biller-Andorno N, Wild V (2003a), »Arzneimittelforschung an Schwangeren: Besonderer Schutz – aber kein Ausschluss aus der Forschung«, *Deutsches Ärzteblatt*, Jg. 100, H. 15, S. A-970/B-814/C-760.

Biller-Andorno N, Wild V (2003b), »Zwischen Protektion und Protektionismus – medizinethische Überlegungen zur Teilnahme schwangerer Frauen an klinischen Studien«, in: Wiesemann C, Dörries A, Wolfslast G, Simon A (Hg.), *Das Kind als Patient. Ethische Konflikte zwischen Kindeswohl und Kindeswille*, Frankfurt a.M./New York, S. 302–320.

Black RA, Hill DA (2003), »Over-the-counter medications in pregnancy«, *American Family Physician*, Jg. 67, H. 12, S. 2517–2524.

BMG Bundesministerium für Gesundheit (2005), »Bekanntmachung der Neufassung des Arzneimittelgesetzes«, Bundesgesetzblatt 1, Nr. 73, 12.12.2005, letzter Zugriff 20.11.2009, www.centrial.de/fileadmin/docs/AMG_12_2005.pdf

Bobbert M (2004), »4. Frauenheilkunde und Geburtshilfe« in: Bobbert M, Brückner UB, Lilie H, »Gutachten ›Probanden- und Patientenschutz in der medizinischen Forschung‹ erstellt im Auftrag der Enquête-Kommission ›Ethik und Recht der modernen Medizin‹ des Deutschen Bundestages«, 2004, letzter Zugriff: 20.11.2009, http://webarchiv.bundestag.de/archive/2005/0718/parlament/kommissionen/ethik_med/gutachten/gutachten_03_probandenschutz.pdf

Bormuth M, Wiesing U (Hg.) (2004), *Ethische Aspekte der Forschung in Psychiatrie und Psychotherapie*, Köln.

Breithaupt-Grögler K, Heger-Mahn D, Klipping C, Butzer R, Duijkers I, Geyer D, u.a. (1997), »Klinische Arzneimittelprüfung an Frauen: Überlegungen zum Thema Schwangerschaftsverhütung«, *Deutsches Ärzteblatt*, Jg. 94, H. 15, S. A-991/B-821/C-769.

Brent RL (1979), »Comments on the History of Teratology«, *Teratology*, Jg. 20, S. 199–200.

Brody BA (1998), *The Ethics of Biomedical Research: An International Perspective*, New York.

Bundesanzeiger (1987), Bundesminister für Jugend, Familie, Frauen und Gesundheit, »Grundsätze für die ordnungsgemäße Durchführung der klinischen Prüfung von Arzneimitteln«, 1987, letzter Zugriff 14.1.2007, http://www.aekn.de/web_aekn/bibliothek.nsf/ContentBiblioView/c5c978c0f9c13d19c1256a1100379 4de!OpenDocument&Click=

Bundeskanzleramt Österreich, Bioethikkommission (2008), »Beschluss der Bioethikkommission beim Bundeskanzleramt vom 15. November 2008 – Empfehlungen mit Genderbezug für Ethikkommissionen und klinische Studien«, letzter Zugriff 15.11.2009, http://www.bka.gv.at/DocView.axd?CobId=33152

Bundesministerium der Justiz (1994), »Gesetz über Medizinprodukte (Medizinproduktegesetz – MPG)«, Stand 29.7.2009, letzter Zugriff 15.11.2009, http://bundesrecht.juris.de/bundesrecht/mpg/gesamt.pdf

Bundesministerium der Justiz (2004), »Verordnung über die Anwendung der Guten Klinischen Praxis bei der Durchführung von klinischen Prüfungen mit Arzneimitteln zur Anwendung am Menschen (GCP-Verordnung-GCP-V)«, 9.08.2004, letzter Zugriff 15.11.2009, http://www.gesetze-im-internet.de/gcp-v/BJNR2081 00004.html

Bundesministerium der Justiz (2005), »Gesetz über den Verkehr mit Arzneimitteln (Deutsches Arzneimittelgesetz AMG)«, Stand 28.09.2009, letzter Zugriff 15.11.2009, http://bundesrecht.juris.de/amg_1976/index.html

Bundesrat (2009), »Botschaft zum Bundesgesetz über die Forschung am Menschen«, Stand 21.10.2009, letzter Zugriff 15.11.2009, http://www.bag.admin.ch/themen/medizin/00701/00702/07558/index.html?lang=de

Bundesversammlung der Schweizerischen Eidgenossenschaft (2009), »Entwurf zum Bundesgesetz über die Forschung am Menschen«, Stand 21.10.2009, letzter Zugriff 15.11.2009, http://www.bag.admin.ch/themen/medizin/00701/00702/075 58/index.html?lang=de

Burdon J (1998), »Ethics and international research. Zidovudine is too expensive for developing countries«, *BMJ*, Jg. 316, H. 7131, S. 626, author reply S. 627.

Burns R (2000), *Introduction to Research Methods*, London/Thousand Oaks/New Delhi.

Callahan D (2003), »Principlism and communitarianism«, *Journal of Medical Ethics*, Jg. 29, H. 5, S. 287–291.

Callahan JC, Knight JW (1992), »Women, Fetuses, Medicine, and the Law«, in: Holmes HB, Purdy LM (Hg.), *Feminist Perspectives in Medical Ethics*, Bloomington, S. 224–239.

Callahan JC, Knight JW (1993), »On treating prenatal harm as child abuse« in: Tietjens Meyers D, Kipnis K, Murphy Jr CF (Hg.), *Kindred Matters: Rethinking the Philosophy of the Family*, Ithaca/London, S. 143–170.

Callahan S, Chervenak FA, McCullough LB (2003), »Ethics and fetal research«, *Medical Ethics (Burlington, Mass.),* Jg. 10, H. 2, S. 10–11.

Cannella BL (2005), »Maternal-fetal attachment: an integrative review«, *Journal of Advanced Nursing*, Jg. 50, H. 1, S. 60–68.

Caschetta MB, Chavkin W, McGovern T (1993), »FDA policy on women in drug trials«, *The New England Journal of Medicine*, Jg. 329, H. 24, S. 1815–1816.

Chervenak FA, Kurjak A (1996), *Current Perspectives on the Fetus as a Patient*, Lancaster.

Chervenak FA, McCullough LB (2007), »Ethics of maternal-fetal surgery«, *Seminars in Fetal & Neonatal Medicine*, Jg. 12, H. 6, S. 426–431.

Childress JF, Meslin EM, Shapiro HT (Hg.) (2005), *Belmont Revisited. Ethical Principles for Research with Human Subjects*, Georgetown.

CIOMS (2002) Council for International Organizations of Medical Sciences, »International Ethical Guidelines for Biomedical Research Involving Human Subjects«, 2002, Letzter Zugriff 15.11.2009, http://www.cioms.ch/frame_guidelines_nov_2002.htm

Clementi M, Di Gianantonio E, Ornoy A (2002), »Teratology information services in Europe and their contribution to the prevention of congenital anomalies«, *Community Genetics*, Jg. 5, H. 1, S. 8–12.

Clouser KD, Gert B (1990), »A critique of principlism«, *The Journal of Medicine and Philosophy*, Jg. 15, H. 2, S. 219–236.

Coffey A, Atkinson P (1996), *Making Sense of Qualitative Data*, Thousand Oaks/London/New Delhi.

Connor EM, Sperling RS, Gelber R, Kiselev P, Scott G, O'Sullivan MJ, u.a. (1994), »Reduction of maternal-infant transmission of human immunodeficiency virus type 1 with zidovudine treatment. Pediatric AIDS Clinical Trials Group Protocol 076 Study Group«, *The New England Journal of Medicine*, Jg. 331, H. 18, S. 1173–1180.

Czeizel AE (1999), »The role of pharmacoepidemiology in pharmacovigilance: rational drug use in pregnancy«, *Pharmacoepidemiology and Drug Safety*. Jg. 8, H. S1: S. 55–61.

Dally A (1998), »Thalidomide: was the tragedy preventable?«, *The Lancet*, Jg. 351, H. 9110, S. 1197–1199.

Daly KA, Toth JA, Giebink GS (2003), »Pneumococcal conjugate vaccines as maternal and infant immunogens: challenges of maternal recruitment«, *Vaccine*, Jg. 21, H. 24, S. 3473–3478.

Damschen G, Schönecker D (Hg.) (2003), *Der moralische Status menschlicher Embryonen*, Berlin/New York.

de Swiet M, Lightstone L (2004), »Glomerular endotheliosis in normal pregnancy and pre-eclampsia«, *BJOG: An International Journal of Obstetrics and Gynaecology*, Jg. 111, H. 2, S. 191–192, author reply S. 193–195; discussion S. 195.

DHEW (1979) Department of Health, Education and Welfare, »The Belmont Report. Ethical Principles and Guidelines for the Protection of Human Subjects of Research«, 18.04.1979, letzter Zugriff 15.11.2009, http://ohsr.od.nih.gov/guidelines/belmont.html

DHHS (2005) Department of Health and Human Services, »Code of Federal Regulations«, 2005, letzter Zugriff 15.11.2009, http://www.hhs.gov/ohrp/humansubjects/guidance/45cfr46.htm

DHHS/FDA/CDER (2004) Department of Health and Human Services/Food and Drug Administration/Center for Drug Evaluation and Research, »Guidance for Industry. Pharmacokinetics in Pregnancy – Study Design, Data Analysis, and Impact on Dosing and Labeling«, 22.10.2004, letzter Zugriff 15.11.2009, http://www.fda.gov/downloads/Drugs/GuidanceComplianceRegulatoryInformation/Guidances/ucm072133.pdf

DHHS/FDA/NIH (2000) Department of Health and Human Services/Food and Drug Administration/National Institutes of Health, »Clinical Pharmacology during Pregnancy, Addressing Clinical Needs through Science«, Konferenz im Holiday Inn Capitol, Washington DC, 04.12.2000, letzter Zugriff 15.11.2009, http://www.fda.gov/NewsEvents/Speeches/ucm054135.htm

Dieckmann WJ, Davis ME, Rynkiewicz LM, Pottinger RE (1953), »Does the administration of diethylstilbestrol during pregnancy have therapeutic value?«, *American Journal of Obstetrics and Gynecology*, Jg. 66, H. 5, S. 1062–1081.

Dorantes DM, Tait AR, Naughton NN (2000), »Informed consent for obstetric anesthesia research: factors that influence parturients' decisions to participate«, *Anesthesia and Analgesia*, Jg. 91, H. 2, S. 369–373.

Duden B (1994), *Der Frauenleib als öffentlicher Ort. Vom Missbrauch des Begriffs Leben*, München.

Dudenhausen JW (2005), »Expertengespräch ›Forschung an besonders verletzlichen Probanden- und Patientengruppen‹«, in: Deutscher Bundestag, Enquête-Kommission Ethik und Recht der modernen Medizin, Protokoll 15/13a TG For (Teil A der 13. Sitzung der Themengruppe ›Ethik in der biowissenschaftlichen und medizinischen Forschung‹).

Düwell M (2008), »Begründung in der (Bio-)Ethik und der moralische Pluralismus«, in: Brand C, Engels E-M, Ferrari A, Kovacs L (Hg.), *Wie funktioniert Bioethik?*, Paderborn, S. 27–52.

Edi-Osagie EC, Edi-Osagie NE (1998), »Ethics and international research. Placebo trials are unethical for established, untested treatments«, *BMJ*, Jg. 316, H. 7131, S. 625–626, author reply S. 627.

Elatrous S, Nouira S, Ouanes Besbes L, Marghli S, Boussarssar M, Sakkouhi M, u.a. (2002), »Short-term treatment of severe hypertension of pregnancy: prospective comparison of nicardipine and labetalol«, *Intensive Care Medicine*, Jg. 28, H. 9, S. 1281–1286.

Emanuel EJ, Crouch RA, Arras JD, Moreno JD, Grady C (Hg.) (2003), *Ethical and Regulatory Aspects of Clinical Research: Readings and Commentary*, Baltimore/MD.

Emanuel EJ, Grady C, Crouch RA, Lie R, Miller F, Wendler D (Hg.) (2008), *The Oxford Textbook of Clinical Research Ethics*, Oxford.

Emanuel EJ, Wendler D, Grady C (2000), »What makes clinical research ethical?«, *JAMA: the Journal of the American Medical Association*, Jg. 283, H. 20, S. 2701–2711.

EMEA (2002) European Medicines Agency, »Guidelines for Good Clinical Practice», 2002, letzter Zugriff 15.11.2009, www.emea.europa.eu/pdfs/human/ich/013595en.pdf

Estler C-J (1995), »Pharmakologische Grundlagen der Arzneimittelverordnung in der Schwangerschaft«, *Zeitschrift für ärztliche Fortbildung (ZaeF)*, Jg. 89, S. 743–748.

Europarat (1998) Berichterstattergruppe für die Gleichberechtigung von Frauen und Männern – Gender Mainstreaming, »Konzeptioneller Rahmen, Methodologie und Beschreibung bewährter Praktiken. Schlussbericht über die Tätigkeit der Group of Specialists on Mainstreaming«, Wien.

Europarat (2005), »Additional Protocol to the Convention on Human Rights and Biomedicine, concerning Biomedical Research«, Strasbourg, 25.01.2005, letzter Zugriff 20.11.2009, http://conventions.coe.int/Treaty/EN/Treaties/Word/195.doc

Europarat (2006) »REGULATION (EC) No 1901/2006 OF THE EUROPEAN PARLIAMENT AND OF THE COUNCIL of 12 December 2006 on medicinal products for paediatric use and amending Regulation (EEC) No 1768/92, Directive 2001/20/EC, Directive 2001/83/EC and Regulation (EC) No 726/2004«, *Official Journal of the European Union*, L 387/1, 27.12.2006, letzter Zugriff 15.11.2009, http://ec.europa.eu/enterprise/pharmaceuticals/eudralex/vol-1/reg_2006_1901/reg_2006_1901_en.pdf

Europarat (2009), »Additional Protocol to the Convention on Human Rights and Biomedicine concerning Biomedical Research CETS No.: 195. Treaty open for signature by the Signatories to Treaty ETS 164« Stand 15.11.2009, letzter Zugriff 15.11.2009, http://conventions.coe.int/Treaty/Commun/ChercheSig.asp?NT=195&CM=8&DF=&CL=ENG

Faden R, Lyerly AD, Little M (2009), »A Custom Drug«, in: New York Times, 09.05.2009, letzter Zugriff 20.11.2009 http://www.nytimes.com/2009/05/10/opinion/10faden.html

FDA (1977) Food and Drug Administration, »General considerations for the clinical evaluation of drugs«, Publication no. HEW (FDA) 77–3040, Washington DC, letzter Zugriff 15.11.2009 http://www.fda.gov/downloads/Drugs/GuidanceComplianceRegulatoryInformation/Guidances/ucm071682.pdf

FDA (2009a) Food and Drug Administration, »Significant Dates in U.S. Food and Drug Law History«, letzter Stand: 30.04.2009, letzter Zugriff 15.11.2009, http://www.fda.gov/AboutFDA/WhatWeDo/History/Milestones/ucm128305.htm

FDA (2009b) Food and Drug Administration, »Women's Health Research«, letzter Stand: 8.11.2009, letzter Zugriff 02.12.2009, http://www.fda.gov/ScienceResearch/SpecialTopics/WomensHealthResearch/default.htm

Field MJ, Berman RE (2004), *The Ethical Conduct of Clinical Research Involving Children*, Washington DC.

Flagler E, Baylis F, u.a. (1997), »Bioethics for clinicians: 12. Ethical dilemmas that arise in the care of pregnant women: rethinking ›maternal-fetal conflicts‹« *CMAJ: Canadian Medical Association Journal = Journal de l'Association Medicale Canadienne*, Jg. 156, H. 12, S. 1729–1732.

Forsbach R (Hg.) (2006*), Medizin im ›Dritten Reich‹. Humanexperimente, ›Euthanasie‹ und die Debatten der Gegenwart*, Berlin/Münster/Wien/Zürich/London.

Frank E, Novick DM, Kupfer DJ (2003), »Beyond the question of placebo controls: ethical issues in psychopharmacological drug studies«, *Psychopharmacology (Berl)*, Jg. 171, H. 1, S. 19–26.

Freedman B (1995*)*, »Unethical research«, in: Reich WT (Hg.), *The Encyclopedia of Bioethics*, New York, S. 2258–2261.

Frewer A, Neumann JN (Hg.) (2001), *Medizingeschichte und Medizinethik. Kontroversen und Begründungsansätze 1990–1950*, Frankfurt a.M./New York.

Frewer A, Schmidt U, Wolters C (2004), »Hilfskräfte, Hausschwangere, Untersuchungsobjekte. Der Umgang mit Zwangsarbeitenden in der Universitätsfrauenklinik Göttingen«, in: Frewer A, Siedbürger G (Hg.), *Medizin und Zwangsarbeit im Nationalsozialismus. Einsatz und Behandlung von »Ausländern« im Gesundheitswesen*, Frankfurt a.M./New York, S. 341–362.

Friese K, Mörike K, Neumann G, Windorfer A (2009), *Arzneimittel in der Schwangerschaft und Stillzeit. Ein Leitfaden für Ärzte und Apotheker*, Stuttgart.

Fullerton JT, Sadler GR (2004), »Ethical considerations related to the inclusion of women in clinical trials«, *Journal of Midwifery & Women's Health*, Jg. 49, H. 3, S. 194–202.

Gallery ED, Akbari A, Filler G, Lepage N, Robertson S (2004), »Glomerular endotheliosis in normal pregnancy and pre-eclampsia«, *BJOG: An International Journal of Obstetrics and Gynaecology*, Jg. 111, H. 2, S. 193. author reply S. 193–195, discussion S. 195.

Ganguli-Mitra A, Biller-Andorno N (erscheint 2010), »Vulnerability in Health Care and Research Ethics«, in: Chadwick R, Ten Have H, Meslin EM (Hg.), *Sage Handbook of Health Care Ethics*, Newbury Park.

Garland M (1998), »Pharmacology of drug transfer across the placenta«, *Obstetrics and Gynecology Clinics of North America*, Jg. 25, H. 1, S. 21–42.

Gerhardt V (2001), *Der Mensch wird geboren – Kleine Apologie der Humanität*, München.

Glantz LH (2000), »Pregnancy and informed consent to research«, *Journal of the American Medical Women's Association*, Jg. 55, H. 5, S. 263–264.

Goodrum LA, Hankins GD, Jermain D, Chanaud CM (2003), »Conference report: complex clinical, legal, and ethical issues of pregnant and postpartum women as subjects in clinical trials«, *Journal of Women's Health (2002)*, Jg. 12, H. 9, S. 857–867.

Grace JT (1989), »Development of maternal-fetal attachment during pregnancy«, *Nursing Research*, Jg. 38, H. 4, S. 228–232.

Grünenthal (2009), »Arzneimittelrecht nach Contergan«, letzter Zugriff 19.10.2009, http://www.contergan.grunenthal.info/ctg/de_DE/html/ctg_de_de_history.jhtml?CatId=ctg_de_de_history_a_05&_DARGS=/ctg/de_DE/nav/ctg_de_de_nav_left.jhtml_A&_DAV=01_01_01_05_00_00&_dynSessConf=-3626688891841858784

Guay LA, Musoke P, Hom DL, Nakabiito C, Bagenda D, Fletcher CV, u.a. (2002), »Phase I/II trial of HIV-1 hyperimmune globulin for the prevention of HIV-1 vertical transmission in Uganda«, *AIDS (London, England)*, Jg. 16, H. 10, S. 1391–1400.

Guignard JP, Gouyon JB (1988), »Adverse effects of drugs on the immature kidney«, *Biology of the Neonate*, Jg. 53, H. 4, S. 243–252.

Haider BA, Bhutta ZA (2006), »Multiple-micronutrient supplementation for women during pregnancy«, in: Cochrane Database of Systematic Reviews, Heft 4. Art. No.: CD004905, 2006, letzter Zugriff 15.11.2009, http://mrw.interscience.wiley.com/cochrane/clsysrev/articles/CD004905/frame.html

Halsey NA, Sommer A, Henderson DA, Black RE (1997), »Ethics and international research«, *BMJ*, Jg. 315, H. 7114, S. 965–966.

Haramburu F, Miremont-Salamé G, Moore N (2000), »Good and bad drug prescription in pregnancy«, *The Lancet*, Jg. 356, H. 9243, S. 1704.

Harris LH, Paltrow L (2003), »The Status of Pregnant Women and Fetuses in US Criminal Law«, *JAMA: the Journal of the American Medical Association*, Jg. 289, S. 1697–1699.

Henschel A, Schrey D, Rothenberger G, Joachim B (2009) »Kinder im Kontext klinischer Forschung: Wie ergebnisoffen sind randomisierte Studien bei Kindern?«, in: Boos J, Merkel R, Raspe H, Schöne-Seifert B (Hg.), *Nutzen und Schaden aus klinischer Forschung am Menschen*, Köln, S. 81–108.

Herbst AL, Scully RE (1970), »Adenocarcinoma of the vagina in adolescence. A report of 7 cases including 6 clear-cell carcinomas (so-called mesonephromas)«, *Cancer*, Jg. 25, H. 4, S. 745–757.

Herbst AL, Ulfelder H, Poskanzer DC (1971), »Adenocarcinoma of the vagina. Association of maternal stilbestrol therapy with tumor appearance in young women«, *The New England Journal of Medicine*, Jg. 284, H. 15, S. 878–881.

HIC (1997) Human Investigation Committee of Wayne State University, »The inclusion of Pregnant Women in Research«, 1997, letzter Zugriff 15.11.2009, http://

www.hic.wayne.edu/policies/7–2_the_inclusion_of_pregnant_women_in_research.pdf

Hornstra D (1998), »A Realistic Approach to Maternal-Fetal Conflict«, *Hastings Center Report*, Jg. 28, H. 5, S. 7–12.

Horvath CJ, Milton MN (2009), »The TeGenero incident and the Duff Report conclusions: a series of unfortunate events or an avoidable event?«, *Toxicologic Pathology*, Jg. 37, H. 3, S. 372–383.

Hulton SA, Thomson PD, Cooper PA, Rothberg AD (1990), »Angiotensin-converting enzyme inhibitors in pregnancy may result in neonatal renal failure«, *South African Medical Journal = Suid-Afrikaanse tydskrif vir geneeskunde*, Jg. 78, H. 11, S. 673–676.

Hurst SA (2008), »Vulnerability in research and health care; describing the elephant in the room?«, *Bioethics*, Jg. 22, H. 4, S. 191–202.

Imhof C (2005), *Antibiotika-Therapie in der Schwangerschaft: Teratogene Risiken von Makroliden, Doxycyclin und Cotrimoxazol*, Dissertation zur Erlangung des Doktorgrades der Medizin, Ulm.

Irl C, Hasford J (1997), »The PEGASUS project – a prospective cohort study for the investigation of drug use in pregnancy. PEGASUS Study Group«, *International Journal of Clinical Pharmacology and Therapeutics*. Jg. 35, H. 12, S. 572–576.

Jamieson DJ u.a. und die Novel Influenza A (H1N1) Pregnancy Working Group (2009), »H1N1 2009 influenza virus infection during pregnancy in the USA«, *The Lancet*, Jg. 374, H. 9688, S. 451–458.

Janofsky J, Starfield B (1981), »Assessment of risk in research on children«, *The Journal of Pediatrics*, Jg. 98, H. 5, S. 842–846.

Ji EK, Pretorius DH, Newton R, Uyan K, Hull AD, Hollenbach K, u.a. (2005), »Effects of ultrasound on maternal-fetal bonding: a comparison of two- and three-dimensional imaging«, *Ultrasound in Obstetrics & Gynecology: the Official Journal of the International Society of Ultrasound in Obstetrics and Gynecology*, Jg. 25, H. 5, S. 473–477.

Kahn JP, Mastroianni AC, Sugarman J (Hg.) (1998), *Beyond consent: seeking justice in research*, New York.

Kasilo O, Romero M, Bonati M, Tognoni G (1988), »Information on drug use in pregnancy from the Viewpoint Regional Drug Information Centre«, *European Journal of Clinical Pharmacology*, Jg. 35, H. 5, S. 447–453.

Kavanagh J, Kelly AJ, Thomas J (2006), »Corticosteroids for cervical ripening and induction of labour«, in: Cochrane Database of Systematic Reviews, H. 2, Art. No.: CD003100, 2006, letzter Zugriff 22.11.2009, http://mrw.interscience.wiley.com/cochrane/clsysrev/articles/CD003100/frame.html

Kilama WL (2005), »Ethical perspective on malaria research for Africa«, *Acta Tropica*, Jg. 95, H. 3, S. 276–284.

Kinney EL, Trautmann J, Gold JA, Vesell ES, Zelis R (1981), »Underrepresentation of women in new drug trials«, *Annals of Internal Medicine*, Jg. 95, H. 4, S. 495–499.

Kipnis K (2006), »Vulnerability in Research Subjects: A Bioethical Taxonomy (Research Involving Human Participants V2)«, Online Ethics Center for Engineering, National Academy of Engineering, 06.15.2006, letzter Zugriff 15.11.2009, www.onlineethics.org/CMS/research/resref/nbacindex/nbachindex/hkipnis.aspx

Kirk B (1999), *Der Contergan-Fall: eine unvermeidbare Arzneimittelkatastrophe? Zur Geschichte des Arzneistoffs Thalidomid*, Stuttgart.

Kopelman LM (2004), »Minimal risk as an international ethical standard in research«, *The Journal of Medicine and Philosophy*, Jg. 29, H. 3, S. 351–378.

Kopetz M (2002), »Gedanken zur Arbeit der Ethikkommission«, in: Jahresbericht der Ethikkommission des Landes Kärnten, 2002, letzter Zugriff 03.12.2009, http://www.ethikkommission-kaernten.at/Jahresberichte/JB02/JB02_Ihvz.pdf

Koren G (2002), »Ethical framework for observational studies of medicinal drug exposure in pregnancy«, *Teratology*, Jg. 65, H. 4, S. 191–195.

Koren G, Pastuszak A, Ito S (1998), »Drugs in pregnancy«, *The New England Journal of Medicine,* Jg. 338, H. 16, S. 1128–1137.

Kretchmer N (1978), »Perspectives in Teratologic Research«, *Teratology*, Jg.17, H. 2, S. 203–211.

Krones T (2008), *Kontextsensitive Bioethik. Wissenschaftstheorie und Medizin als Praxis*, Frankfurt a.M./New York.

Küpper C (1998), »Informationssystem liefert Entscheidungshilfen für den Arzt. Arzneimittel in Schwangerschaft und Stillzeit«, *Fortschritte der Medizin*, Jg. 116, H. 13, S. 36–37.

Kurjak A (2003), »The beginning of human life and its modern scientific assessment«, *Clinics in Perinatology*, Jg. 30, H. 1, S. 27–44, v-vi.

Lacroix I, Damase-Michel C, Lapeyre-Mestre M, Montastruc JL (2000), »Prescription of drugs during pregnancy in France«, *The Lancet*, Jg. 356, H. 9243, S. 1735–1736.

Langemak S (2009), »Schwangere Frauen im Impfdilemma«, in: Welt Online Wissen, 12.08.2009, letzter Zugriff 19.11.2009, http://www.welt.de/wissenschaft/article4308619/Schwangere-Frauen-im-Impf-Dilemma.html

Lenk C, Radenbach K, Dahl M, Wiesemann C (2004), »Non-therapeutic research with minors: how do chairpersons of German research ethics committees decide?«, *Journal of Medical Ethics*, Jg. 30, S. 85–87.

Lenz W, Pfeiffer RA, Kosenow W, Hayman DJ (1962), »Thalidomide and congenital abnormalities« (Letter to the editor), *The Lancet*, Jg. 279, H. 7219, S. 45.

Lerum CW, LoBiondo-Wood G (1989), »The relationship of maternal age, quickening, and physical symptoms of pregnancy to the development of maternal-fetal attachment«, *Birth (Berkeley, Calif.)*, Jg. 16, H. 1, S. 13–17.

L'Hoste SH (2004), *Ambivalenz der Medizin am Beginn des Lebens*, Münster/Hamburg/Berlin/Wien/London.

Lindheimer MD, Mahowald MB (2004), »Glomerular endotheliosis in normal pregnancy and pre-eclampsia«, *BJOG: An International Journal of Obstetrics and Gynaecology*, Jg. 111, H. 2, S. 191, author reply S. 193–195, discussion S. 195.

Liu W, Loo CC, Chiu JW, Tan HM, Ren HZ, Lim Y (2005), »Analgesic efficacy of pre-operative etoricoxib for termination of pregnancy in an ambulatory centre«, *Singapore Medical Journal*, Jg. 46, H. 8, S. 397- 400.

Lumpe MJ, Frölich J, Kirch W (1998), »Ein Aufgabengebiet der Klinischen Pharmakologie: Individualisierte Arzneimittelinformation«, *Deutsches Ärzteblatt*, Jg. 95, H. 48, S. A-3053–3056.

Lupton MG, Williams DJ (2004), »The ethics of research on pregnant women: is maternal consent sufficient?«, *BJOG: An International Journal of Obstetrics and Gynaecology*, Jg. 111, H. 12, S. 1307–1312.

Lurie P, Wolfe SM (1997), »Unethical trials of interventions to reduce perinatal transmission of the human immunodeficiency virus in developing countries«, *The New England Journal of Medicine*, Jg. 337, H. 12, S. 853–856.

Lurie P, Wolfe SM (1999), »Should research ethics change at the border?«, *The Medical Journal of Australia*, Jg. 171, H. 3, S. 167–168.

Lyell DJ, Pullen KM, Mannan J, Chitkara U, Druzin ML, Caughey AB, u.a. (2008), »Maintenance nifedipine tocolysis compared with placebo: a randomized controlled trial», *Obstetrics and Gynecology*, Jg. 112, H. 6, S. 1221–1226.

Lyerly AD, Little MO, Faden R (2008), »The second wave: Toward responsible inclusion of pregnant women in research», *International Journal of Feminist Approaches to Bioethics*, Jg. 1, H. 2, S. 5–22.

Lyerly AD, Little MO, Faden R (2009), »Pregnancy Is No Time To Refuse a Flu Shot», in: The New York Times, 28.9.2009, letzter Zugriff 19.11.2009 http://www.nytimes.com/2009/09/29/health/views/29essa.html

Macklin R (1994), »Reversing the presumption: the IOM report on women in health research«, *Journal of the American Medical Women's Association*, Jg. 49, H. 4, S. 13–16, 21.

Macklin R (2003), »Bioethics, vulnerability, and protection», *Bioethics*, Jg. 17, H. 5–6, S. 472–486.

Magee L, Sadeghi S, von Dadelszen P (2005) »Prevention and treatment of postpartum hypertension«, in: Cochrane Database of Systematic Reviews, H. 1, Art. No.: CD004351, 2005, letzter Zugriff 22.11.2009, http://www.mrw.interscience.wiley.com/cochrane/clsysrev/articles/CD004351/frame.html

Magnus D, Merkel R (2009), »Normativ-rechtliche Grundlagen der Forschung an Nichteinwilligungsfähigen», in: Boos J, Merkel R, Raspe H, Schöne-Seifert B (Hg.), *Nutzen und Schaden aus klinischer Forschung am Menschen*, Köln, S. 109–134.

Maio G (2000a), »Philosophische Überlegungen zur Forschung am Menschen mit besonderer Berücksichtigung der Forschung an nicht einwilligungsfähigen Personen«, in: Wiesing U, von Engelhardt D, Simon A (Hg.), *Ethik in der medizinischen Forschung*, Stuttgart, S. 40–70.

Maio G (2000b), »Zur Philosophie der Nutzen-Risiko-Analyse in der ethischen Diskussion um die medizinische Forschung«, *Ethica*, Jg. 8, H. 4, S. 385–404.

Maio G (2001), »Zur Ethik der fremdnützigen Forschung an Kindern«, *Zeitschrift für Medizinische Ethik*, Jg. 47, H. 2, S. 177–191.
Mansour G, Mansour J (2004), »Nicardipine or labetalol as short-term treatment for severe hypertension of pregnancy«, *Current Hypertension Reports*, Jg. 6, H. 6, S. 451–452.
Marquardt E (1994), *Die Contergankatastrophe 1961 – Schock und erste Reaktionen*, Stuttgart.
Mastroianni AC, Faden R, Federman D (Hg.) (1994), *Women and Health Research: Ethical and Legal Issues of Including Women in Clinical Studies*, Washington DC.
Mbidde EK (1998), »Ethics of placebo-controlled trials of zidovudine to prevent the perinatal transmission of HIV in the Third World«, *The New England Journal of Medicine*, Jg. 338, H. 12, S. 837, author reply S. 840–841.
McBride WG (1977), »Thalidomide Embryopathy«, *Teratology*, Jg. 16, H. 1, S. 79–82.
McBride WG (1961), »Thalidomide and congenital abnormalities« (Letter to the editor), *The Lancet*, Jg. 278, H. 7216, S. 1358.
McKeigue PM, Lamm SH, Linn S, Kutcher JS (1994), »Bendectin and birth defects: I. A meta-analysis of the epidemiologic studies«, *Teratology*, Jg. 50, H. 1, S. 27–37.
McNeill P, Dore G (1999), Letters: »Should research ethics change at the border?«, *The Medical Journal of Australia*, Jg. 171, S. 167–168.
Meadows M (2001), »Pregnancy and the Drug Dilemma«, *FDA Consumer Magazine*, Jg. 35, H. 3, S. 16–20.
Meichsner I (2007), »Das erste Opfer war ein Grünenthal-Kind«, 29.09.07, letzter Zugriff 19.10.2009, http://www.ksta.de/html/artikel/1190968599424.shtml
Meredith S (2005), *Policing Pregnancy. The Law and Ethics of Obstetric Conflict*, Aldershot/Burlington.
Merkatz R (1994), »FDA: making a difference in women's health«, *Journal of the American Medical Women's Association*, Jg. 49, H. 4, S. 117–121.
Merkatz RB, Temple R, Subel S, Feiden K, Kessler DA, for The Working Group on Women in Clinical Trials (1993), »Women in clinical trials of new drugs. A change in Food and Drug Administration policy«, *The New England Journal of Medicine*, Jg. 329, H. 4, S. 292–296.
Merson MH (1998), »Ethics of placebo-controlled trials of zidovudine to prevent the perinatal transmission of HIV in the Third World«, *The New England Journal of Medicine*, Jg. 338, H. 12, S. 836; author reply S. 840–841.
Meuser M, Nagel U (1991), »ExpertInneninterviews – vielfach erprobt, wenig bedacht«, in: Garz D, Kraimer K (Hg.), *Qualitativ-empirische Sozialforschung. Konzepte, Methoden, Analysen*, Opladen, S. 441–471.
Meyer CL (1997), *The Wandering Uterus: Politics and the Reproductive Rights of Women*, New York.
Mitscherlich A, Mielke F (Hg.) (1978), *Medizin ohne Menschlichkeit: Dokumente des Nürnberger Ärzteprozesses*, Frankfurt a.M.

Mohanna K (1997), »Informed consent. Research in pregnancy brings special considerations«, *BMJ (Clinical research ed.),* Jg. 315, H. 7102, S. 249–250.

Müller WC (1969), »Arzneimittelgaben während der Schwangerschaft«, *Münchener Medizinische Wochenschrift,* Jg. 111, H. 34, S. 1687–1692.

Müller-Oerlinghausen B (2005), »Die Rolle der Ärzteschaft bei der Aufklärung der Contergannebenwirkungen und die Auswirkung auf die deutsche Arzneimittelgesetzgebung«, in: Zichner L, Rauschmann MA, Thomann K-D (Hg.), *Die Contergankatastrophe – Eine Bilanz nach 40 Jahren,* Darmstadt, S. 33–38.

Mullin A (2005), *Reconceiving Pregnancy and Childcare. Ethics, Experience, and Reproductive Labor,* New York.

Murphy JF (1984), »Drugs and pregnancy«, *Irish Medical Journal,* Jg. 77, H. 2, S. 52–56.

NEK (2006) Nationale Ethikkommission im Bereich der Humanmedizin, »Forschung an menschlichen Embryonen und Föten«, Stellungnahme Nr. 11/2006, letzter Zugriff 18.11.2009, http://www.bag.admin.ch/nek-cne/04229/04232/index.html?lang=de

NEK (2009) Nationale Ethikkommission im Bereich der Humanmedizin »Zur Forschung mit Kindern«, Stellungnahme Nr. 19/2009, letzter Zugriff 18.11.2009, http://www.bag.admin.ch/nek-cne/04229/04232/index.html?lang=de

NEM (2001) The National Committee for Medical Research Ethics in Norway, »Guidelines for the inclusion of women in medical research«, Update: 01.09.2009, letzter Zugriff 18.11.2009, http://www.etikkom.no/In-English/Publications/Guidelines-for-the-inclusion-of-women-in-medical-research-/

NHMRC (2007) »National Statement on Ethical Conduct in Human Reseaerch«, 4.10.2007, letzter Zugriff 18.11.2009, http://www.nhmrc.gov.au/publications/hrecbook/01_commentary/05.htm

Nilsson L (1965), *Ett barn blir till,* [*A child is born*], Stockholm.

Oppitz U-D (Hg.) (1999), *Medizinverbrechen vor Gericht,* Erlangen/Jena.

ORWH (2006) Office of Research on Women's Health, »Inclusion of Women in Clinical Research«, 2006, letzter Zugriff 19.11.2009, http://orwh.od.nih.gov/inclusion/inclintro.html

Ovalle A, Romero R, Gomez R, Martinez MA, Nien JK, Ferrand P, u.a. (2006), »Antibiotic administration to patients with preterm labor and intact membranes: is there a beneficial effect in patients with endocervical inflammation?«, *The Journal of Maternal-fetal & Neonatal Medicine,* Jg. 19, H. 8, S. 453–464.

Pappworth M (1967), *Human Guinea Pigs Experimentation on Man,* Boston.

Parexel (2006), »Parexel International Statement regarding TeGenero AG Phase I Trial at Northwick Park Hospital, U.K.«, 2006, letzter Zugriff 19.11.2009, http://www.parexel.com/news_and_events/press_releasesSingle.asp?id=236

Paul-Ehrlich-Institut (2009), »Fachliche Information für Ärzte und Apotheker: Pandemie-Impfstoffe in der Schwangerschaft«, 01.10.2009, letzter Zugriff 19.11.2009, http://www.pei.de/cln_109/nn_1509734/DE/infos/fachkreise/impf-fach/

schweineinfluenza/pand-impf/schweineinfluenza-impfstoffe-schwangerschaft.html

Paulus WE (1999), »Pharmakotherapie in der Schwangerschaft«, *Therapeutische Umschau. Revue thérapeutique*, Jg. 56, H. 10, S. 602–607.

Pfeiffer RA, Kosenow W (1962), »Thalidomid and congenital abnormalities« (Letter to the editor), *The Lancet*, Jg. 279, H. 7219, S. 45.

Pincus HA, Lieberman JA, Ferris S (Hg.) (1999), *Ethics in Psychiatric Research: A Resource Manual For Human Subjects Protection*, Washington DC.

Pinn V, Begg L, Rudick J (2006), »Office of Research on Women's Health«, 2006, letzter Zugriff 18.11.2009, http://orwh.od.nih.gov/ORWH_FactSheet.pdf

Poli de Figueiredo CE, Pinheiro da Costa BE, Antonello IC, Galao AO (2004), »Glomerular endotheliosis in normal pregnancy and pre-eclampsia«, *BJOG: An International Journal of Obstetrics and Gynaecology*, Jg. 111, H. 2, S. 192–193, author reply S. 193–195, discussion S. 195.

Pschyrembel (2002), *Klinisches Wörterbuch*, Berlin/New York.

Rajkumar SV, Jacobus S, Callander N, Fonseca R, Vesole D, Williams M, Abonour R, Siegel D, Greipp P (2007), »Phase III trial of lenalidomide plus high-dose dexamethasone versus lenalidomide plus low-dose dexamethasone in newly diagnosed multiple myeloma (E4A03): a trial coordinated by the Eastern Cooperative Oncology Group«, *Journal of Clinical Oncology*, 2007 ASCO Annual Meeting Proceedings Part I. H. 25, Jg. 18S (June 20 Supplement), 2007: LBA8025

Rauprich O, Steger F (Hg.) (2005), *Prinzipienethik in der Biomedizin. Moralphilosophie und medizinische Praxis*, Frankfurt a.M./New York.

Reeder CB, Reece DE, Kukreti V, Chen C, Trudel S, Hentz J, Noble B, Pirooz NA, Spong JE, Piza JG, Zepeda VH, Mikhael JR, Leis JF, Bergsagel PL, Fonseca R, Stewart AK (2009), »Cyclophosphamide, bortezomib and dexamethasone induction for newly diagnosed multiple myeloma: high response rates in a phase II clinical trial« *Leukemia*, Jg. 23, S. 1337–1341.

Regitz-Zagrosek V, Fuchs J (Hg.) (2006), *Geschlechterforschung in der Medizin*, Frankfurt a.M.

Righetti PL, Dell'Avanzo M, Grigio M, Nicolini U (2005), »Maternal/paternal antenatal attachment and fourth-dimensional ultrasound technique: a preliminary report«, *British Journal of Psychology (London, England:1953)*, Jg. 96, H. 1, S. 129–137.

Roche PA, Grodin MA (1999), »Why single out pregnant women? Comments on ACOG's recommendations for involving pregnant women in research«, *Women's health issues : official publication of the Jacobs Institute of Women's Health*, Jg. 9, H. 4, S. 202–205.

Rodger MA, Makropoulos D, Walker M, Keely E, Karovitch A, Wells PS (2003), »Participation of Pregnant Women in Clinical Trials: Will They Participate and Why?«, *American Journal of Perinatology*, Jg. 20, H. 2, S. 69–76.

Röhrig B, du Prel JB, Wachtlin D, Blettler M (2009), »Studientypen in der medizinischen Forschung«, *Deutsches Ärtzteblatt*, Jg. 106, H. 15, S. 262–268.

Rothman DJ (2000), »The Shame of Medical Research«, *The New York Review of Books*, Jg. 47, H. 19.

Rüdiger M (2000), »Nachholbedarf in vielen Bereichen«, *Deutsches Ärtzteblatt*, Jg. 47, H. 97, S. A-3162.

Sabath LD, Philipson A, Charles D (1978), »Ethics and the use of drugs during pregnancy«, *Science*, Jg. 202, H. 4367, S. 540–541.

Sabisch K (2007), *Das Weib als Versuchsperson. Medizinische Menschenexperimente im 19. Jahrhundert am Beispiel der Syphilisforschung*, Bielefeld.

Salisbury A, Law K, LaGasse L, Lester B (2003), »Maternal-Fetal Attachment«, *JAMA: the Journal of the American Medical Association*, Jg. 289, H. 13, S. 1701.

SAMW (1997) Schweizerische Akademie der Medizinischen Wissenschaften, »Forschungsuntersuchungen am Menschen«, 1997, letzter Zugriff 19.11.2009, http://www.samw.ch/de/Ethik/Richtlinien/Archiv.html

SAMW (2009a) Schweizerische Akademie der Medizinischen Wissenschaften, »Forschung mit Menschen. Ein Leitfaden für die Praxis«, Basel.

SAMW (2009b) Schweizerische Akademie der Medizinischen Wissenschaften »Leitfaden ›Forschung mit Menschen‹«, letzter Zugriff 15.11.2009, http://www.samw.ch/de/Projekte/Leitfaden-Forschung.html

Schaefer C, Spielmann H, Vetter K (2004), »Liberalisierung nicht erforderlich«, *Themen der Zeit*, Jg. 4, H. 101, S. A165–166.

Schaefer C, Spielmann H, Vetter K, unter Mitarbeit von Weber-Schöndorfer C (2006), *Arzneiverordnung in Schwangerschaft und Stillzeit*, 7. völlig neu bearb. und erw. Aufl., München.

Schaupp W (1994), *Der ethische Gehalt der Helsinki-Deklaration: eine historisch-systematische Untersuchung der Richtlinien des Weltärztebundes über biomedizinische Forschung am Menschen*, Frankfurt a.M.

Schindele EH (1990), *Gläserne Gebär-Mütter: Vorgeburtliche Diagnostik – Fluch oder Segen*, Frankfurt a.M.

Schmidt U (2002). »Wir brauchen auch in der Gesundheitspolitik Chancengleichheit«, 2002, letzter Zugriff 3.2.2007, http://www.bmgs.bund.de/cln_040/nn_599776/DE/Presse/Pressemitteilungen/Archiv/Presse-BMG-2002/PM-08–03–2002–8667,param=.html__nnn=true

Schmidt U, Frewer A (2007), »Nuremberg Code of Medical Ethics: Geschichte und Ethik des Ärzteprozesses«, in: Frewer A, Schmidt U (Hg.), *Standards der Forschung. Historische Entwicklung und ethische Grundlagen klinischer Studien*, Frankfurt a.M., S. 37–73.

Schneider I (1995), *Föten – Der neue medizinische Rohstoff*, Frankfurt a.M.

Schwalbe E (1906), *Die Morphologie der Missbildungen des Menschen und der Tiere. Ein Lehrbuch für Morphologen, Physiologen, Praktische Ärzte und Studierende. I. Teil. Allgemeine Missbildungslehre (Teratologie). Eine Einführung in das Studium der abnormen Entwicklung*, Jena.

Schwarz J (2005), »Patienteninformation und Einwilligung bei Geschäftsfähigen, Geschäftsunfähigen und Minderjährigen vor der Teilnahme an klinischen Prüfungen«, *Bundesgesundheitsblatt – Gesundheitsforschung – Gesundheitsschutz*, Jg. 48, H. 4, S. 429–437.

Scott A (1974), »Drugs and pregnancy«, *Journal of the Irish Medical Association*, Jg. 67, H. 5, S. 123–126.

Scott AA, Purohit DM (1989), »Neonatal renal failure: a complication of maternal antihypertensive therapy«, *American Journal of Obstetrics and Gynecology*, Jg. 160, H. 5, S. 1223–1224.

Shah S, Whittle A, Wilfond B, Gensler G, Wendler D (2004), »How do institutional review boards apply the federal risk and benefit standards for pediatric research?« *JAMA: the Journal of the American Medical Association*, Jg. 291, H. 4, S. 476–482.

Sharpe VA (1999), »Ethical considerations? A commentary on ACOG committee opinion 213: ›Ethical considerations in research involving pregnant women‹«, *Women's health issues: official publication of the Jacobs Institute of Women's Health*, Jg. 9, H. 4, S. 199–201.

Shennan A, Crawshaw S, Briley A, Hawken J, Seed P, Jones G, u.a. (2006), »A randomised controlled trial of metronidazole for the prevention of preterm birth in women positive for cervicovaginal fetal fibronectin: the PREMET Study«, *BJOG: An International Journal of Obstetrics and Gynaecology*, Jg. 113, H. 1, S. 65–74.

Sherwin S (1998), »Abortion Through a Feminist Ethics Lens«, in: Geirsson H, Holmgren MR (Hg.), *Ethical Theory A Concise Anthology*, Peterborough, Ontario, S. 374–390.

Simonds RJ, Rogers MF, Dondero TJ (1998). »Ethics of placebo-controlled trials of zidovudine to prevent the perinatal transmission of HIV in the Third World«, *The New England Journal of Medicine*, Jg. 338, H. 12, S. 836–837, author reply S. 840–841.

Sperling RS, Shapiro DE, Coombs RW, Todd JA, Herman SA, McSherry GD, u.a. (1996), »Maternal viral load, zidovudine treatment, and the risk of transmission of human immunodeficiency virus type 1 from mother to infant. Pediatric AIDS Clinical Trials Group Protocol 076 Study Group«, *The New England Journal of Medicine*, Jg. 335, H. 22, S. 1621–1629.

Steinbock, B (1994), »Ethical Issues Related to the Inclusion of Pregnant Women in Clinical Trials (II)«, in: Mastroianni AC, Faden R, Federman D (Hg.), *Women and Health Research: Ethical and Legal Issues of Including Women in Clinical Studies*, Washington DC, S. 23–28.

Stone TH (2003), »The invisible vulnerable: the economically and educationally disadvantaged subjects of clinical research«, *The Journal of Law, Medicine & Ethics: a Journal of the American Society of Law, Medicine & Ethics*, Jg. 31, S. 149–153.

Stormer N (2003), »Seeing the Fetus: The Role of Technology and Image in the Maternal-Fetal Relationship«, *JAMA: the Journal of the American Medical Association*, Jg. 289, S. 1700.

Strevens H, Wide-Swensson D, Grubb A, Hansen A, Horn T, Ingemarsson I, u.a. (2003a), »Serum cystatin C reflects glomerular endotheliosis in normal, hypertensive and pre-eclamptic pregnancies«, *BJOG: An International Journal of Obstetrics and Gynaecology*, Jg. 110, H. 9, S. 825–830.

Strevens H, Wide-Swensson D, Hansen A, Horn T, Ingemarsson I, Larsen S, u.a. (2003b), »Glomerular endotheliosis in normal pregnancy and pre-eclampsia«, *BJOG: An International Journal of Obstetrics and Gynaecology*, Jg. 110, H. 9, S. 831–836.

Taruffi C (1881–1894), *Storia della teratologia*, 8. Bd, Bologna.

Taupitz J (2002), *Biomedizinische Forschung zwischen Freiheit und Verantwortung*, Berlin.

Taupitz J (2003), »Forschung mit Kindern«, *JuristenZeitung*, Jg. 58, H. 3, S. 109–160.

Terwey J-H (2007), *Die Struktur ethisch relevanter Kategorien medizinischer Forschung am Menschen*, Medizinische Dissertation der Georg-August-Universität Göttingen.

The Magpie Trial Collaborative Group (2002), »Do women with pre-eclampsia, and their babies, benefit from magnesium sulphate? The Magpie Trial: a randomised placebo-controlled trial«, *The Lancet*, Jg. 359, H. 9321, S. 1877–1890.

Therapontos C, Erskine L, Gardner ER, Figg WD, Vargesson N (2009), »Thalidomide induces limb defects by preventing angiogenic outgrowth during early limb formation«, *Proceedings of the National Academy of Sciences*, Jg. 106, H. 21, S. 8573–8578.

Thornton J (2004), »Editor's Note«, *British Journal of Obstetrics and Gynaecology*, Jg. 111, S. 191–195.

Thürmann PA, Steioff A (2001), »Drug treatment in pregnancy«, *International Journal of Clinical Pharmacology and Therapeutics*, Jg. 39, H. 5, S. 185–191.

Tong R (1999), »Just Caring about Maternal-Fetal Relationships: The Case of Cocaine-Using Pregnant Women«, in: Donchin A, Purdy L (Hg.), *Embodying Bioethics: Recent Feminist Advances*, Maryland, Oxford, S. 33–43.

Tong R (2002), »Teaching bioethics in the new millennium: holding theories accountable to actual practices and real people«, *The Journal of Medicine and Philosophy*, Jg. 27, H. 4, S. 417–432.

Toulmin S (1981), »The tyranny of principles«, *The Hastings Center Report*, Jg. 11, H. 6, S. 31–39.

Treaty Office (2005), »List of declarations made with respect to treaty No. 195, Italy«, 19.10.2005, letzter Zugriff 15.11.2009, http://conventions.coe.int/Treaty/Commun/ListeDeclarations.asp?NT=195&CM=8&DF=&CL=ENG&VL=1

Triggle N (2006) BBC News health reporter, »Pregnancy drug use ›too cautious‹«, 16.1.2006, letzter Zugriff 19.10.2009, http://news.bbc.co.uk/2/hi/health/4609260.stm

Tuchmann-Duplessis H (1972), »Teratogenic drug screening. Present procedures and requirements«, *Teratology*, Jg. 5, H. 3, S. 271–285.

van Dis J (2003), »The Maternal-Fetal Relationship«, *JAMA: the Journal of the American Medical Association*, Jg. 289, H. 13, S. 1696.

Waibler Z, Sender LY, u.a. (2008), »Toward experimental assessment of receptor occupancy: TGN1412 revisited«, *The Journal of Allergy and Clinical Immunology*, Jg. 122, H. 5, S. 890–892.

Warkany J (1979), »The medical profession and congenital malformations (1900–1979)«, *Teratology*, Jg. 20, H. 2, S. 201–204.

Weijer C, Dickens B, Meslin EM (1997), »Bioethics for clinicians: 10. Research ethics«, *CMAJ: Canadian Medical Association Journal = Journal de l'Association Medicale Canadienne*, Jg. 156, H. 8, S. 1153–1157.

Wendler D, Belsky L, Thompson KM, Emanuel EJ (2005), »Quantifying the federal minimal risk standard: implications for pediatric research without a prospect of direct benefit«, *JAMA: the Journal of the American Medical Association*, Jg. 294, H. 7, S. 826–832.

Werler MM, Mitchell AA, Hernandez-Diaz S, Honein MA (2005), »Use of over-the-counter medications during pregnancy«, *American Journal of Obstetrics and Gynecology*, Jg. 193, H. 3, S. 771–777.

WHO (2000) World Health Organization, »Gender Policy for WHO«, (Prepared by the WHO Headquarters Gender Working Group with input from WHO Regional Offices April – July 1998 and revised by the new WHO HQ GWG in 1999), letzter Zugriff 18.11.2009, http://www.who.int/docstore/gender-and-health/pages/Genderpolicy2000.html

Wiedemann HR (1961), »Hinweis auf eine derzeitige Häufung hypo- und aplastischer Fehlbildungen der Gliedmaßen«, *Die Medizinische Welt*, Jg. 12, S. 1863.

Wiesemann C (2006), *Von der Verantwortung, ein Kind zu bekommen – Eine Ethik der Elternschaft*, München.

Wiesemann C, Dahl M (2003), »Forschung mit Kindern und Jugendlichen – Ist eine neue rechtliche Regelung notwendig?« in: Wiesemann C, Dörries A, Wolfslast G, Simon A (Hg.), *Das Kind als Patient. Ethische Konflikte zwischen Kindeswohl und Kindeswille*, Frankfurt a.M./New York, S. 264–280.

Wilson JG (1979), »The evolution of teratological testing«, *Teratology*, Jg. 20, H. 2, S. 205–211.

Winau R (1996), »Medizin und Menschenversuch. Zur Geschichte des ›informed consent‹«, in: Wiesemann C, Frewer A (Hg.), *Medizin und Ethik im Zeichen von Auschwitz. 50 Jahre Nürnberger Ärzteprozess*, Erlangen/Jena, S. 13–29.

Winkelheide M (2009), »Schutz auf dem Prüfstand«, in: Deutschlandfunk – Wissenschaft im Brennpunkt, 30.8.2009, letzter Zugriff 22.10.2009, http://www.dradio.de/dlf/sendungen/wib/1025132/

Wisner KL, Gelenberg AJ, Leonard H, Zarin D, Frank E (1999), »Pharmacologic treatment of depression during pregnancy«, *JAMA: the Journal of the American Medical Association*, Jg. 282, H. 13, S. 1264–1269.

WMA (2008) WORLD MEDICAL ASSOCIATION »DECLARATION OF HELSINKI, Ethical Principles for Medical Research Involving Human Subjects«, 22.10.2008, letzter Zugriff 18.10.2009, http://www.wma.net/en/30publications/10policies/b3/index.html

Zentrale Ethikkommission bei der Bundesärztekammer (2007) »Ethischer Rahmen der medizinischen Forschung mit Minderjährigen«, 10.08.2007, letzter Zugriff 12.09.2009, http://www.zentrale-ethikkommission.de/page.asp?his=0.1.20.35

Zoric S, Micic D, Kendereski A, Sumarac-Dumanovic M, Cvijovic G, Pejkovic D, u.a. (2006), »[Use of continuous subcutaneous insulin infusion by a portable insulin pump during pregnancy in women with type 1 diabetes mellitus]«, *Vojnosanitetski pregled. Military-medical and pharmaceutical review*, Jg. 63, H. 7, S. 648–651.

Sachregister

Adalat 177
Additional Protocol to the Convention on Human Rights and Biomedicine 20, 25, 67, 89–91, 212
American College of Obstetricians and Gynecologists 15, 66, 70, 85
AIDS 64, 65, 70, 166, 180f.
Anästhesie 35, 62, 121
Antidepressiva 69
Antibiotika 63, 120f., 220, 223
Arzneimittelrecht 40, 81
Asthma 48, 68, 70
Autonomie 21, 30, 60, 64, 73f., 82, 102, 192, 200f.

Behandlungsbedarf 165, 166, 209
Belmont Report 27f., 60
Bendectin 79
Bestes Interesse 25
Bundesamt für Gesundheit (BAG) 20, 76, 86, 100
Bundesministerium für Gesundheit (BMG) 41, 76, 85, 95f., 103, 105f.
Bundesgesundheitsministerium, s. Bundesministerium für Gesundheit

Care Ethics 29–30, 55
Cochrane Collaboration 34, 71, 176
Council for International Organizations of Medical Sciences (CIOMS) 20, 25f., 68, 82, 85–89, 103–106, 185, 189, 199, 212
Code of Federal Regulations 20, 25, 28, 92–94, 212
Contergan, s. Thalidomid

Deklaration von Helsinki, s. Helsinki-Deklaration
Deutsches Arzneimittelgesetz 85
Department of Health and Human Services (DHHS) 17, 25, 59, 66f., 85, 92, 103–106, 187
Diethylstilbestrol 42
Doppelte Einheit 21, 163, 191f., 194, 196, 199, 206
Dualisierung 19
Drogen 55, 70, 192

Einwilligungsfähigkeit 16, 194f.,199, 201, 210
Embryo 9, 13, 40, 46, 54–57, 74, 76, 90–92, 100–103, 147, 149f., 184, 188, 190, 193, 217
Entscheidungsfähigkeit 74, 130–132, 135, 137f., 159f., 192, 195, 198, 202
Entscheidungszuständigkeit 20f., 56, 66, 74, 88, 91, 97, 101, 105, 154, 165, 173, 188f., 191–193, 196, 198–201
Enquête-Kommission 74f.
Epilepsie 48f., 68, 70, 78

Ethikkommission 18, 24, 25, 28, 61, 76, 89, 96, 98, 103f., 106, 109, 183, 189, 192
Ethics of Care, s. Care Ethics
Europarat 17, 20, 26, 58, 67f., 83, 85f., 89–92, 99, 103, 105
Evidenzbasierte Medizin 81, 164

Food and Drug Administration (FDA) 17, 40–42, 59f., 63, 65–67, 70, 80, 85
Feminismus 28, 53, 56f.
Feto-maternale Beziehung, s. Mutter-Kind-Beziehung
Food, Drug & Cosmetics Act 40
Forschungsethik 22, 27, 63, 86, 130, 172, 181, 184, 193, 195, 201
Fremdnutzen 105, 183
Frühgeburt 69f., 75, 77, 134, 148f., 166, 177, 197, 221

Gender-Mainstreaming 61, 82
General Considerations for the Clinical Evaluation of Drugs 42, 63
Gerechtigkeit 28f., 60, 66, 74, 82, 88
Geschlechtergerechtigkeit 74
Gestationsdiabetes 70, 223
Good Clinical Practice 21, 104, 172, 188, 192, 194, 198, 200, 213
Gruppennutzen/Gruppennützigkeit 86, 89, 92, 94, 97–99, 103, 105f., 144, 150, 183
Grünenthal 37–39, 42
Guideline for the Study and Evaluation of Gender Differences in the Clinical Evaluation of Drugs 65

H1N1-Virus 13f., 71, 180
Haftung 43f., 47, 70f., 75, 79f., 83, 117, 168, 178f., 209
Helsinki-Deklaration 18, 21, 23f., 172, 188, 194, 196, 198, 213
HIV, s. AIDS
Humanforschungsgesetz Schweiz (HFG) 100, 103, 105f.
Humanexperiment 19, 22f., 27
Hyperemesis 37, 78f., 147, 221f.
Hypertonie 48, 70, 77f., 78, 167, 177, 224

Individualisierung 19, 51, 53
Individuum 51–55, 57, 94, 190, 196
International Ethical Guidelines for Biomedical Research Involving Human Subjects 20, 25, 86f., 212
Interviewstudie 20, 108f., 112, 159, 162–164, 167, 197, 207
Interviewleitfaden 215–218
Informiertes Einverständnis 67, 172, 200
Intuition 51, 53, 113
In-vitro-Fertilisation 52

Kefauver-Harris-Amendments 40
Krebs 15, 50, 64, 70f., 134f., 166
Lebenswelt 107, 132, 139
Leukämie 15

Malformation 69
Maternal-Fetal-Attachment 54
Medikation 13, 17, 45f., 48, 51, 125, 226
Metabolismus 45f., 72, 169
metabolisiert 46, 59
Minimales Risiko 19, 21, 22–26, 66f., 91f., 94, 101–103, 105, 184–186, 191, 203, 217
Mutter-Kind-Beziehung 19, 50–57, 79, 129

Nationalsozialismus 23, 62

Nebenwirkung 41, 44, 47, 48, 58f., 61, 63, 115. 141f., 155, 166f., 171, 181, 183, 215, 220, 221, 227
Nicht-Einwilligungsfähigkeit 19, 21, 22–26, 30, 195, 199, 210
nicht-einwilligungsfähig 22, 25, 184, 190f., 195
Nicht-Schaden 29, 31, 82
Nifedipin 177
Nürnberger Ärzteprozess 9, 23
Nürnberger Kodex 23f.
Nutzen 14–17, 31, 59f., 64, 67, 77, 82, 88f., 92, 94, 99, 101–104, 106, 108, 144f., 150, 156, 164f., 172f., 175, 178, 180, 182–184, 187f., 197, 202–206

Off-label 71, 75, 176, 177, 183
Organismus 17, 37, 46, 59, 65, 70, 164, 169, 180, 196

Prune-Belly-Syndrom 110, 133, 222
Packungsbeilage 13, 33, 41, 43f., 47, 49, 79, 109, 115, 164, 166, 177, 216
Paradigmenwechsel 34, 37–43, 51, 57, 62, 81
Pharmakokinetik/-dynamik 46, 67, 70, 72, 164, 166, 169, 173–175, 177, 180, 182, 187, 204–206, 229
Placebo 69, 176–178, 181, 204, 227
Präeklampsie 18, 70, 72, 75, 166, 185, 221
Preußischer Erlass über Menschenversuche 23
Prinzipienethik 29–31
– Kritik 29f.,
Protektionismus 10, 73, 167
protektionistisch 64, 66, 169, 202

Relational Ethics 30
Reproduktionstoxikologe 48, 169
Reproduktionstoxikologie 96, 169, 204
Respekt vor der Autonomie 27, 29, 60, 83, 88, 170, 178, 182, 186, 187, 205, 207
Risiko 9, 14, 16f., 21, 46f., 50, 71, 74, 78, 81–83, 88f., 92, 94f., 97, 99, 103–106, 123, 140–142, 144–148, 150, 155f., 158, 161, 165, 170–177, 179, 182, 184, 187, 192, 194, 196, 198–206, 210, 215, 217
Risiko-Nutzen-Abwägung 13, 15, 33, 66, 74, 76, 130, 159, 181
Risiko-Nutzen-Verhältnis 130, 170, 172, 179, 183, 187, 193, 207
Risikoklasse 17
Risikopotenzial 170, 195
Rötelnembryopathie 79

Schmerz 49, 111, 119, 125, 187, 195, 221, 224–226
Schwangerschaftsabbruch 15, 45, 47f., 55f., 63, 78, 89, 95, 101–103, 106, 109, 134, 144, 150–152, 157, 221, 223
Schweinegrippe, s. H1N1-Virus
Serum-Cystatin C 18
Selbstbestimmung 31, 57, 88
Schweizerische Akademie für medizinische Wissenschaften (SAMW) 20, 86, 98–100, 102f., 105
SKIP-Argumente 55
Status des Fetus 50f., 55f., 126, 130
Studien an Kindern 14, 16f., 24, 105, 184
Studien an schwangeren Frauen
– gruppennützige 20, 88, 183, 185–187, 191, 203, 205
– fremdnützige 20, 88, 98f., 101, 105, 185–187, 191, 203, 205f.
– mit fetalem Nutzen 89, 104–106, 162, 199, 203f.
– Beobachtungs- 20, 69
– prospektive 18, 49, 69, 75

– retrospektive 172f., 177f., 204
– randomisierte klinische Versuche (RCT) 47, 70, 168, 176f., 181, 228
– Phasenprotokoll 227, 229
– Phase I 42, 179, 181
– individueller Nutzen 68, 86, 88, 91, 94, 97, 99, 104f., 172, 175, 179, 182–184, 186f., 205f.
– direkter Nutzen 86, 99, 101f., 183f.
– therapeutischer Nutzen 62, 67, 68, 140, 150, 173f., 204f., 217
– therapeutische 20, 24, 94, 155, 183
– Studientypen 10, 20f., 73, 75, 86, 88, 91, 101, 104f., 108, 130, 140, 161f., 165, 170–209, 227f.
– schwangerschaftsspezifische 66, 68
– epidemiologische 170, 227f.
Subsidiarität 24, 67, 91f., 94, 98, 103, 196

Tabu 20, 35, 50, 64, 74f., 79, 83, 126, 168, 179, 182, 209
Teratogenität 31, 35–37, 44f., 47, 50, 62, 65, 68, 72, 74, 82f., 89, 103, 117, 145, 166, 169, 171, 173, 180, 182, 187, 201, 204
Teratogenitätsregister 82, 182
Teratologie 34–37, 39, 169
Thalidomid 9, 14f., 19, 33–36, 37–50, 51, 59, 61–63, 79–83., 113, 116, 142, 146, 168f., 171, 179f., 209, 211, 213
Therapeutisches Dilemma 43–50, 58, 66, 80, 83, 158, 161, 165, 169, 171, 178, 206, 213f.
Tierversuch 44, 68, 143, 172
Tuskegee Syphilis Projekt 27

Übelkeit 15, 34, 37, 79, 119, 136, 147, 162, 217, 219–223
Ultraschall 26, 52f., 81, 109
Urteilsfähigkeit 130, 132, 138f., 159, 188f., 193, 195

Vater 67, 76, 88f., 94, 97, 103–106, 154, 162, 191, 204
Verantwortung 39, 57, 73f., 109–112, 124, 129f., 135f., 138, 142, 163, 177, 192, 195, 200, 215
Verhältnis zum ungeborenen Kind 109, 126–130
Verschreibungspraxis 46–48, 80
Visualisierung 51f., 54, 81, 159
Vorversuch 67
Vulnerabilität 16, 110, 132, 138–140, 149, 162, 165, 173, 183, 186, 188, 193–209
Vulnerable Gruppe 9, 16, 18f., 131, 187, 193, 201

Women's Health Equity Act 59
World Medical Association (WMA) 23f., 172
Weltärztinnenbund 60
Weltärztebund, s. World Medical Association
World Health Organization (WHO) 34, 60, 71, 85f.
Wohltun 28f., 60

Kultur der Medizin
Geschichte – Theorie – Ethik

Herausgegeben von Andreas Frewer

Band 28
Editorische Mitbetreuung:
Andreas Frewer und Nikola Biller-Andorno

Verina Wild, Dr. med., ist Ärztin und Oberassistentin am Institut für Biomedizinische Ethik am Ethik-Zentrum der Universität Zürich.

Arzneimittelforschung an schwangeren Frauen